U0200250

伤寒

张大昌（1926年—1935年）字唯静，生于武昌，出身书香门第，自幼受家庭文化的熏陶，聪慧颖悟，勤奋好学，治学严谨，多才多艺。

1935年返原籍河北威县邵梁庄。1948年在巨鹿县西柏舍村悬壶开业以维持生计，因屡愈奇疾危难之证，且医德高尚，平易近人，在广宗、平乡、巨鹿一带，颇为人知。漫长的医疗实践和不懈的医学理论研究，使张大昌先生对其家传珍籍《辅行诀五脏用药法要》的重视程度与年俱增，对其文献价值和学术价值的认识亦日益增强。特别是感到当今医家之处方，『一方用药多致数十味，药量辄重八、九两，性能主次不分，炮制多属奇离』，『制寸椎之束而残匹帛，为杯水之饮而举鼎釜』（上二句均引自《张大昌医论医案集》处方正范·自序）之时弊，非弘扬《辅行诀》之经方用药法则不能纠之，从而萌生了将《辅行诀》献给国家，以利后学，以便推广，挽救时弊的志愿。

张大昌先生的医技有典型的经方家特点，而旁取诸家之说，重《辅行诀》、《伤寒》、《金匮》，亦采《千金》、《外台》等古籍。诸书之方，皆以《辅行诀》之组方法度以审察使用。其『理事体用为万法宗』和『彼此时势观』对其医药学术的研究和发挥，具有指导性作用，也是他的医术独具特色的重要原因之一。

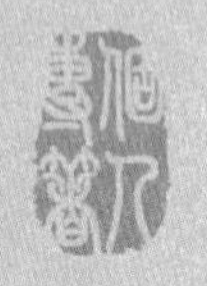

方证学习精义 伤寒阔眉

赵俊欣 著

《方证学习精义》条分缕析，虽曰学习，实乃示人以方证之理，洋洋洒洒，尽归于实证；《伤寒阔眉》增饰仲圣，虽曰阔眉，实乃医文两通，无滞无碍，文字无多，一字千金，唯需久读方可受益。三书风格迥异，却将重点皆落在方证二字上，可谓得临证之精髓。

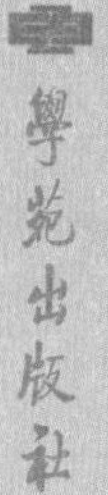

學苑出版社

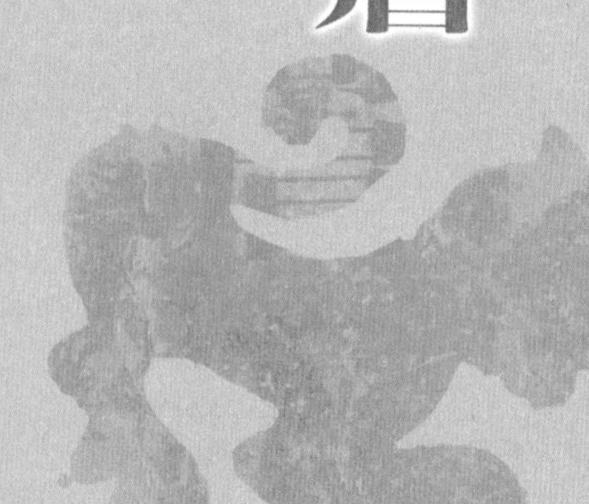

图书在版编目(CIP)数据

方证学习精义：伤寒阔眉／赵俊欣著．—北京：学苑出版社，2009．5(2021.1 重印)
ISBN 978-7-5077-3354-9

Ⅰ．方…　Ⅱ．赵…　Ⅲ．伤寒杂病论-经方-研究
Ⅳ．R222.16

中国版本图书馆 CIP 数据核字(2009)第 075565 号

责任编辑：付国英
出版发行：学苑出版社
社　　址：北京市丰台区南方庄 2 号院 1 号楼
邮政编码：100079
网　　址：www.book001.com
电子信箱：xueyuanpress@163.com
电　　话：010-67603091(总编室)、010-67601101(销售部)
印 刷 厂：山东百润本色印刷有限公司
开本尺寸：890×1240　1/32
印　　张：15.625
字　　数：384 千字
版　　次：2009 年 5 月第 1 版
印　　次：2021 年 1 月第 4 次印刷
定　　价：79.00 元

序

赵俊欣先生，河北威县人也。自幼酷嗜读书，学无所不窥。自16岁跻身于中医行列，转拜多师，孜孜以求，术业日进，医学功底笃邃，且文采斐然可观。先时已有《十一师秘要》、《方技谈》等中医学专著问世，皆言之有物、寻之有根之作。今年中秋日，先生寄来书稿两部，曰《方证学习精义》、曰《伤寒阔眉》。

余览之，《方证学习精义》条分缕析，虽曰学习，实乃示人以方证之理，洋洋洒洒，尽归于实证；《伤寒阔眉》增饰仲圣，虽曰阔眉，实乃医文两通，无滞无碍，文字无多，唯需久读方可受益。

二书风格迥异，却将重点皆落在方证二字上，可谓得临证之精髓。《方证学习精义》一书载方200余首，按方剂功效分类排列，每方由方剂组成、药物加减、服用（或运用）方法、用于治疗、运用口诀、口诀图解、治疗病例、类症鉴别等8项内容加以介绍，而以“运用口诀”一项为本书论述的核心所在，可谓执简御繁的成功之作。《伤寒阔眉》融萃古今成就、人我体会于一炉，凭一己之体认，补先贤之所缺，以维护文献之精髓是做学问难为之处。赵俊欣先生知难而上，登堂入室，以成此篇，且条例清晰，新旧了然，诚不刊之作。笔者认为，赵先生《伤寒阔眉》之作，颇具乃师张大昌先生《〈汤液经〉拟补》之遗风也。唯张大昌先生是以《辅行诀》的方药、精神为基础，来拟补《汤液经》；而赵俊欣先生则是“以仲景衍绎仲景”的治学原则，来拟补《伤寒论》。拟补前贤之作，不但是一种写作的方式方法，更是一种自我砥砺学问的深造门径，后学不可以其貌似轻巧而忽之，愿读者细细品味，庶几有所收获，不枉赵俊欣先生的慈悲念心。

我与赵先生交往多日，有幸先阅其稿，已心存感激！唯先生嘱为文序于卷首，此不敢当，但写下读书感受，附于此可也。

山西省中医药研究院　赵怀舟

2008 年 10 月 16 日

前　言

我个人对今日中医学（包括汉方医学）的解读与认知：日本汉方医学自吉益东洞先生始，着重于细密分解的具有严格逻辑性的治学方法——方证（包括药证）；中国中医学后来则趋向于着重整体综合的模糊性的治学方法——法证。但是，张仲景先师的医学，则是既充分具备了细密分解的具有严格逻辑性的方法，同时又充分具备了整体综合的模糊性的方法，是一种极其完善的医学体系。由此可知，方证和法证，仅各占仲景全学之一格而已。

胡希恕先生说："中医辨证，不只要辨六经八纲而已，而更重要的是还必须通过它们，以辨方药的适应证，太阳病当然须发汗，但发汗必须选用适应整体情况的方药，如更具体地讲，即于太阳病的一般特征外，还要细审患者其他一切情况，来选用全面适应的发汗药，这才可能取得预期的疗效，即如太阳病，若发热、汗出、恶风、脉缓者，则宜与桂枝汤；若无汗出、身疼痛、脉紧而喘，则宜与麻黄汤；若项背强几几、无汗、恶风者，则宜与葛根汤；若脉浮紧、发热、恶寒、身体疼痛、不汗出而烦躁者，则宜与大青龙汤。以上诸方，虽均属太阳病的发汗方剂，但各有其固定的适应证，若用得其反，不但无益，反而有害。方药的适应证，即简称之为方证，某方的适应证，即称之为某方证，如桂枝汤证、麻黄汤证、葛根汤证、大青龙汤证、柴胡汤证、白虎汤证等等。辨方证是六经八纲辨证的继续，亦即辨证的尖端，中医治病有无疗效，其关键就在于方证是否辨得正确。不过方证之辨，不似六经八纲简而易知，势须于各方的具体证治细玩而熟记之。"

因此，在初学中医的阶段，致力于方证的学习是很有必要的。医学作为一门应用技术科学，它的基本条件是将某一特殊对象实践过程中所积累的经验加以分析、归纳、总结，从中揭示出一定的客观规律，而任何人依据其确切无误的概念——方证，运用于临床，都能够得到相同的可重复性的效果。所谓方证，就是方剂的适应证，更确切地说，是方剂适应证的主证，我在《方证学习精义》中称之为“（方剂）运用口诀”。

本书收方二百余首，每首方剂列有：**方剂组成**——组成方剂的药物和剂量，**服用（运用）方法**——方剂的使用方法，**（多）用于治疗**——揭示方剂适于治疗且运用机会较多的现代医学疾病的病名，**运用口诀**——方剂的适应目标（主症），**治疗病例**——为每条**运用口诀**的验案举例；有的方剂还列有：**药物加减**——方剂常用的药物加减方法，**口诀图解**——**运用口诀**的示意图，**类症鉴别**——方剂治疗症状中的某一症状的鉴别运用要点，而以**运用口诀**一项为本书论述的核心所在，其他各项则是围绕核心而展开的。

本书按方剂功效排列，书后附方剂笔画索引及病证索引，便于读者查阅。

此书的书稿是我早岁学用方证时的随笔，于 2000 年整理成篇。学习贵在与年俱进，今天看来，这些篇章只是我人生漫长学习生涯之中的一段插曲。

入云轩主人赵俊欣于庚辰大暑

目　录

附　　录

一、解表剂

麻黄汤

（《伤寒论》）

【方剂组成】麻黄 30g、桂枝 20g、炙甘草 10g、杏仁 70 个。

【服用方法】用水 1500ml，煎取 500ml，分 3 次温服。服后盖被使出微汗。

【用于治疗】感冒、流行性感冒、支气管炎、哮喘、肺炎、肾炎、产褥感染、鼻炎、伤寒、麻疹、感冒衄血无汗、风湿病、难产等疾病。

【运用口诀】发热恶寒，头痛，身痛，无汗，脉浮有力。

【口诀图解】

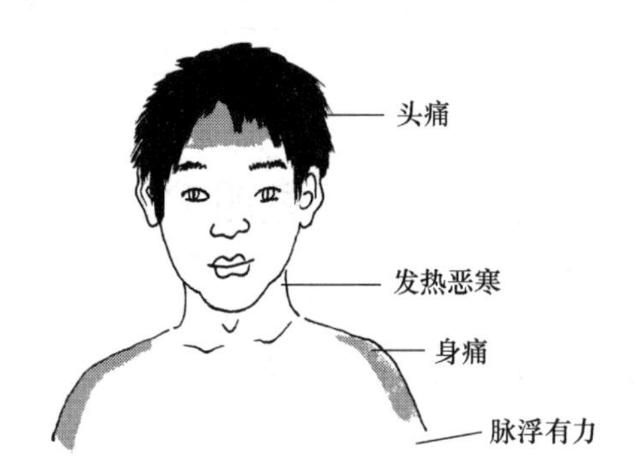

【治疗病例】

流行性感冒 罗，男，中年。头痛，腰痛，身酸，乏力，发热恶寒无汗，体温 38.7℃，鼻塞，咽喉痛，咳嗽喘息，脉浮紧数。察前医用方，一为荆防败毒散加蒌仁、苏子、杏仁、川贝止咳定嗽之品，一为桑菊饮、银翘散加减化裁，服后均无寸效。对此，与麻黄汤，1 剂治愈。

【类症鉴别】

方 剂	类 症	鉴别要点
麻黄汤	高热	脉浮紧，恶寒，无汗
葛根汤	高热	脉浮紧，项背强，无汗
大青龙汤	高热	脉浮紧，烦躁，无汗
小柴胡汤加石膏	高热	口苦咽干，舌苔白
大柴胡汤加石膏	高热	口苦咽干，舌苔黄
白虎加人参汤	高热	脉洪大，口舌干燥
大承气汤	高热	腹压痛拒按
桃核承气汤	高热	少腹急结
抵当汤	高热	下腹胀硬，压痛有块状物
大陷胸汤	高热	心下满而硬痛
栀子豉汤	高热	心中懊侬
白通加胆汁汤	高热	面赤，手足厥冷
黄连阿胶汤	高热	舌绛苔少，脉数
当归六黄汤	高热	产后，腹无压痛
清瘟败毒汤	高热	出血，斑、疹，烦躁
真武汤	高热	脉微，舌润
通脉四逆汤	高热	脉微，肢厥

麻黄加术汤

（《金匮要略》）

【方剂组成】麻黄30g、桂枝20g、炙甘草20g、杏仁70个、白术40g。

【服用方法】用水1800ml，煎取500ml，分3次温服。服后盖被使出微汗。

【用于治疗】感冒、上呼吸道感染、肾炎、鼻炎、风湿性关节炎、突发性肿块、荨麻疹、一氧化碳中毒等疾病。

【运用口诀】发热恶寒无汗，身重疼痛，头痛如裹，脉浮紧，舌苔白。

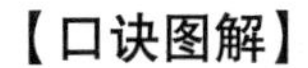
【口诀图解】

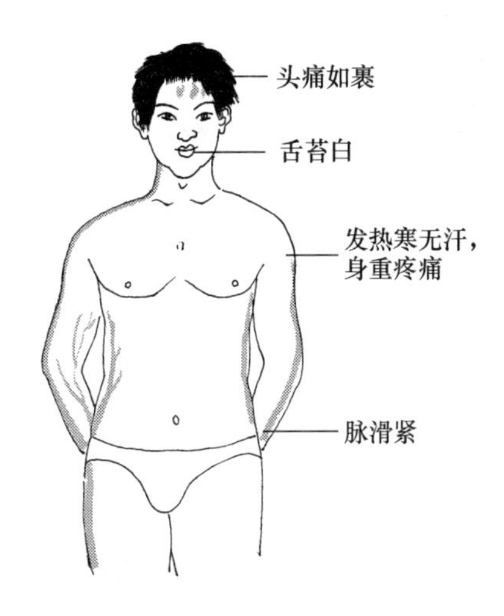

【治疗病例】

感冒 恽，男，中年。田野秋收，淋雨感冒，发热恶寒无汗，鼻塞，时流涕液，咳喘，身疼痛且沉重，头痛如裹，舌苔薄白，脉浮紧，与麻黄加术汤，1 剂治愈。

荨麻疹 万，女，青年。荨麻疹史 1 个月，瘙痒，反复发作，起落很快，日发作 2、3 次，每次发作时间约 2 小时，服中西药均未见效。诊之，脉象浮紧，舌苔白腻，头沉身重，恶寒无汗，与麻黄加术汤，2 日治愈。

大青龙汤

（《伤寒论》）

【方剂组成】 麻黄 60g、桂枝 20g、炙甘草 20g、杏仁 40 枚、生姜 30g、大枣 12 枚、石膏 200g。

【服用方法】 用水 2000ml，煎取 500ml，分 3 次温服。

【用于治疗】 感冒、支气管炎、肺炎、哮喘、流行性脑脊髓膜炎、汗腺闭塞症、急性肾炎、特发性水肿等疾病。

【运用口诀】脉浮紧，发热恶寒，无汗，烦躁。

【口诀图解】

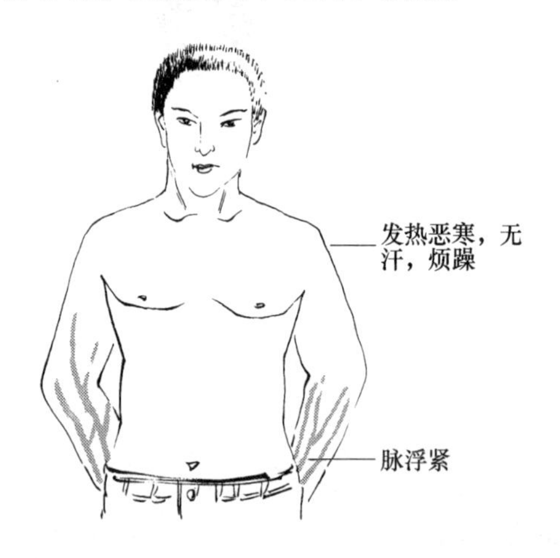

【治疗病例】

流行性感冒 翟，男，青年。患流感，前医先后用银翘散、桑菊饮、柴葛解肌汤等治疗不效。诊之，发热恶寒，无汗烦躁，咽痛口干，咽痒咳嗽，鼻塞流涕，头痛身痛，脉象浮紧，舌红苔薄黄，与大青龙汤，1 剂治愈。

急性肾小球肾炎 王，男，少年。实验室检查确诊为急性肾小球肾炎。刻诊，浮肿尿少，头痛眩晕，咽痛口渴，腰痛腿酸，烦躁不安，脉浮而紧，与大青龙汤，3 日诸症尽消。实验室复查：尿蛋白（-）。血压 14.5/7.9kPa。

【类症鉴别】

方　剂	类　症	鉴别要点
大青龙汤	发热恶寒无汗	脉紧，烦躁
葛根汤	发热恶寒无汗	脉浮紧，项背强
麻黄汤	发热恶寒无汗	脉浮紧
柴胡桂枝汤	发热恶寒无汗	胸胁微满，心下支结
小柴胡汤	发热恶寒无汗	胸胁苦满
麻黄细辛附子汤	发热恶寒无汗	脉沉

桂枝汤

（《伤寒论》）

【方剂组成】桂枝30g、芍药30g、炙甘草20g、生姜30g、大枣12枚。

【服用方法】用水1500ml，煎取500ml，分3次温服。服后，喝热粥1碗，盖温暖的毛被卧床休息1～2小时。早晨、晚上各服1剂。

【药物加减】如果气上冲，加桂枝30g；如果项背紧张，加葛根40g；如果口渴，痉挛，加栝蒌根30g；如果咳喘，加厚朴20g，杏仁50个；如果阳痿，早泄，遗精，遗尿，脱发，梦交，心下动悸，加龙骨、牡蛎各30g；如果自汗，盗汗，黄疸，加黄芪40g；如果腹满，腹痛，加芍药30g；如果便秘，加大黄20g。

【用于治疗】感冒、流行性感冒、低热、多汗症、多发性动脉炎、寒冷性红斑、产褥感染、夜游症、小舞蹈病、神经衰弱、神经官能症、肝炎、肾炎、风湿热、睾丸炎、过敏性鼻炎、雷诺病、肛门周围炎、湿疹、荨麻疹、皮肤瘙痒症、冬季皮炎、冻疮等疾病。

【运用口诀】①恶寒，发热，自汗，脉浮弱。

【口诀图解】

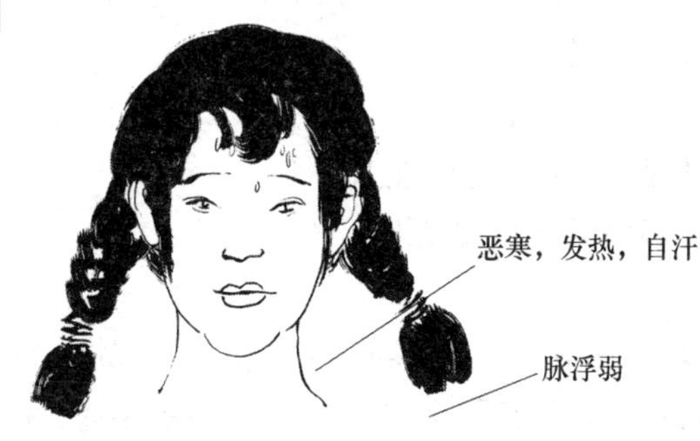

【治疗病例】

流行性感冒 廖，女，青年。有流感接触史，发热畏寒，头痛自汗，鼻塞流涕，咽痒微咳，身酸乏力，脉浮而弱，与桂枝汤，1日治愈。

【运用口诀】②常自汗出，脉浮弱。

【口诀图解】

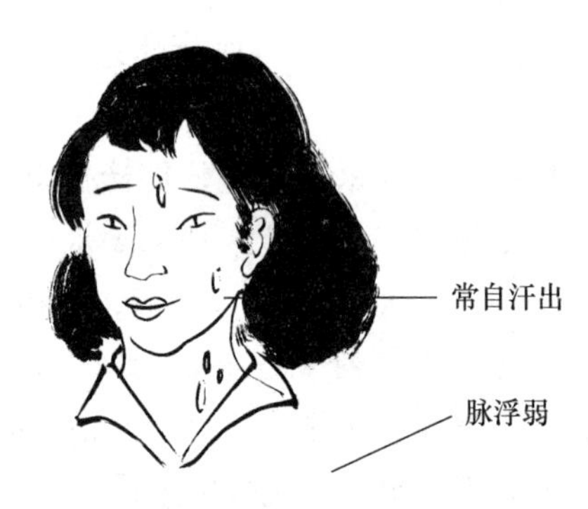

【治疗病例】

过敏性鼻炎 路，女，青年。数年来，流清水样鼻涕，遇冷空气即甚，常自汗出，脉浮弱，与桂枝汤，愈。

皮肤瘙痒症 孔，男，老年。阵发性全身性瘙痒，夜间尤甚，不能入眠，搔抓不已，皮肤抓痕、血痂累累，用激素、抗组织胺类药物治疗有效，但停药即复发。据患者脉浮弱，好出汗，用桂枝汤治愈。

【运用口诀】③气上冲。

【口诀图解】图见下页。

【治疗病例】

功能性消化不良 冯，女，中年。腹痛，病程约9个月。神情沮丧，面相阴郁，时发不定位性腹部疼痛，痛剧时自觉有气自下腹部向上腹部、胸部攻冲，腹胀，干呕，眩晕，与桂枝加桂汤，2日治愈。

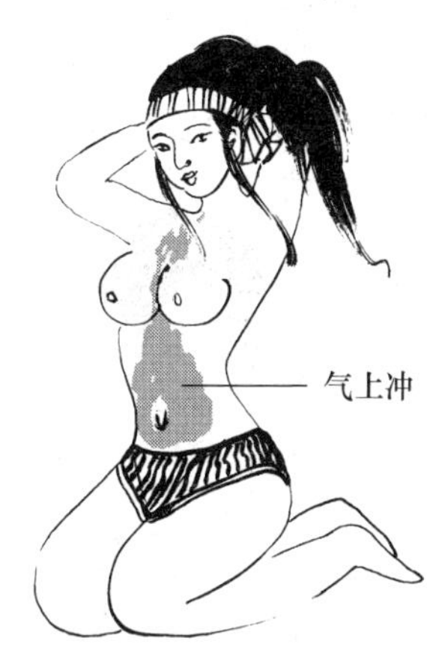

【运用口诀】④腹泻，脉浮弱。

【口诀图解】

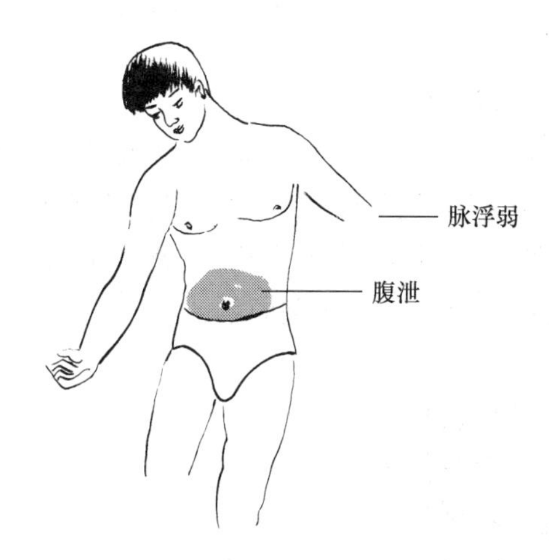

【治疗病例】

吸收不良综合征 左，男，老年。腹泻经年，小肠黏膜活检示为原发性吸收不良综合征。腹泻日2、3次，粪便色淡且量多，泡沫样便，味微臭，每排便前腹胀痛。面色萎黄，身体消瘦，脉浮弱，与桂枝汤，14 日治愈。

【运用口诀】⑤呕吐或腹泻后，身疼痛。

【口诀图解】

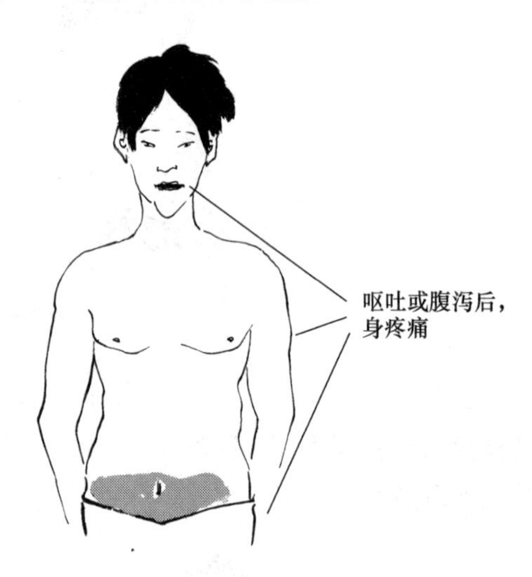

【治疗病例】

霍乱 关，男，中年。有霍乱接触史，频频呕吐，暴泻水状便，腓肌痉挛，偶尔昏厥，两目凹陷，四肢厥冷，脉微，急投人参汤合四逆汤。服 1 剂吐泻停止，再投 1 剂以巩固疗效。二诊，四肢疼痛，与桂枝汤，1 剂而愈。

【运用口诀】⑥发汗或下之，而表证不解。

【口诀图解】图见下页。

【治疗病例】

流行性感冒 林，女，中年。有流感接触史，发热恶寒，身酸，乏力，大便素秘，前医用三消饮治之，汗出便下，但表证不解，与桂枝汤，1 剂病解。

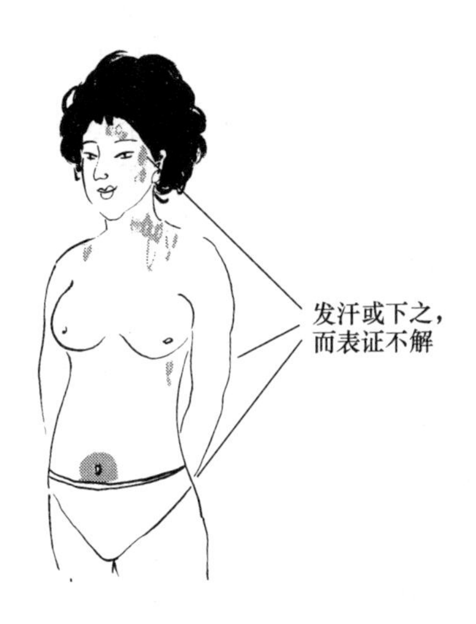

【类症鉴别】

方　　剂	类　　症	鉴别要点
桂枝汤	自汗	脉浮弱
越婢加术汤	自汗	水肿，喘咳，渴
大承气汤	自汗	便秘，腹中坚拒按
小建中汤	自汗	里急，腹痛
防己黄芪汤	自汗	水肿，脉弱
葛根芩连汤	自汗	喘，下利，脉促
附子泻心汤	自汗	心下痞，恶寒
桂枝加附子汤	自汗	恶寒，四肢厥冷
白虎汤	自汗	脉浮滑，烦躁口渴
麻杏石甘汤	自汗	渴，喘咳
玉屏风散	自汗	脉弱，便秘
补中益气汤	自汗	脉弱，脏器下垂
清暑益气汤	自汗	脉弱，疰夏

桂枝加葛根汤

（《伤寒论》）

【方剂组成】桂枝 30g、芍药 30g、炙甘草 20g、生姜 30g、大枣 12 枚、葛根 40g。

【服用方法】用水 1600ml，煎取 500ml，分 3 次温服。

【用于治疗】感冒、流行性感冒、颈椎病、颈肩肌筋膜炎、落枕、肩周炎、面神经麻痹、头痛、脑动脉硬化、高血压、冠心病、痢疾、肠炎等疾病。

【运用口诀】脉浮弱，汗出，恶风，项背紧张。

【口诀图解】

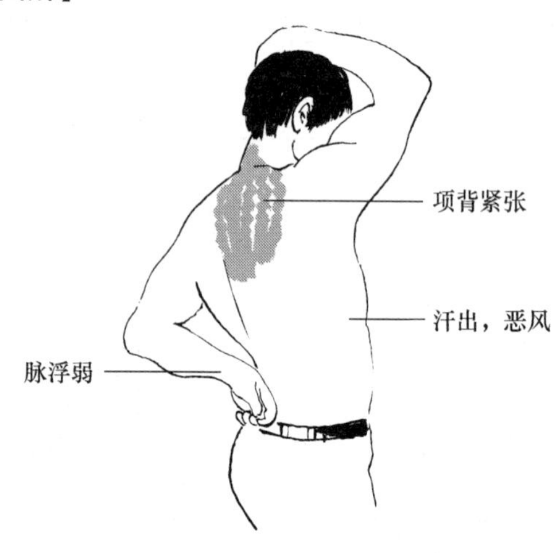

【治疗病例】

普通感冒　莘，女，中年。感冒，经西医治疗 1 周不愈。刻诊，四肢瘦软，汗出恶寒，项背强，头痛项痛，俯仰不利，脉象浮弱，舌淡苔薄，与桂枝加葛根汤，1 剂而愈。

落枕　高，男，中年。晨起后右侧颈项、上背肌肉紧张、压痛，颈部活动受限，头向患侧倾斜，下颌转向健侧，脉浮弱，汗出恶风，与桂枝加葛根汤，1 剂治愈。

【类症鉴别】

方　　剂	类　　症	鉴别要点
桂枝加葛根汤	发热恶寒汗出	脉浮弱，项背强
桂枝汤	发热恶寒汗出	脉浮弱或迟
大陷胸汤	发热恶寒汗出	膈内拒痛，心下硬
大黄牡丹汤	发热恶寒汗出	小腹肿痞，按之痛
桂枝加厚朴杏子汤	发热恶寒汗出	脉浮弱，喘、咳
桂枝加附子汤	发热恶寒汗出	脉弱，手足冷
白虎加人参汤	发热恶寒汗出	口燥，渴
柴胡桂枝汤	发热恶寒汗出	胸胁微满
五苓散	发热恶寒汗出	脉浮，小便不利，渴
越婢汤	发热恶寒汗出	水肿，口渴，脉浮
通脉四逆汤	发热恶寒汗出	吐利，手足厥冷
桂枝加黄芪汤	发热恶寒汗出	黄疸，小便不利

桂枝加厚朴杏子汤

（《伤寒论》）

【方剂组成】桂枝 30g、芍药 30g、炙甘草 20g、生姜 30g、大枣 12 枚、厚朴 20g、杏仁 50 个。

【服用方法】用水 1600ml，煎取 500ml，分 3 次温服。

【用于治疗】感冒、支气管炎、肺炎、哮喘、肺气肿、百日咳、肺心病等疾病。

【运用口诀】喘咳，脉浮弱，自汗。

【口诀图解】图见下页。

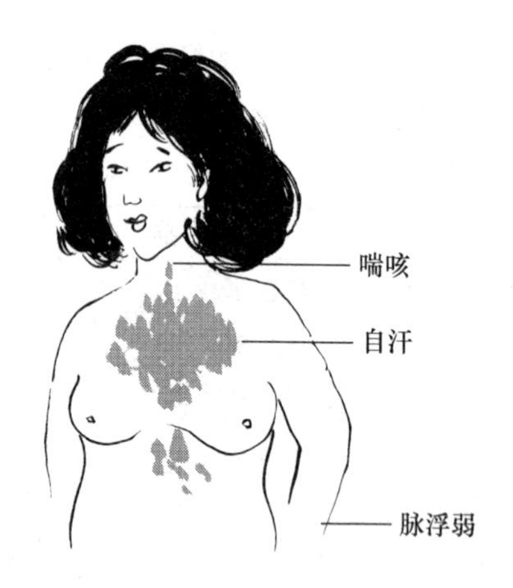

【治疗病例】

急性气管-支气管炎 宋，女，中年。咳嗽，喘息，痰不易咳出，咳甚则呕吐，自汗，脉浮弱。听诊肺内啰音，偶有哮鸣音。服桂枝加厚朴杏子汤愈。

支气管哮喘 曹，男，青年。哮喘多年，反复发作，形体瘦削，容易出汗，舌质淡润，舌苔薄白，脉象濡弱，与桂枝加厚朴杏子汤，自服药后哮喘再没有发作。

小青龙汤

（《伤寒论》）

【方剂组成】麻黄、芍药、干姜、甘草、桂枝各30g，五味子、半夏各60g，细辛20g。

【服用方法】用水2000ml，煎取500ml，分3次温服。

【药物加减】如果烦躁，口干舌燥，加石膏150g。

【用于治疗】感冒、支气管炎、肺炎、肺气肿、肺心病、风心病、急性心力衰竭、肺水肿、哮喘、过敏性鼻炎、泪囊炎、肾炎、特发性水肿等疾病。

【运用口诀】①脉浮弱数，心下振水音，喘、咳。

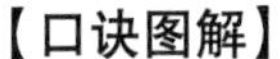

【口诀图解】

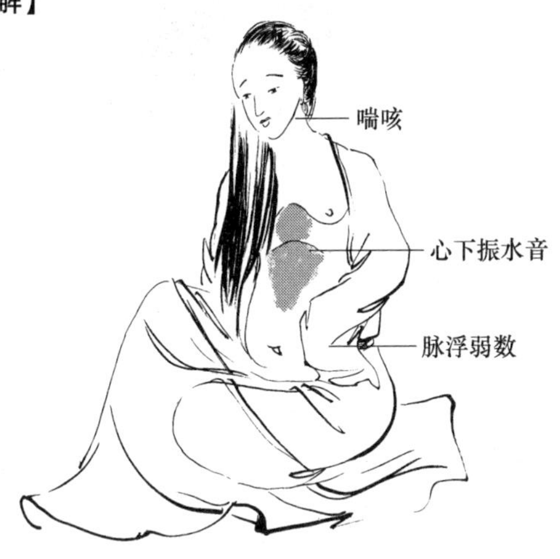

【治疗病例】

急性肺炎　宋，男，少年。发热，体温 41.7℃，咳喘，痰白，胸闷，身酸痛。叩诊浊音。白细胞 21.0×10^{9}/L，中性粒细胞 85%。痰培养见肺炎见链球菌。脉浮数，鼻塞流涕，咽喉痛，口干舌燥，心下有水气，与小青龙汤加石膏，1 日显效，2 日治愈。

慢性支气管炎　沈，女，中年。慢性支气管炎史 7 年。诊之，咳嗽，喘息，咳痰呈泡沫状，脉浮弱数，心下振水音，时吐涎沫，与小青龙汤，30 日治愈。

【运用口诀】②鼻、泪囊等流出大量水样分泌物，脉有力。

【口诀图解】图见下页。

【治疗病例】

过敏性鼻炎　杜，女，中年。数年来，流清水状鼻涕，每遇冷空气则鼻涕量增多，并时时喷嚏、流泪、脉沉紧，曾服用中西

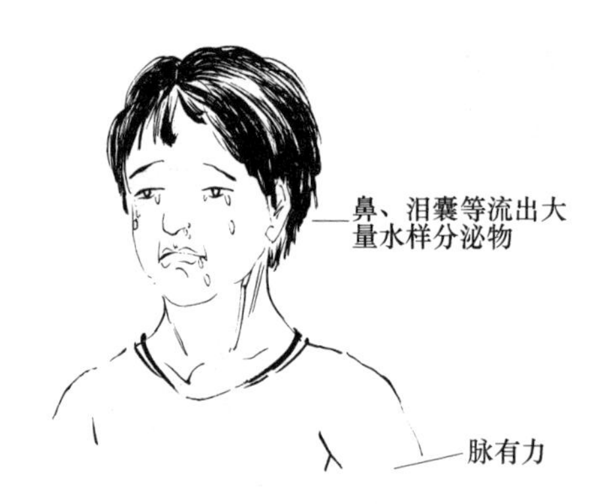

药物，效果不佳。对此，与小青龙汤，1 日效，7 日显效，20 日治愈。

【类症鉴别】

方　剂	类　症	鉴别要点
茯苓泽泻汤	呕吐，渴	朝食暮吐，暮食朝吐
小青龙汤	呕吐，渴	心下有水气，咳
小半夏加茯苓汤	呕吐，渴	心下停水
猪苓汤	呕吐，渴	咳，心烦不眠
五苓散	呕吐，渴	水入则吐
小柴胡汤	呕吐，渴	胸胁苦满
真武汤	呕吐，渴	舌上苔滑，脉沉微
猪苓散	呕吐，渴	饮在膈上

射干麻黄汤

（《金匮要略》）

【方剂组成】射干、紫菀、款冬花、细辛各 30g，麻黄、生姜各 40g，五味子、半夏各 50g，大枣 7 枚。

【服用方法】用水 2500ml，煎取 500ml，分 3 次温服。

【用于治疗】肺炎、支气管炎、支气管哮喘等疾病。

【运用口诀】 咳喘痰多，喉中哮鸣，舌苔白滑，脉浮紧。

【口诀图解】

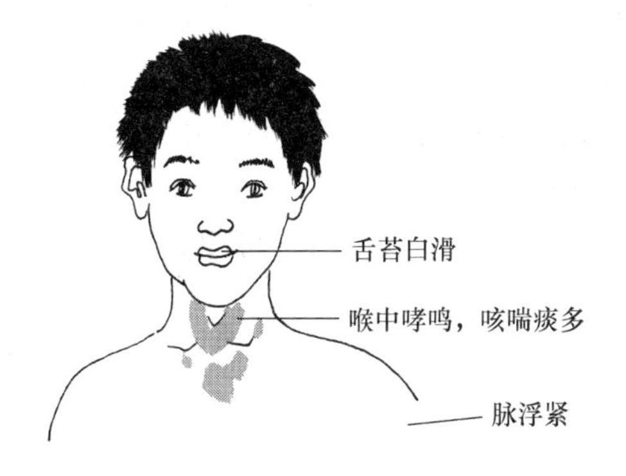

【治疗病例】

支气管哮喘 李，男，青年。哮喘病史多年，反复发作，久治不愈。每发作咳喘痰多，胸憋闷，喉中哮鸣，呼吸困难，剧则面色发绀，张口耸肩呼吸，不能平卧。舌苔白滑，脉浮紧，与射干麻黄汤，日服 1 次，30 日停药，从此哮喘再没有发作。

【类症鉴别】

方剂	类症	鉴别要点
射干麻黄汤	哮鸣	脉浮紧，苔白滑
栝蒌薤白半夏汤	哮鸣	胸痹
沙参麦冬汤	哮鸣	脉数
麻黄细辛附子汤	哮鸣	脉沉，恶寒
续命汤	哮鸣	水肿

木防己汤

（《金匮要略》）

【方剂组成】 木防己 20g、石膏 100g、桂枝 20g、人参 40g。

【服用方法】 用水 1500ml，煎取 400ml，分 2 次温服。

【药物加减】 如果大小便不利，去石膏，加茯苓 40g、芒硝

30g（后下）。

【用于治疗】风心病、肺心病、心功能不全、支气管炎、哮喘、胸膜炎、肺气肿、肋软骨炎、风湿热、风湿性关节炎等疾病。

【运用口诀】喘，心下痞坚，脉沉紧，面色黧黑。

【口诀图解】

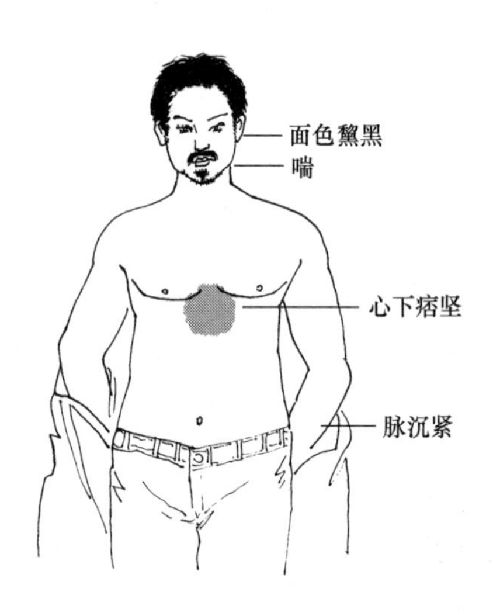

【治疗病例】

肺源性心脏病 艾，男，老年。有肺心史，近来喘息加剧，呼吸困难，某院诊为肺心病失代偿期，治疗效果不佳。刻诊，咳嗽痰喘，面色发黑，心悸跪坐，胸满弊闷，胸廓膨隆，软骨显露，随息起伏，烦渴溲少，下肢水肿，心下痞坚，肝肿大肋下2横指，脉沉紧，与木防己汤加茯苓，2日小效，6日大效，各种症状缓解，恢复代偿期。

【类症鉴别】

方　剂	类　症	鉴别要点
木防己汤加茯苓	发热，水肿，小便不利	心下痞坚，脉沉紧
越婢汤	发热，水肿，小便不利	脉浮，口渴，汗出，恶风
麻黄细辛附子汤	发热，水肿，小便不利	脉沉，恶寒
大青龙汤	发热，水肿，小便不利	脉紧，烦躁

麻黄杏仁薏苡甘草汤

（《金匮要略》）

【方剂组成】 麻黄 40g、炙甘草 20g、薏苡仁 100g、杏仁 20g。

【服用方法】 用水 1000ml，煎取 300ml，分 2 次温服。服后使出微汗，注意避风。

【用于治疗】 风湿热、风湿病、肺炎、肾炎、颈椎病、荨麻疹、扁平疣、多发性疣、湿疹、汗疱、手掌角化症等疾病。

【运用口诀】 身疼痛，发热，每到午后发热加重。

【口诀图解】

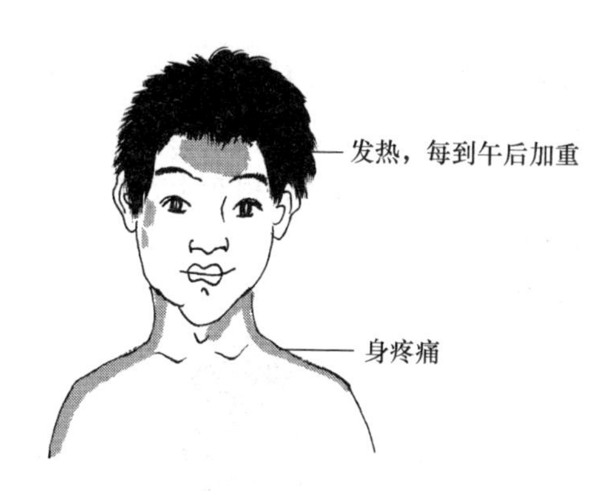

【治疗病例】

上呼吸道感染 宋，男，青年。发热，前医治疗 29 日无效。诊之，身痛，头痛，咽痛，咳喘，舌苔白腻，脉浮数，发热，每到午后热势增重，与麻黄杏仁薏苡甘草汤，1 剂治愈。

坐骨神经痛 解，女，中年。坐骨神经走向区域反复发作性疼痛，舌苔白润，脉浮而紧，每到午后发热，与麻黄杏仁薏苡甘草汤，3 日愈。

【类症鉴别】

方　　剂	类　　症	鉴别要点
麻杏薏甘汤	身痛	发热，日晡所剧
桂枝附子汤	身痛	脉浮虚而涩
桂枝芍姜参新加汤	身痛	脉沉迟，或汗出
甘草附子汤	身痛	汗出，小便不利，恶风
芍药甘草汤	身痛	肌肉拘急
麻黄汤	身痛	脉浮紧
葛根汤	身痛	脉浮紧，项背强

白芷膏

（《验方新编》）

【方剂组成】鲜白芷（切）1000g、黄酒2000ml。

【服用方法】用黄酒将白芷煎如膏状，每次服6g，日服2次；同时每日取白芷膏10g，摊布上，敷于患处。

【运用口诀】膝关节肿痛，脉沉。

【口诀图解】

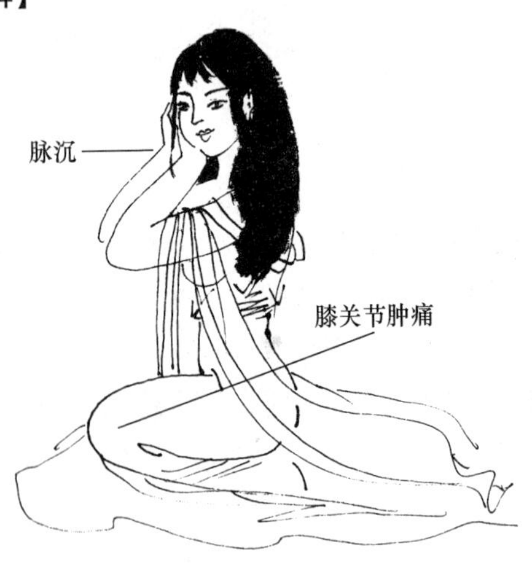

【治疗病例】

膝关节炎 尤，女，中年。膝关节肿胀疼痛，行走困难，2年来服用中西药物、输液、针灸按摩等均无明显疗效。诊之，脉沉，与白芷膏，内服外敷30日，肿胀疼痛消失，步履矫健。

【类症鉴别】

方　剂	类　症	鉴别要点
白芷膏	关节肿痛	膝关节
桂枝芍药知母汤	关节肿痛	手足关节
当归四逆加吴生附汤	关节肿痛	手足关节，厥逆

桂枝芍药知母汤

（《金匮要略》）

【方剂组成】桂枝40g、芍药30g、甘草20g、麻黄20g、生姜50g、白术50g、知母40g、防风40g、炮附子20g。

【服用方法】用水2500ml，煎取500ml，分3次温服，日服3次。

【用于治疗】风湿性关节炎、类风湿关节炎、风湿性心脏病、痛风、风湿热、滑囊炎、坐骨神经痛、红斑性狼疮、红斑性肢痛症、强直性脊柱炎、大骨节病、关节梅毒等疾病。

【运用口诀】关节肿痛，脉数。

【口诀图解】图见下页。

【治疗病例】

类风湿关节炎 姚，女，中年。类风湿关节炎病史5年，久治不愈，日益加剧。指、肘、膝、踝等关节肿胀疼痛，指弯曲变形，畏风寒，头晕，行步艰难，脉数，舌质淡，苔薄润，与桂枝芍药知母汤，病情逐日好转，30日关节肿痛消失，60日手指恢复正常生理形状，行走自如。

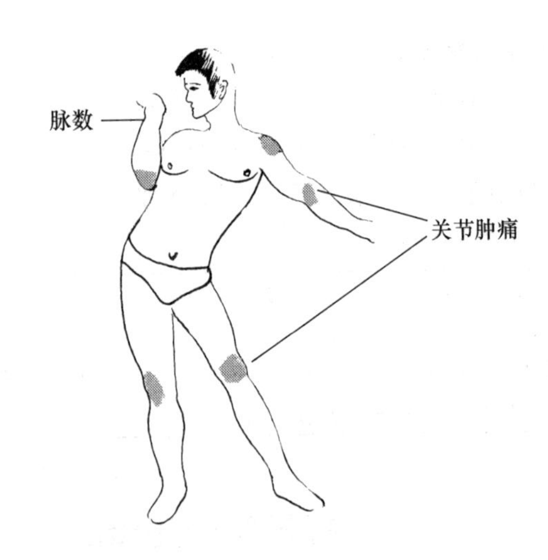

膝关节炎 肖，男，中年。膝关节肿痛，抽液、封闭、服激素和消炎镇痛药，有效，不愈。诊之，脉数，右膝部肿胀疼痛，触之灼热，与桂枝芍药知母汤，18 日痊愈。

【类症鉴别】

方　剂	类　症	鉴别要点
桂枝芍药知母汤	关节疼痛，遇寒冷即重	手足关节，变形
乌头汤	关节疼痛，遇寒冷即重	肘、膝、肩关节
四神汤加味	关节疼痛，遇寒冷即重	膝关节变形

桂枝甘草汤

（《伤寒论》）

【方剂组成】 桂枝 40g、炙甘草 20g。

【服用方法】 用水 600ml，煎取 200ml，1 次服下。

【用于治疗】 冠心病、心律失常、心脏病哮喘、心脏病并发肺炎、心肌炎等疾病。

【运用口诀】胸满，心动悸。

【口诀图解】

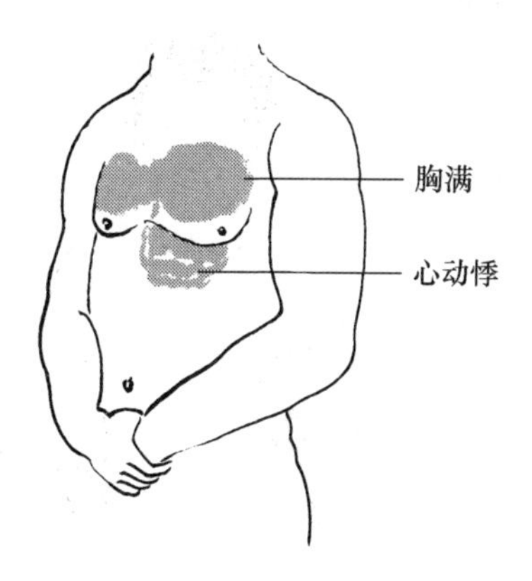

【治疗病例】

冠状动脉粥样硬化性心脏病 戈，男，中年。胸满憋闷，心脏动悸，肩背沉重，两腿无力，左肩臂痛，心律变异，脉时结代，剧则数疾，唇色发绀，冷汗淋漓，面色熏黄，卧倒休息，以手扪心，恐将死去。前医用药，活血化瘀，更医用药，豁痰理气，复请一医，养血益气，不见寸效，终日凄迷，行将一年，惶惶待毙。超声心动图检查、冠脉造影均示为冠心病。对此，与桂枝甘草汤，1 日见效，3 日大效，9 日各种症状消失。

桂枝二麻黄一汤

（《伤寒论》）

【方剂组成】桂枝 17g，芍药、麻黄、生姜各 16g，杏仁 16 个，炙甘草 12g，大枣 5 枚。

【服用方法】用水 1000ml，煎取 400ml，分 2 次温服。

【用于治疗】普通感冒、流行性感冒、支气管炎、支气管哮喘、肺炎、荨麻疹、皮肤瘙痒症、三叉神经痛、癫痫等疾病。

【运用口诀】发热恶寒，汗出，发作有时，脉洪大。

【口诀图解】

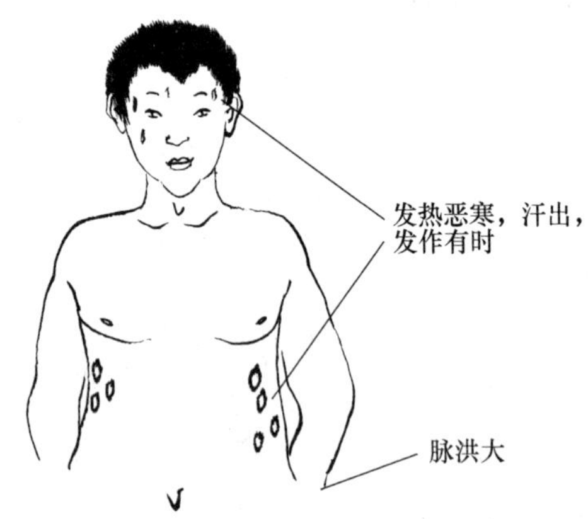

【治疗病例】

流行性感冒 邓，女，老年。有流感接触史，每天中午发热畏寒汗出，输液、服药无效。诊之，脉浮紧数，与桂枝二麻黄一汤，服2次治愈。

流行性感冒 秦，男，中年。有流感接触史，发热恶寒汗出，身酸楚，乏力，每日发作1、2次，前医用小柴胡汤治疗数日无效。诊之，脉浮数，与桂枝二麻黄一汤，1剂治愈。

荨麻疹 黄，女，青年。腰以上皮肤红色风疹团，瘙痒，倏起倏退，每日发作10次左右。10年来服用中医药物不计其数，无效。诊之，脉浮弱，畏寒，容易出汗，与桂枝二麻黄一汤。10年之疾，5日治愈。

【类症鉴别】

方剂	类症	鉴别要点
桂枝二麻黄一汤	四肢酸痛	发热恶寒汗出，发作有时，脉洪大
桂枝汤	四肢酸痛	脉浮弱，汗出，恶风
麻黄汤	四肢酸痛	脉浮紧，发热，恶寒无汗
葛根汤	四肢酸痛	脉浮紧，无汗，项背强

续表

方　　剂	类　　症	鉴别要点
大青龙汤	四肢酸痛	脉紧，无汗，烦躁
麻黄细辛附子汤	四肢酸痛	脉沉
柴胡桂枝汤	四肢酸痛	心下支结
银翘散加荆芥防风	四肢酸痛	夏季微发热恶寒
越婢汤	四肢酸痛	脉浮，渴，汗出，发热

桂苓五味甘草汤

（《金匮要略》）

【方剂组成】桂枝 40g、茯苓 40g、甘草 30g、五味子 60g。

【服用方法】用水 1800ml，煎取 500ml，分 3 次温服。

【用于治疗】中耳炎、齿槽脓肿、眼充血、癔症、神经衰弱、神经官能症、更年期综合征、高血压等疾病。

【运用口诀】头如蒙物，脉沉微。

【口诀图解】

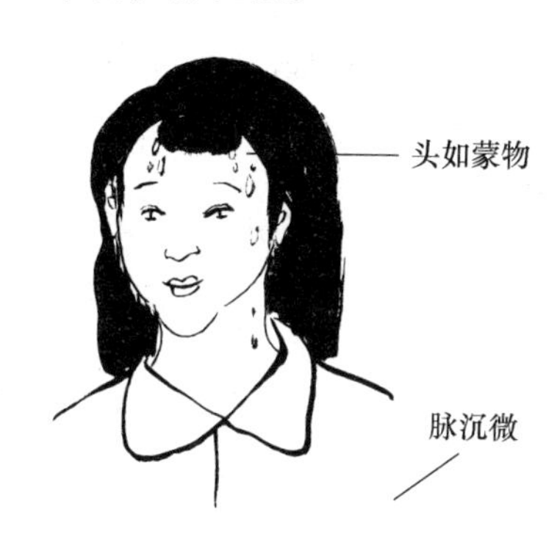

【治疗病例】

神经衰弱　茅，女，青年。头昏眼花，失眠多梦，多疑多虑，怔忡不安，手足微冷，经常咳嗽，小便微难，剧则晕眩，气冲汗出，奄奄忽忽，神颓形萎，涉岁经年，遍治不愈。诊之脉沉，头如蒙物，与桂苓五味甘草汤，数日奏功，音容焕然，服至

1个月，神爽体健。

【类症鉴别】

方　剂	类　症	鉴别要点
桂苓味甘汤	头沉	脉微，面色淡红
吴茱萸汤	头沉	脉沉微，头痛
泽泻汤	头沉	心下停水，眩晕
龙胆泻肝汤	头沉	脉紧，口苦
酸枣仁汤	头沉	虚烦，不得眠或嗜睡

桂枝去芍药汤

（《伤寒论》）

【方剂组成】炙甘草20g、桂枝30g、生姜30g、大枣12枚。

【服用方法】用水1500ml，煎取500ml，分3次温服。

【用于治疗】普通感冒、流行性感冒、冠心病、心绞痛、心肌梗死、病毒性心肌炎等疾病。

【药物加减】如果恶寒甚，四肢厥冷，加炮附子1枚（破8片）。

【运用口诀】脉促，胸满，发热恶寒。

【口诀图解】

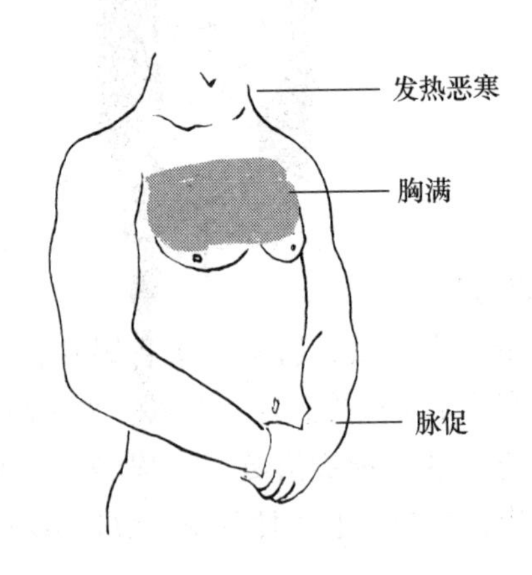

【治疗病例】

病毒性心肌炎 娄，男，青年。发热畏寒，咽痛，身酸，胸满不适，心悸气短，心前区隐痛，干呕，头晕，心律失常，心电图见一度房室传导阻滞、ST-T 异常改变。脉促，与桂枝去芍药汤，2 日显效，9 日治愈。

【类症鉴别】

方　剂	类　症	鉴别要点
桂枝去芍药汤	脉结代	胸满
抵当汤去大黄	脉结代	舌有瘀斑
炙甘草汤	脉结代	心动悸
真武汤	脉结代	下肢或足水肿
葛根芩连汤	脉结代	左半身麻痹，项强，口苦
血府逐瘀汤	脉结代	胸满，心动悸，舌有瘀斑

温肺止流丹

（《疡医大全》）

【方剂组成】人参、细辛、荆芥各 2.5g，诃子、甘草、桔梗各 5g，煅石首鱼脑骨粉（冲）20g。

【服用方法】用水煎前 6 味药，去渣，用药液冲服后 1 味。

【用于治疗】过敏性鼻炎、脑脊液外漏等疾病。

【运用口诀】流清水样鼻涕。

【口诀图解】

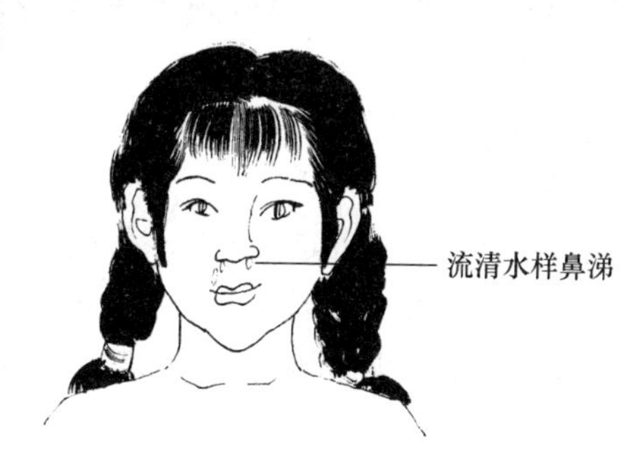

【治疗病例】

过敏性鼻炎 查，女，青年。过敏性鼻炎史约10年，用过种种治疗方法，不愈。诊之，稍受风、冷刺激则流鼻涕，涕如清水，淋漓不已，脉沉弱，无特殊腹证，与温肺止流丹，10剂痊愈。

【类症鉴别】

方　剂	类　症	鉴别要点
温肺止流丹	鼻流清涕如水	无特殊脉、腹证
小青龙汤	鼻流清涕如水	心下有水气
四逆汤	鼻流清涕如水	脉微，肢厥

银翘散

（《温病条辨》）

【方剂组成】金银花、连翘各10g，桔梗、薄荷、牛蒡子各6g，竹叶、荆芥穗各4g，豆豉、甘草各5g。

【服用方法】用鲜苇根汤煎服。

【药物加减】如果微恶风寒，加防风10g。

【用于治疗】感冒、夏季热、麻疹、流行性腮腺炎、咽炎、扁桃体炎等疾病。

【运用口诀】感冒，无大热，畏热或微畏风寒，咽痛，微渴，舌红，脉浮数。

【口诀图解】图见下页。

【治疗病例】

普通感冒 赵，男，青年。因夏季气候炎热，养息不慎而患感冒，脉浮数，舌质红，头痛，流鼻涕，既畏热且复微畏风寒，咽喉痛，咳嗽，微渴，无大热，服银翘散加防风，愈。

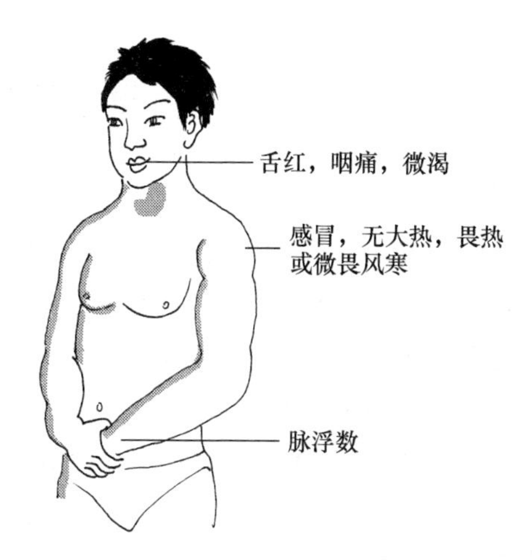

【类症鉴别】

方　　剂	类　　症	鉴别要点
银翘散	发热	脉浮数，感冒无大热
白虎汤	发热	渴，烦躁，脉洪大
大承气汤	发热	腹压痛抵抗
大青龙汤	发热	烦躁，无汗，脉浮紧
五苓散	发热	渴，小便不利
小柴胡汤加石膏	发热	口苦咽干，舌苔白
大柴胡汤加石膏	发热	口苦咽干，舌苔黄
白虎加人参汤	发热	渴，汗出，口干舌燥，脉洪大
栀子豉汤	发热	心中懊侬
黄连解毒汤	发热	烦躁，脉洪盛
越婢汤	发热	脉浮，口渴
升降散	发热	出血，发斑
黄连阿胶汤	发热	舌绛苔少，脉数
清瘟败毒饮	发热	出血，发斑，烦躁
大黄附子汤	发热	胁下偏痛，脉弦紧
全真一气汤	发热	舌淡苔剥
乌梅丸（汤）	发热	舌赤苔少
白通加胆汁汤	发热	面赤，手足冷，脉微
四逆汤	发热	脉微，厥冷
真武汤	发热	脉微，厥冷，苔滑

麻黄杏仁甘草石膏汤

（《伤寒论》）

【方剂组成】麻黄 40g、杏仁 50 个、炙甘草 20g、石膏 100g。

【服用方法】用水 1500ml，煎取 300ml，分 2 次温服。

【用于治疗】肺炎、支气管炎、百日咳、哮喘、盗汗、多汗症、痔疾、睾丸炎、遗尿、结膜炎、角膜溃疡、感冒、流行性感冒、风疹、麻疹、荨麻疹、玫瑰糠疹、化脓性角膜炎、皮肤瘙痒症等疾病。

【运用口诀】汗出，口渴，无大热，不恶寒，喘咳。

【口诀图解】

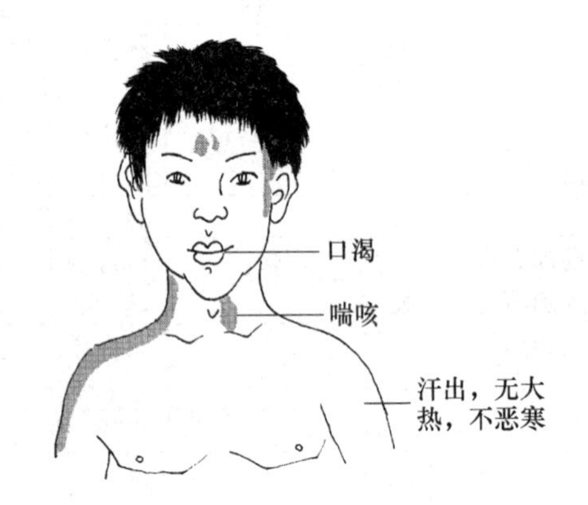

【治疗病例】

慢性支气管炎 南，男，儿童。喘息，咳嗽，服西药、输液、打针，3 年来反复治疗不愈。诊之，肺部干、湿性啰音及哮鸣音，出汗多，口渴，瘦弱，精神好，舌质红，苔薄白，脉弦滑，与麻黄杏仁甘草石膏汤，3 日显效，30 日治愈。

百日咳 王，女，少年。痉挛性咳嗽，入夜即剧，口渴，汗出，服麻黄杏仁甘草石膏汤遂愈。

【类症鉴别】

方　剂	类　症	鉴别要点
麻杏甘石汤	喘咳	渴而无大热
大青龙汤	喘咳	无汗，烦躁，渴
小青龙汤	喘咳	心下有水气
桂枝加厚朴杏子汤	喘咳	脉浮弱，汗出
小柴胡汤	喘咳	胸胁苦满
大柴胡汤	喘咳	胸胁苦满，心下拘急
越婢汤	喘咳	汗出，水肿，脉浮
竹叶石膏汤	喘咳	口舌干燥
麻黄汤	喘咳	脉浮紧，发热，恶寒无汗
木防己汤	喘咳	动悸，心下硬，脉沉紧
苏子降气汤	喘咳	足冷
苓甘姜味辛夏仁汤	喘咳	脉沉
麻黄细辛附子汤	喘咳	脉沉，发热恶寒
炙甘草汤	喘咳	脉结代，心动悸
葛根芩连汤	喘咳	脉促，发热，汗出
越婢加半夏汤	喘咳	脉浮大，目如脱状
大陷胸汤	喘咳	心下硬，躁烦，膈内拒痛
小续命汤	喘咳	动悸，水肿

升麻葛根汤

（《太平惠民和剂局方》）

【方剂组成】葛根 30g、升麻 30g、芍药 30g、甘草 15g、生姜 15g。

【服用方法】水煎服。

【用于治疗】流行性感冒、流行性出血热、猩红热、斑疹伤寒、黄热病、登革热及登革出血热、肺炎、风疹、麻疹、水痘、单纯疱疹、带状疱疹、急性扁桃体炎、角膜炎、结膜炎、鼻窦炎等疾病。

【运用口诀】高热，头痛甚，目痛或目赤，身疼痛。

【口诀图解】

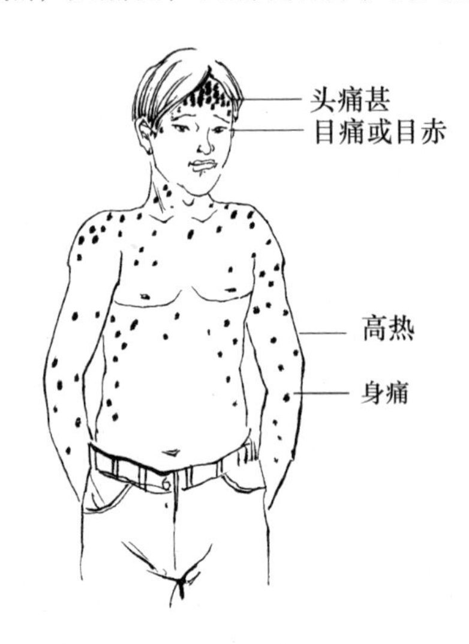

【治疗病例】

流行性感冒 来，男，青年。发热42℃，球结膜充血红赤，鼻黏膜充血红肿，鼻干时衄，头痛剧烈，肢体疼痛，背部见红色丘疹数点，咳嗽，喘急，猝然意识丧失，给予升麻葛根汤，一服脑神清醒，再服壮热减退，三进痊愈。

【类症鉴别】

方 剂	类 症	鉴别要点
升麻葛根汤	鼻衄	高热，头痛甚，身痛
大黄黄连泻心汤	鼻衄	心下痞，口苦
甘草干姜汤	鼻衄	脉弱
黄连解毒汤	鼻衄	面赤，脉洪
四逆汤	鼻衄	脉沉微，恶寒
大承气汤	鼻衄	腹满按之痛
桃核承气汤	鼻衄	少腹急结
升降散	鼻衄	脉洪盛
小建中汤	鼻衄	腹直肌拘急，腹壁力弱
黄芩汤	鼻衄	脉劲，口苦，或发热

越婢加术汤

（《伤寒论》）

【方剂组成】 麻黄 60g、石膏 200g、生姜 10g、大枣 15 枚、炙甘草 20g、白术 40g。

【服用方法】 用水 2000ml，煎取 500ml，分 3 次温服。

【药物加减】 如果恶寒，加炮附子 30g。

【用于治疗】 肾炎、特发性水肿、日光性皮炎、皮肤病性肾炎、心功能不全、脚气、风湿病、风湿热、结膜炎、湿疹、顽癣、汗疱、多发性肌炎、红斑性肢痛症、下肢浅表静脉炎、疣等疾病。

【运用口诀】 水肿，口渴，汗出，或小便不利。

【口诀图解】

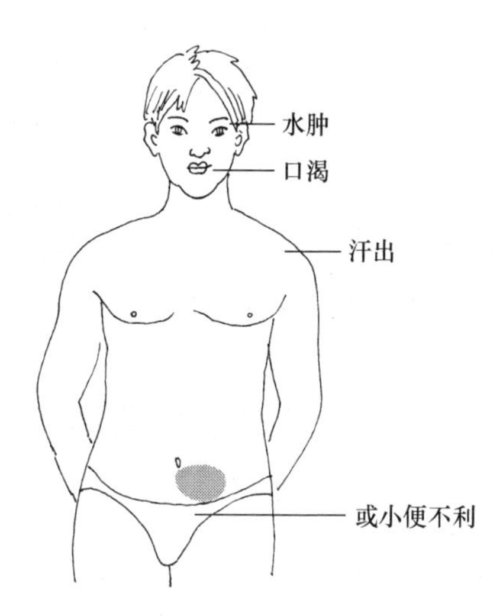

【治疗病例】

急性肾小球肾炎 张，男，儿童。1 周前由某院诊为急性肾炎，治疗不愈。刻诊，水肿，口渴多汗，小便不利，眩晕，腰酸痛，四肢无力，脉数急。血压高，肉眼血尿，尿有蛋白。B超检查见肾脏增大。服越婢加术汤30日痊愈。

红斑性肢痛症 王，男，青年。右下肢灼热疼痛，皮肤发红、肿胀，口渴，出汗，脉沉紧，皮肤感觉过敏，轻触疼痛加剧，与越婢加术汤，7日愈。

踝关节炎 王，男，中年。右足水肿，踝关节肿胀尤甚，压痛、灼热、疼痛。口渴、自汗，右手脉洪大，与越婢加术汤治之愈。

【类症鉴别】

方　剂	类　症	鉴别要点
越婢加术汤	水肿	汗出，小便不利
木防己汤	水肿	心下痞硬
大青龙汤	水肿	烦躁，无汗，脉浮紧
防己黄芪汤	水肿	汗出，脉弱
八味丸	水肿	下腹软弱
猪苓汤	水肿	渴而小便不利
分清饮	水肿	臌胀
防己茯苓汤	水肿	手颤动
真武汤	水肿	脉沉微，心动悸
桂枝去芍药加麻辛附汤	水肿	脉沉迟
小续命汤	水肿	心动悸，喘

越婢加半夏汤

（《金匮要略》）

【方剂组成】 麻黄60g、石膏200g、生姜15g、大枣15枚、炙甘草20g、半夏60g。

【服用方法】 用水2000ml，煎取500ml，分3次温服。

【用于治疗】 支气管炎、肺炎、肺气肿、百日咳、哮喘、眼球震颤、心律失常、心肌炎、甲状腺毒性突眼、促甲状腺性突眼等疾病。

【运用口诀】喘咳，目如脱状，脉浮大。

【口诀图解】

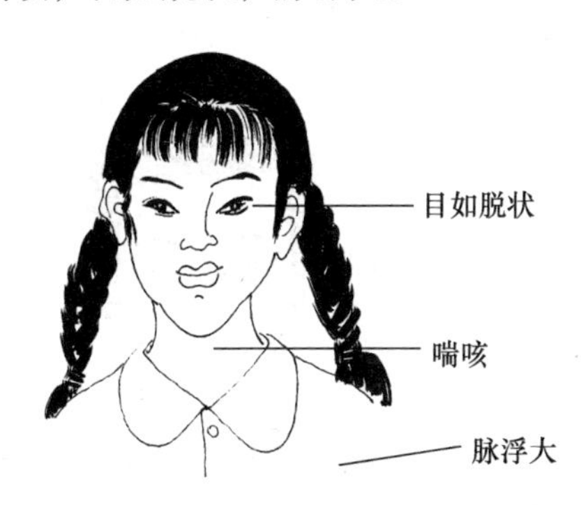

【治疗病例】

急性泪腺炎 谢，女，青年。眶上缘红肿胀痛，脉浮大，与越婢加半夏汤，2 日愈。

百日咳 高，女，少年。阵发性咳嗽，日轻夜重，咳时面色青紫，呼吸困难，两目红肿，脉浮大，与越婢加半夏汤，3 日愈。

支气管哮喘 管，男，中年。哮喘发作，西医治疗无效。诊之，喉中喘鸣，胸闷不适，呼吸困难，烦躁不安，目珠肿痛凸出，脉浮滑，与越婢加半夏汤，1 剂而安。

选奇汤

（《万病回春》）

【方剂组成】羌活 15g、防风 15g、黄芩 10g、甘草 10g、半夏 20g、生姜 2 片。

【服用方法】水煎服。

【药物加减】如果目赤，加菊花 15g；如果鼻塞，加细辛 5g；如果夏季近火痛剧，加石膏 30g。

【用于治疗】群集性头痛、结膜炎、角膜炎、眶蜂窝组织炎、鼻炎、鼻窦炎、鼻息肉、头痛、肩周炎、颈椎病等疾病。

【运用口诀】①眉、眼部位之疼痛。

【口诀图解】

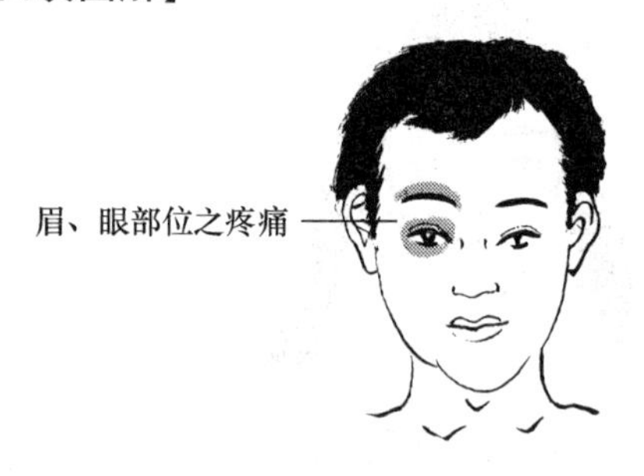

【治疗病例】

面神经痛 经，女，青年。3 年来眉骨疼痛，反复发作，服用西药，封闭，不愈。诊之，脉沉，目赤，舌苔黄，与选奇汤加菊花，10 日见效，26 日治愈。

鼻炎 丘，女，青年。鼻塞，目内眦痛胀不适，脉紧，口苦，舌苔白，与选奇汤加细辛，15 日鼻塞、痛胀好转，30 日治愈。

【运用口诀】②头痛，颈项强，脉沉。

【口诀图解】

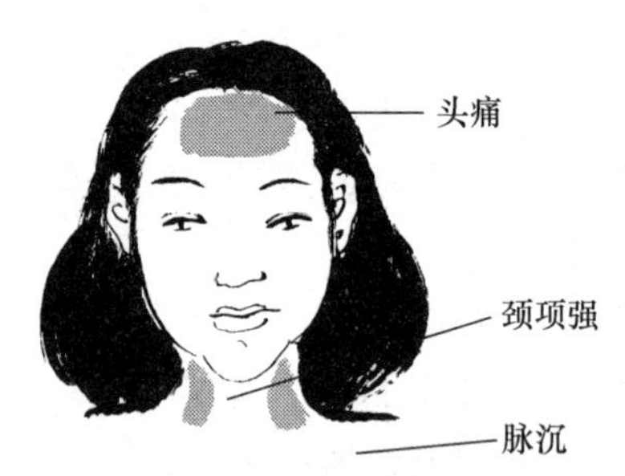

【治疗病例】

偏头痛 贺，男，老年。头痛，项强，脉沉，前医用葛根汤治疗无效。应知葛根汤证脉浮紧，而此患者脉沉，所以服葛根汤无效。与选奇汤，治愈。

【类症鉴别】

方 剂	类 症	鉴别要点
选奇汤	头痛	眉棱骨痛
五苓散	头痛	渴，小便不利
吴茱萸汤	头痛	干呕，吐涎沫
半夏白术天麻汤	头痛	眩晕
葛根汤	头痛	脉浮紧，项背强
麻黄汤	头痛	脉浮紧，发热恶寒无汗
大承气汤	头痛	腹压痛抵抗
桂枝汤	头痛	脉浮弱，汗出
十枣汤	头痛	心下痞硬满，引胁下痛
三黄泻心汤	头痛	面赤，便秘
散偏汤	头痛	偏头痛
建瓴汤	头痛	脉数、疾
四逆汤	头痛	脉沉微，厥逆
乌梅丸	头痛	巅顶痛
小柴胡汤	头痛	脉弦细
天麻钩藤饮	头痛	脉劲疾
黄连解毒汤	头痛	面赤
桂枝加葛根汤	头痛	桂枝证，项背强
大陷胸汤	头痛	心下痛，按之石硬

葛根汤

（《伤寒论》）

【方剂组成】葛根 40g、麻黄 30g、桂枝 20g、芍药 20g、炙甘草 20g、生姜 30g、大枣 12 枚。

【服用方法】用水2000ml，煎取500ml，分3次温服。服后盖被，使出微汗。

【药物加减】如果呕吐，加半夏60g；如果口干舌燥，加石膏100g；如果咽喉疼痛或咳痰困难，加桔梗20g。

【用于治疗】感冒、乙型脑炎、流行性脑脊髓膜炎、支气管炎、哮喘、肺炎、鼻炎、鼻窦炎、咽喉炎、扁桃体炎、麦粒肿、眼睑脓肿、皮肤瘙痒症、颈椎病、腰椎间盘突出症、坐骨神经痛、痛经、伤寒、麻疹、水痘、淋巴结炎、丹毒、猩红热、肩周炎、中耳炎、小儿麻痹、脊髓空洞症、皮炎、湿疹、荨麻疹、皮下脓疡、多发性肌炎、蜂窝组织炎、淋巴腺炎、痈、疖、结肠炎、痢疾、结膜炎、角膜炎、风湿病、高血压等疾病。

【运用口诀】①发热恶寒无汗，项背强，脉浮数而紧。

【口诀图解】

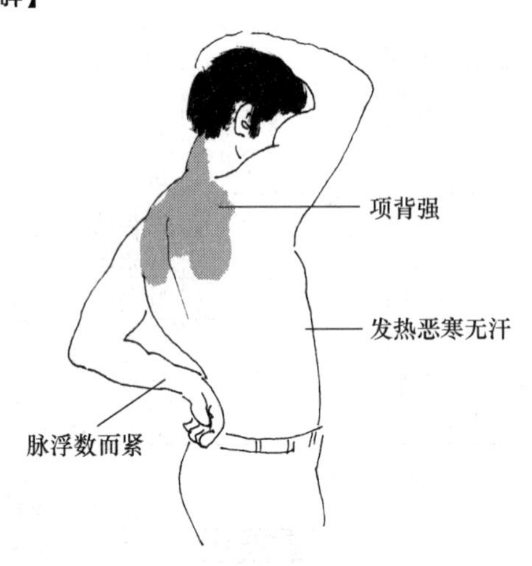

【治疗病例】

流行性感冒 韩，男，中年。有流感接触史，发热恶寒无汗，周身酸痛，头痛如劈，鼻塞流涕，咽痛微咳，脉浮数有力，项背强紧，乏力，与葛根汤，1日治愈。

流行性乙型脑炎　向，男，青年。突发高热，剧烈头痛，呕吐，神昏，实验室检查确诊为乙脑。刻诊，无汗，口干舌燥，项背紧张，脉浮数紧，与葛根汤加半夏石膏，1 服病减，3 服病愈。

【运用口诀】②项背强，脉紧，无汗。

【口诀图解】

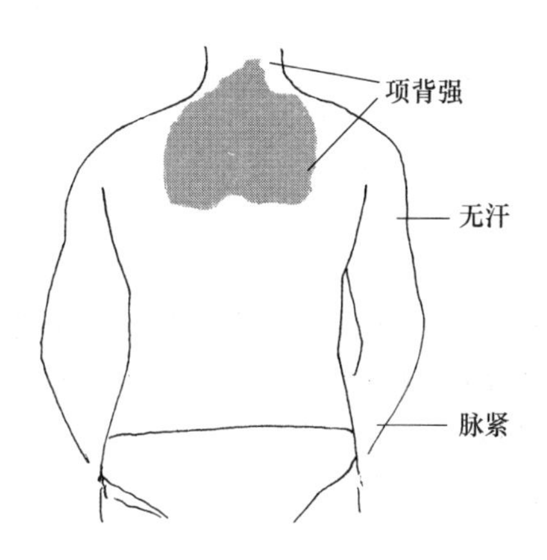

【治疗病例】

头痛　孔，女，青年。头痛年余，服西药即效，停西药即痛。刻诊，脉紧，项背强，无汗，与葛根汤，治愈。

局部型颈椎病　尚，男，中年。颈部剧痛，放射至枕顶部和肩部，头项活动时疼痛加剧，颈项肌紧张，压痛，无汗，脉紧，与葛根汤，1 日奏效，3 日痊愈。

【运用口诀】③发热恶寒无汗，下利，里急后重，脉浮数紧。

【口诀图解】图见下页。

【治疗病例】

细菌性痢疾　王，男，老年。发热恶寒无汗，脉浮紧数，泻痢，黏液脓血便，日 10 余次，量少，里急后重，粪便检查粪质

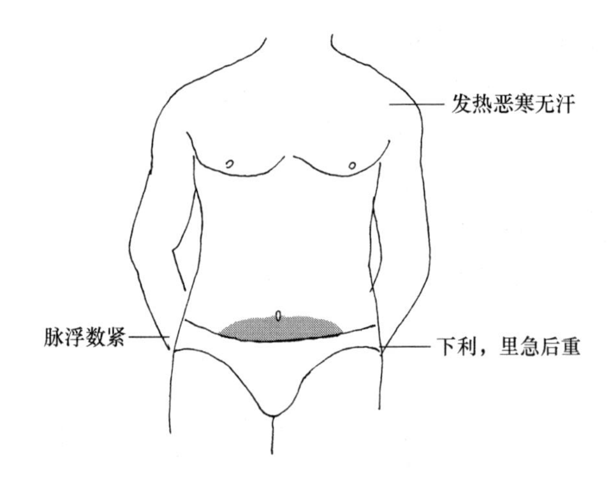

少，呈鲜红黏冻状，镜下见大量脓细胞、红细胞及少量巨噬细胞，粪便培养有痢疾杆菌。与葛根汤，1剂显效，2剂治愈。

【类症鉴别】

方　　剂	类　　症	鉴别要点
葛根汤	项背强急	脉浮紧，无汗
桂枝加葛根汤	项背强急	脉浮弱，汗出
选奇汤	项背强急	眉棱骨痛
葛根芩连汤	项背强急	心下痞硬

竹叶柳蒡汤

（《先醒斋医学广笔记》）

【主剂组成】 西河柳15g，荆芥穗、蝉蜕、薄荷、甘草、知母各3g，牛蒡子（炒）、葛根各5g，玄参6g，麦冬门10g，石膏15g，竹叶30片，粳米1撮。

【服用方法】 水煎服。

【用于治疗】 麻疹、风疹、天花、水痘、单纯性疱疹、带状疱疹、斑疹伤寒、猩红热、风湿热、柯萨奇病毒疹、传染性红斑、小儿丘疹性肢端皮炎、痒疹、结节性痒疹、多形红斑、变性皮肤血管炎等疾病。

【运用口诀】 皮肤红疹，皮肤灼热，咽干口渴，烦躁闷乱。

【口诀图解】

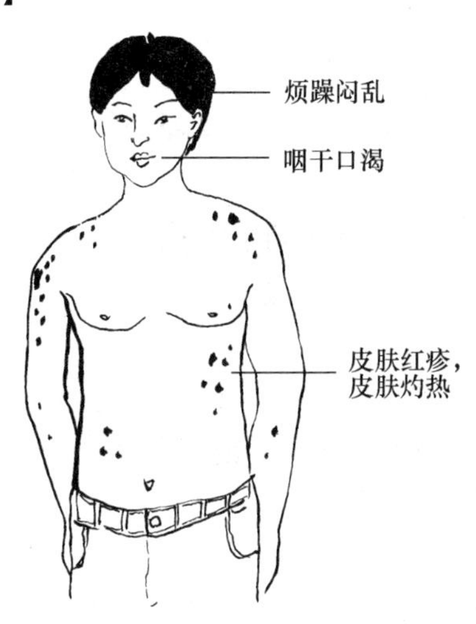

【治疗病例】

食物过敏性皮疹 周，男，少年。下肢遍布红色皮疹，右下腹疼痛，头痛，呕吐涎沫，某院诊为阑尾炎，保守疗法无效，正当欲施手术治疗时，右下腹痛及阑尾炎体征消失，疼痛移至上腹部，才知道诊断失误，幸尚未手术。转到另一医院，诊为食物过敏性皮疹，治疗 1 周无效。这时候，患者已危困惫至，其家属在西医束手无策之后转求中医治疗。诊之，四肢、胸前腰后红色皮疹丛生，脉沉伏，舌尖红，舌根苔黄，咽喉痛，咽干口渴，头痛，频吐涎沫，不能进食，皮肤灼热，烦躁闷乱。与吴茱萸汤，无效，病情加剧。此为阳证，而非阴证，改投竹叶柳蒡汤，1 日显效，3 日治愈。

【类症鉴别】

方　　剂	类　　症	鉴别要点
竹叶柳蒡汤	斑疹或疱疹	脉浮
清瘟败毒饮	斑疹或疱疹	脉数，烦渴
桃核承气汤	斑疹或疱疹	下腹压痛抵抗
四逆汤	斑疹或疱疹	脉微，厥冷
真武汤	斑疹或疱疹	脉微，舌润
麻黄细辛附子汤	斑疹或疱疹	脉沉，无汗

荆防败毒散

（《摄生众妙方》）

【方剂组成】羌活、独活、柴胡、前胡、川芎、枳壳、桔梗、茯苓、薄荷、甘草、荆芥、防风各6g。

【服用方法】水煎服。

【用于治疗】带状疱疹、单纯性疱疹、生殖器疱疹等疾病。

【运用口诀】皮肤疱疹，红肿热痛，发热恶寒。

【口诀图解】

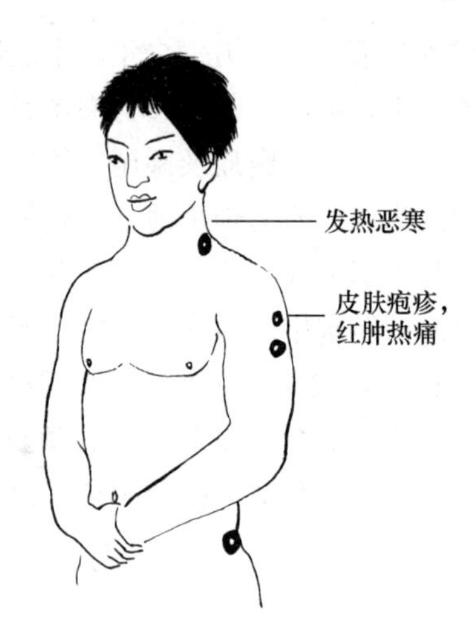

【治疗病例】

带状疱疹 郭，女，老年。腰部簇生紫红色丘疱疹，继而成为水疱，灼热，疼痛，西药治疗数日无效。与荆防败毒散，1 日效，3 日治愈。

单纯性疱疹 孙，男，老年。口周围红色小水疱簇生，灼热，疼痛，瘙痒，病程将近 1 年。与荆防败毒散，11 日治愈。再没有复发。

【类症鉴别】

方剂	类症	鉴别要点
白头翁汤	下利便脓血	脉洪，渴欲饮水
桃花汤	下利便脓血	脉微，腹软弱
大柴胡汤	下利便脓血	心下急
葛根汤	下利便脓血	脉浮紧，发热恶寒无汗
大黄牡丹汤	下利便脓血	下腹压痛抵抗
荆防败毒散	下利便脓血	疱疹，发热恶寒
桔梗汤	下利便脓血	咽痛

麻黄细辛附子汤

（《伤寒论》）

【方剂组成】麻黄 20g、细辛 20g、附子 1 枚。

【服用方法】用水 2000ml，煎取 500ml，分 3 次温服，日服 3 次。

【用于治疗】感冒、流行性感冒、水痘、肾炎、支气管炎、肺炎、哮喘、发作性睡病、面神经麻痹、三叉神经痛、头痛、心动过缓、特发性水肿、病态窦房结综合征、肺心病等疾病。

【运用口诀】①脉沉，恶寒或发热。

【口诀图解】

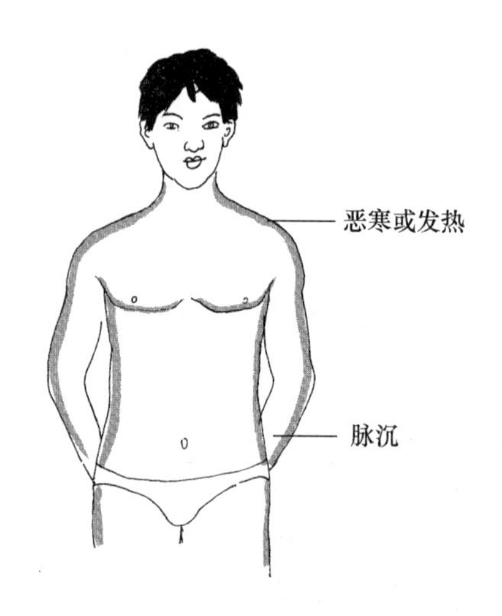

【治疗病例】

流行性感冒 赵，男，青年。流感，西医药治疗 1 周无效。刻诊，发热恶寒，体温 38.5℃，头痛，鼻塞，流黏液性脓性鼻涕，咽喉痛，咳嗽，咳痰早晨白黏、上午至晚间黄黏，周身酸软，下肢尤甚，食欲减退，视物模糊，精神不振，舌苔黄，舌质淡，小便黄，脉沉弱，与麻黄细辛附子汤，1 日治愈。

流行性感冒 索，男，老年。流感，经西医药治疗无效。刻诊，身酸，乏力，背冷如冰，喘息，畏寒，脉沉弱，与麻黄细辛附子汤，1 剂治愈。

肾病综合征 王，女，青年。水肿，某院诊为肾病综合征，治疗不愈。近日实验室检查：尿蛋白（+++），血清白蛋白 20g/L，血清总胆固醇 16.0mmol/L，红细胞沉降率 16.3mm/h。刻诊，面无光泽，脉沉微弱，舌体胖大，舌淡苔白，小便少，恶寒，腰酸痛，乏力，与麻黄细辛附子汤，3 日诸症消失。实验室检查：尿蛋白（+），血清白蛋白 32g/L，血清总胆固醇 4.1mmol/L，红细胞沉降率 8.9mm/h。续用甘姜苓术汤合八味肾气丸调理善后而愈。

牙根尖周炎 胡，男，中年。牙痛，口腔科诊为慢性根尖周炎急性发作，治疗无效。诊之，患牙反复发作性疼痛，近日痛剧，叩诊患牙疼痛难忍，根尖部牙龈红肿，脉沉，恶寒，与麻黄细辛附子汤，1 日治愈。寻访 1 年，没有复发。

【运用口诀】②脉沉，手足冷，恶寒，喘咳，无汗。

【口诀图解】

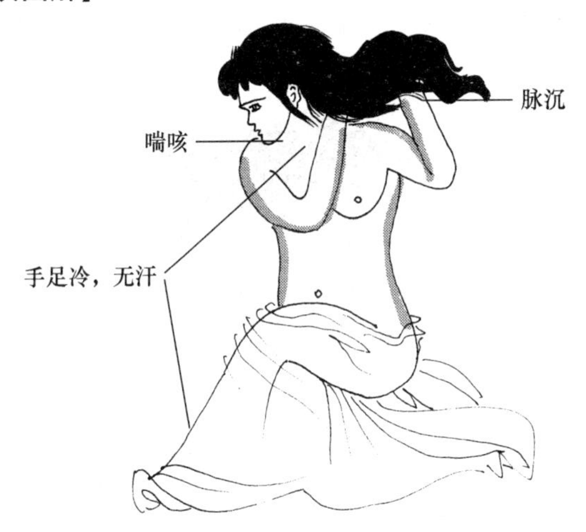

【治疗病例】

慢性支气管炎 何，女，青年。喘咳数载，感冒即剧，怯寒畏冷，容易感冒，脉沉微细，与麻黄细辛附子汤，日服 1 次，50 日治愈。

【类症鉴别】

方　剂	类　症	鉴别要点
麻黄细辛附子汤	发热，脉沉	无汗
四逆汤	发热，脉沉	手足冷
真武汤	发热，脉沉	手足冷，舌上苔滑
茯苓四逆汤	发热，脉沉	烦躁，心下悸

麻黄附子汤

（《金匮要略》）

【方剂组成】麻黄30g、甘草20g、炮附子1枚。

【服用方法】用水1300ml，煎取400ml，分3次温服。

【用于治疗】肾炎、感冒、心肌梗死等疾病。

【运用口诀】水肿，恶寒无汗，脉沉。

【口诀图解】

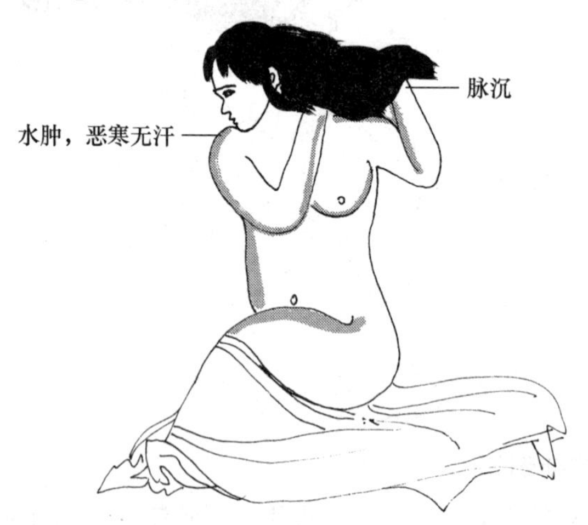

【治疗病例】

急性肾小球肾炎 刘，女，青年。面目、躯干、四肢水肿，发热恶寒，头痛，眩晕，尿少，尿常规检查尿蛋白（+++）、红细胞（+++），血压高，脉沉，与麻黄附子汤，1剂病好转，数日治愈。血压正常，尿液复查无异常。

特发性水肿 高，女，中年。一身面目水肿，尿液检查未见异常，病程年余，治疗不愈。诊之，恶寒，脉沉，与麻黄附子汤，日服2次，6日治愈。

【类症鉴别】

方　剂	类　症	鉴别要点
麻黄附子汤	无汗而喘	脉沉微
麻黄汤	无汗而喘	脉浮紧，恶风
大青龙汤	无汗而喘	脉紧，烦躁
小青龙汤	无汗而喘	心下有水饮

附子泻心汤

（《伤寒论》）

【方剂组成】大黄（切）20g、黄连（切）10g、黄芩（切）10g、炮附子1枚（另煎取汁）。

【服用方法】用滚开水400ml，浸泡前3味药1分钟，过滤，加入附子汁，分2次温服。

【用于治疗】胃炎、肠炎、痢疾、神经性头痛、齿槽脓肿等疾病。

【运用口诀】心下痞，恶寒，汗出。

【口诀图解】

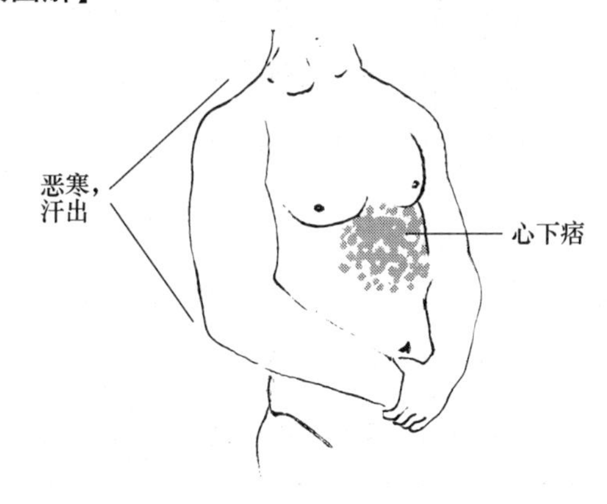

【治疗病例】

急性肠炎 闵，男，中年。发热恶寒，体温 39℃，腹痛，腹泻，心下痞，汗出，舌质淡，舌苔黄腻，脉浮大，与附子泻心汤，1 剂治愈。

慢性肠炎 顾，女，中年。腹泻年余，久治无效。诊之，脉沉，手足冷，恶寒，舌质淡红，舌苔黄腻，腹泻日 2、3 次，脓血便，里急后重，腹部钝痛，心下痞，易出汗，与附子泻心汤，3 日后腹泻日 2 次，其他症状消失，复用乌梅丸治之而愈。

【类症鉴别】

方　剂	类　症	鉴别要点
附子泻心汤	皮肤瘙痒，斑片时隐时现发作有时	心下痞
麻黄加术汤	皮肤瘙痒，斑片时隐时现，发作有时	身烦疼，苔白
麻黄细辛附子汤	皮肤瘙痒，斑片时隐时现，发作有时	脉沉恶寒无汗
防风通圣丸	皮肤瘙痒，斑片时隐时现，发作有时	腹膨隆，满痛拒按
桂枝茯苓丸	皮肤瘙痒，斑片时隐时现，发作有时	下腹充实压痛
龙胆泻肝汤	皮肤瘙痒，斑片时隐时现，发作有时	口苦，小便不利，脉紧
桃核承气汤	皮肤瘙痒，斑片时隐时现，发作有时	少腹急结
大承气汤	皮肤瘙痒，斑片时隐时现，发作有时	腹满痛拒按
四逆汤	皮肤瘙痒，斑片时隐时现，发作有时	脉沉微，厥逆
小柴胡汤	皮肤瘙痒，斑片时隐时现，发作有时	胸胁苦满
桂枝麻黄各半汤	皮肤瘙痒，斑片时隐时现，发作有时	发热微恶寒，脉微缓
大柴胡汤	皮肤瘙痒，斑片时隐时现，发作有时	心下急
大青龙汤	皮肤瘙痒，斑片时隐时现，发作有时	脉紧，不汗出而烦躁

桂枝加芍药生姜各一两人参三两新加汤

(《伤寒论》)

【方剂组成】 桂枝 30g、芍药 40g、炙甘草 20g、人参 30g、大枣 12 枚、生姜 40g。

【服用方法】 用水 2000ml，煎取 500ml，分 3 次温服。

【用于治疗】 普通感冒、流行性感冒、产褥热、风湿热、风湿性关节炎、类风湿关节炎、坐骨神经痛、颈椎病、肩周炎、腱鞘炎、习惯性便秘、周围神经炎等疾病。

【运用口诀】 身疼痛，脉沉迟，或汗出。

【口诀图解】

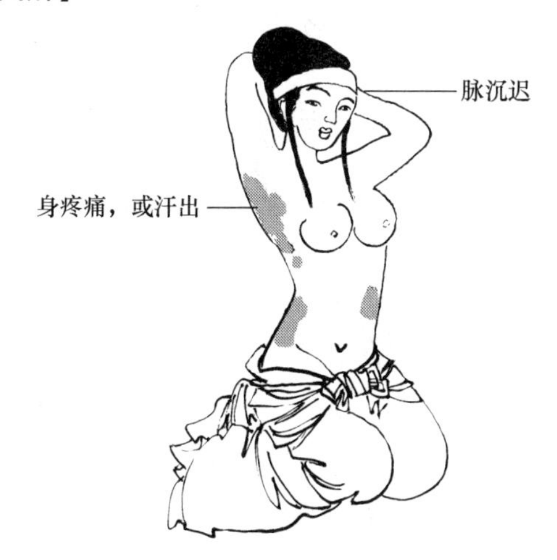

【治疗病例】

流行性感冒 麻，女，中年。有流感接触史，发热恶寒，汗出，周身酸痛，头痛，咽痛，咳嗽，服西药后汗出更多，身酸痛加剧，发热、咽痛、咳嗽依然。诊之，脉沉迟，与桂枝加芍药生姜各一两人参三两新加汤，1 日效，3 日愈。

腰肌劳损 李，女，中年。腰痛已久，反复发作，劳累即剧，脉沉迟，与桂枝加芍药生姜各一两人参三两新加汤而愈。

附子粳米汤

（《金匮要略》）

【方剂组成】 炮附子15g、半夏60g、大枣10枚、粳米100g、甘草10g。

【服用方法】 用水1500ml，煮至米熟，去药渣，分2次温服。

【用于治疗】 胃炎、胃痉挛、肠痉挛、胃与十二指肠溃疡、肠功能紊乱、幽门狭窄、胆石症、胰腺炎、疝痛、腹膜炎、子宫癌、尿毒症等疾病。

【运用口诀】 腹中冷，肠鸣，腹痛，或胸胁满或呕吐。

【口诀图解】

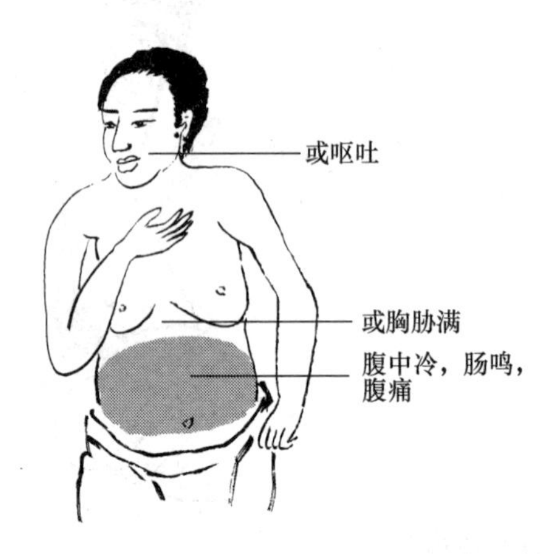

【治疗病例】

胃痉挛 高，男，老年。早晨进食冷餐，晚间发生胃痉挛，腹部剧烈疼痛，肠鸣，可听到咕噜噜的响声，自觉腹中冷，脉紧，投附子粳米汤，1剂。

十二指肠壅积症 司马，女，中年。反复发作性呕吐年余，钡餐检查示为十二指肠壅积症，求治京、津等地医院，治疗无效。刻诊，脉沉细，舌质淡而苔薄白，体型纤瘦，每15日左右即发生剧烈呕吐，吐出物为宿食、胆汁，同时中上腹部疼痛，肠鸣音显著，发作时俯卧位可使疼痛减轻，但立即出现胸胁部位胀满。平时，手足冷。与附子粳米汤遂愈。

【类症鉴别】

方　剂	类　症	鉴别要点
附子粳米汤	胸胁逆满	腹满，肠鸣
吴茱萸汤	胸胁逆满	头痛，呕吐

桂枝人参汤

（《伤寒论》）

【方剂组成】桂枝40g、炙甘草40g、白术30g、人参30g、干姜30g。

【服用方法】用水2000ml，先煮后4味，煎取800ml，加入桂枝，煎取500ml，分3次温服，白天服2次，晚上服1次。

【用于治疗】感冒、肠炎、结肠炎、头痛等疾病。

【运用口诀】脉弱，腹泻，发热，恶寒，或心下痞硬。

【口诀图解】

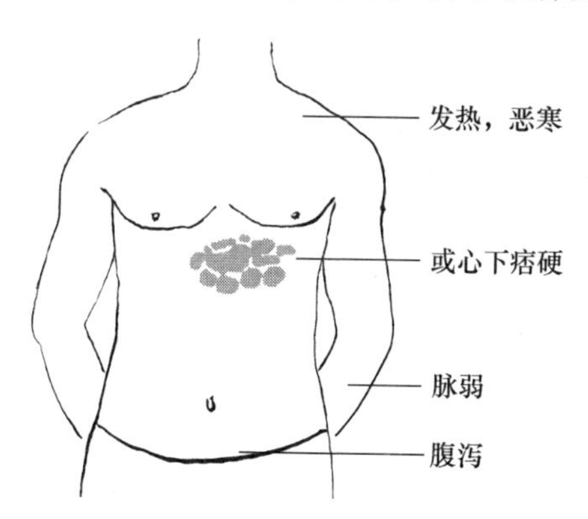

【治疗病例】

急性肠炎 冉，男，老年。腹泻3日，发热畏寒，脉象浮弱，舌淡苔白，手足微冷，胃脘痞满，呕噫频频，消化不良，腹中隐痛，与桂枝人参汤，3日治愈。

【类症鉴别】

方　剂	类　症	鉴别要点
桂枝人参汤	心下痞硬，下利	发热，手足冷
甘草泻心汤	心下痞硬，下利	肠鸣，心烦不安
生姜泻心汤	心下痞硬，下利	肠鸣，干呕
大柴胡汤	心下痞硬，下利	发热，呕吐
黄连汤	心下痞硬，下利	心下痛，口苦
半夏泻心汤	心下痞硬，下利	口苦
六君子汤	心下痞硬，下利	口淡

柴胡桂枝汤

（《伤寒论》）

【方剂组成】柴胡60g，半夏50g，芍药、生姜各30g，桂枝、黄芩、人参、炙甘草各15g，大枣6枚。

【服用方法】用水1500ml，煎取500ml，分3次温服，日服3次。

【用于治疗】感冒、流行性感冒、流行性出血热、胸膜炎、肺炎、支气管炎、肺结核、胃酸过多症、胃与十二指肠溃疡、阑尾炎、结肠炎、胰腺炎、肝炎、疟疾、更年期综合征、神经官能症、癫痫、痛经、不孕症、月经不调、盆腔粘连综合征、子宫内膜炎、附件炎等疾病。

【运用口诀】①脉浮，发热微恶寒，胸胁苦满或心下支结，下腹部压痛。

【口诀图解】

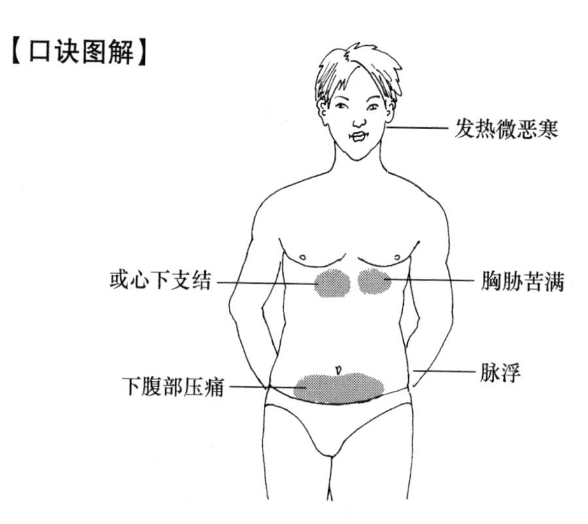

【治疗病例】

急性阑尾炎 将，女，青年。上腹部阵发性疼痛，6 小时后疼痛移至右下腹，呈持续性剧痛。发热微恶寒，体温 38.7℃。恶心，干呕。麦氏点压痛，白细胞计数增高。脉浮数，胸胁苦满，右下腹部压痛，投柴胡桂枝汤，1 日奏效，2 日治愈。

产褥感染 单，女，青年。产后发热，微畏寒，脉浮，心下支结，干呕，下腹部压痛，与柴胡桂枝汤，1 日显效，2 日治愈。

【运用口诀】②胸胁苦满或心下支结，下腹压痛，口苦或咽干。

【口诀图解】图见下页。

【治疗病例】

癫痫 杨，男，青年。癫痫病史七年余。诊之，脉短小，口苦，苔白，纳呆，心下支结，下腹压痛，头昏，乏力，与柴胡桂枝汤，服 150 日痊愈。

慢性支气管炎 孙，女，中年。久咳不愈，脉沉取有力，苔白，胸胁苦满，下腹部疼痛、压痛，口干，与柴胡桂枝汤，11

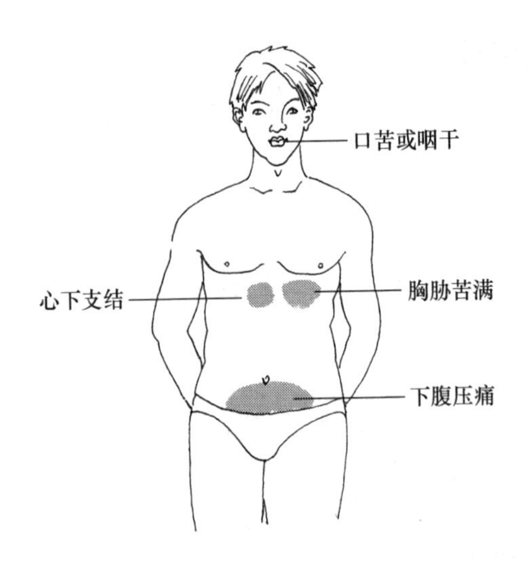

日治愈。

【类症鉴别】

方　　剂	类　　症	鉴别要点
柴胡桂枝汤	痫	胸胁苦满，腹拘急
柴胡加龙骨牡蛎汤	痫	胸胁苦满，腹动
抵当汤	痫	下腹硬满
瓜蒂散	痫	寸脉浮，气上冲咽不得息
黄土汤	痫	腹软，心下痞，动悸，出血或贫血

桂枝去芍药加麻辛附子汤

（《金匮要略》）

【方剂组成】桂枝、生姜各30g，甘草、麻黄、细辛各20g，大枣12枚，炮附子1枚。

【服用方法】用水1500ml，煎取400ml，分3次温服。

【用于治疗】肾炎、肾下垂、肺心病、哮喘、特发性水肿、肝硬化腹水、风湿性关节炎等疾病。

【运用口诀】胸满，恶寒，脉沉弱或迟。

【口诀图解】

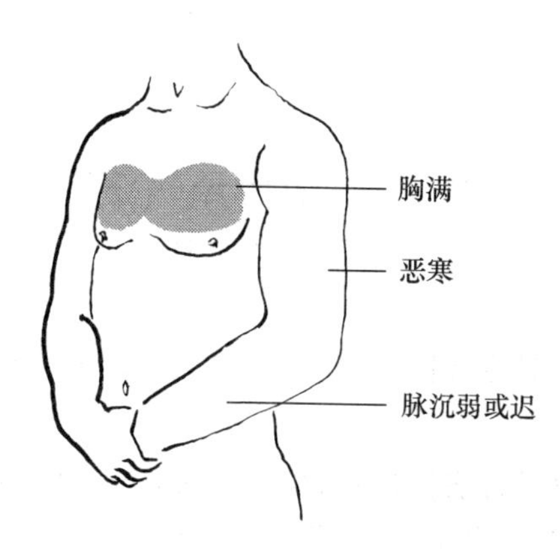

【治疗病例】

充血性心力衰竭 包，男，老年。水肿，心悸，呼吸困难，心电图、心脏彩超检查示为心力衰竭。刻诊，尿少，端坐呼吸，咳吐白痰，腹水膨隆，唇色发绀，颈静脉怒张，胸满，恶寒，心脏扩大，舒张期奔马律，瓣膜杂音，肺底湿性啰音，肝脏右肋下肿大二横指，舌苔白润，脉细弱数，面色殷红，与桂枝去芍药加麻辛附子汤合白通加猪胆汁汤，3 日显效，尿增肿减，可以平卧，面色熏黄，悸喘渐平，续服 16 日，各种症状完全消失。

病态窦房结综合征 石，男，青年。心悸，经动态心电图 24 小时监测诊为病窦。刻诊，胸满，乏力，头昏，偶尔晕厥，恶寒，手足冷，脉迟，与桂枝去芍药加麻辛附子汤治愈。

【类症鉴别】

方剂	类症	鉴别要点
桂枝去芍药加麻辛附子汤	浮肿	脉迟
真武汤	浮肿	脉沉微
木防己汤	浮肿	心下痞硬
麻黄附子汤	浮肿	脉沉
防己黄芪汤	浮肿	脉浮弱

二、泻下剂

大承气汤

（《伤寒论》）

【方剂组成】大黄 40g（后下）、炙厚朴 60g、炙枳实 5 枚、芒硝 30g（后下）。

【服用方法】用水 2000ml 煮厚朴、枳实，煎取 800ml，加入大黄，煎取 300ml，加入芒硝，煎一二沸，分 2 次温服。

【用于治疗】感冒、乙型脑炎、痢疾、肝炎、肝昏迷、流行性出血热、伤寒与副伤寒、肺炎、肠梗阻、胰腺炎、胆囊炎、胆石症、阑尾炎、溃疡病穿孔、胃肠炎、胃柿结石、肝硬化、呼吸窘迫综合征、哮喘、肺心病、泌尿系结石、肾衰竭、挤压综合征、皮质醇增多症、脑出血、脑梗塞、精神分裂症、癫痫、遗尿、痛经、闭经、产后腹痛、荨麻疹、皮炎等疾病。

【运用口诀】①腹满而坚、压痛、充实，脉有力，便秘。

【口诀图解】

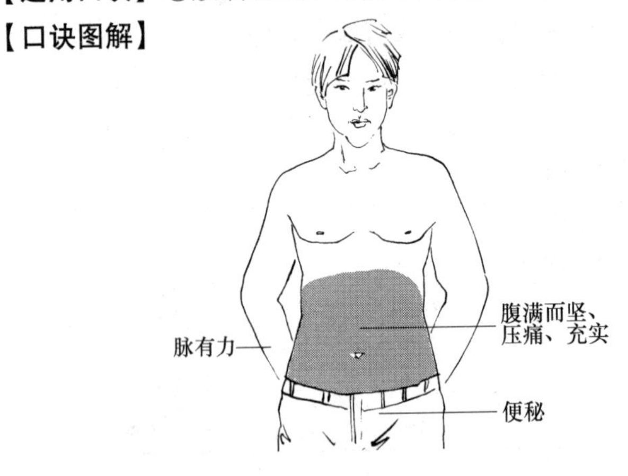

【治疗病例】

肠梗阻 卫，男，青年。阵发性腹痛，肠鸣音亢进，呕吐，腹胀，无排便排气，小便少，烦躁不安，呻吟呼叫，脉沉紧，腹部坚满、压痛、充实，投大承气汤，1 剂显效，2 剂治愈。

流行性感冒 白，男，中年。流感，经某医学院研究所诊疗，不愈，刻诊，发热不恶寒，体温 40.1℃，头痛，喘息，咽干口燥，腹胀，便秘，脉数紧，舌红苔黑，腹满、坚实、压痛，与大承气汤，1 日显效，2 日治愈。

【运用口诀】②腹壁软弱，但按其里则坚痛，便秘。

【口诀图解】

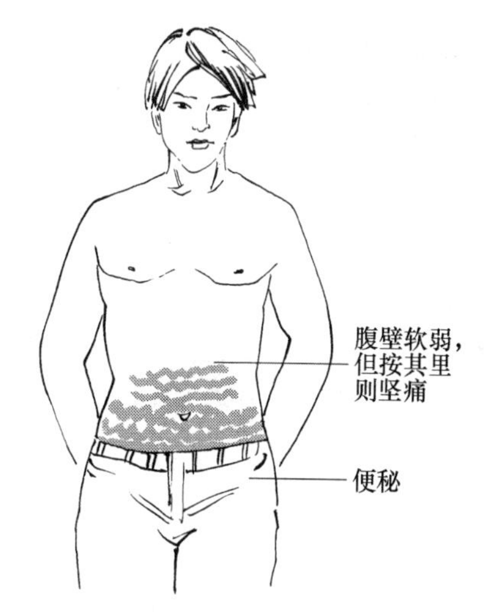

【治疗病例】

呃逆 郁，女，老年。呃逆，众医治疗无效。诊之，呃逆频发，不进饮食，消瘦，脉沉细，一派虚象，何以前医迭投补剂无效？于是诊其腹，腹壁软弱无力，但按其里则坚痛颇甚，问大便，已数日没有排便，与大承气汤，1 剂治愈。

【类症鉴别】

方　剂	类　症	鉴别要点
大承气汤	发热，不恶寒，恶热	腹压痛拒按
栀子豉汤	发热，不恶寒，恶热	心中懊侬
麻杏甘石汤	发热，不恶寒，恶热	肢体酸软
白虎加人参汤	发热，不恶寒，恶热	烦渴，口舌干燥

调胃承气汤

（《伤寒论》）

【纺机组成】大黄 40g、炙甘草 20g、芒硝 50g（后下）。

【服用方法】用水 600ml，煎取 200ml，加入芒硝，微火煎沸，放温，少量频服。

【用于治疗】胰腺炎、肠梗阻、痢疾、阑尾炎、肺炎、黄疸、败血症、糖尿病、皮炎、湿疹、疥疮等疾病。

【运用口诀】发热不恶寒，便秘，心烦或谵语。

【口诀图解】

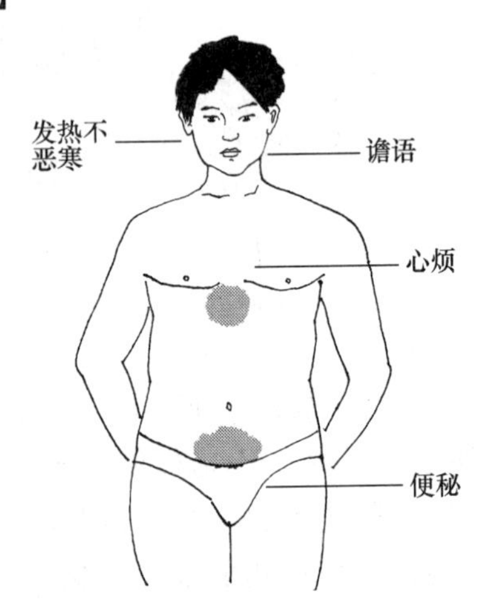

【治疗病例】

肺炎 刚，男，少年。发热，喘，某院诊为大叶性肺炎，治疗数日无效。刻诊，脉滑，舌质红，舌苔黄，便秘，发热不恶寒，出汗，意识不清，错语，呼吸急促，鼻翼扇动，与调胃承气汤，腹泻数次，遂愈。

【类症鉴别】

方　剂	类　症	鉴别要点
调胃承气汤	发热不恶寒，或心烦或谵语	便秘
大承气汤	发热不恶寒，或心烦或谵语	便秘，腹抵抗
桃核承气汤	发热不恶寒，或心烦或谵语	便秘，少腹急结
白虎加参汤	发热不恶寒，或心烦或谵语	烦渴，苔燥
清瘟败毒饮	发热不恶寒，或心烦或谵语	斑疹
栀子豉汤	发热不恶寒，或心烦或谵语	懊侬（卧起不安）

大黄牡丹汤

（《金匮要略》）

【方剂组成】大黄 40g、丹皮 10g、桃仁 50 枚、瓜子 60g、芒硝 30g（后下）。

【服用方法】用水 1000ml，煎取 200ml，加入芒硝再煎沸，1 次服下。

【用于治疗】阑尾炎、阑尾脓肿、阑尾穿孔合并腹膜炎、胆囊炎、肝脓肿、肠梗阻、盆腔炎、前列腺炎、前列腺肥大、肾炎、肾盂肾炎、肾脓肿、肾积水、肾结石、膀胱炎、尿道狭窄、肛门周围炎、痛经、闭经、月经不调、肠炎、痢疾、湿疹、皮炎、荨麻疹、弥漫性血管内凝血等疾病。

【运用口诀】右下腹部或下腹部压痛、抵抗、充实。

【口诀图解】

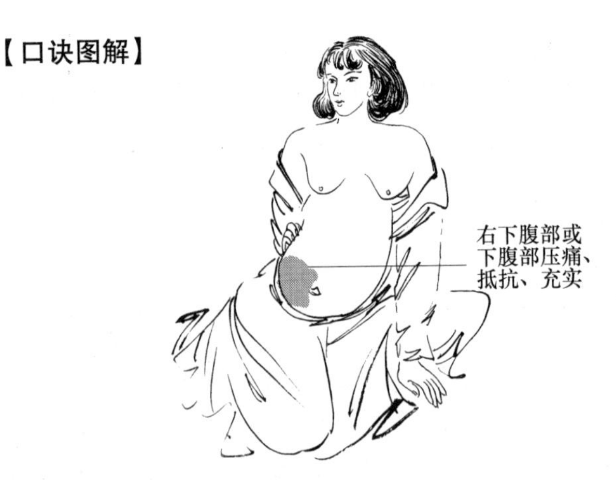

【治疗病例】

慢性子宫内膜炎 周，女，青年。下腹部疼痛，坠胀。白带量多、黄黏、味臭。发热，体温37～38℃，中午以前低热，中午以后体温逐渐增高。脉紧，苔黄，口臭，下腹部压痛、抵抗、充实，与大黄牡丹汤，1日显效，3日治愈。

细菌性痢疾 杨，男，中年。脓血黏液便，日行10余次，量少，里急后重，脉沉实，舌红苔黄，右下腹部压痛、抵抗，与大黄牡丹汤，1剂治愈。

肾盂肾炎 赵，男，青年。慢性反复发作性肾盂肾炎，病程3年余，今急性发作，脉洪数，发热寒战，头昏目眩，腰痛腿酸，口渴咽痛，恶心呕吐，食欲不振，尿频尿急尿痛，心情烦乱，肾区叩击痛，下腹部压痛、抵抗、充实，与大黄牡丹汤，3日诸症著减，尚感畏寒、乏力、腰酸，下腹压痛消失，脉细濡数，舌苔白厚，改与三仁汤、达源饮加减治疗均无效，细诊之，尺脉弱不应指，与八味肾气丸，7日舌苔变薄，诸症消失，效不更方，服30日停药。寻访数年，肾盂肾炎再没有复发。

荨麻疹 戚，女，青年。荨麻疹史年余，曾用种种方法治疗不愈。诊之，右下腹部压痛且充实有力，与大黄牡丹汤治愈。

大小便不通 马，女，老年。大小便不下，腹胀痛，剧则呼号，不敢进食，诸医治疗数日不愈。诊之，脉沉细，下腹部压痛、抵抗，投大黄牡丹汤，1 日即愈。

【类症鉴别】

方　剂	类　症	鉴别要点
大黄牡丹汤	大小便难	下腹压痛，抵抗
大承气汤	大小便难	腹压痛，抵抗
大黄附子汤	大小便难	恶寒
核桃承气汤	大小便难	少腹急结

大陷胸汤

（《伤寒论》）

【方剂组成】大黄 60g、芒硝 60g、甘遂 3g（研末）。

【服用方法】用水 1000ml 煮大黄，煎取 300ml，加入芒硝煎一二沸，再加入甘遂末，分 2 次温服。

【用于治疗】上消化道穿孔、腹膜炎、胰腺炎、出血坏死性胰腺炎、肠梗阻、肺水肿等疾病。

【运用口诀】心下或者心下至下腹硬满、疼痛、拒按、脉紧。

【口诀图解】

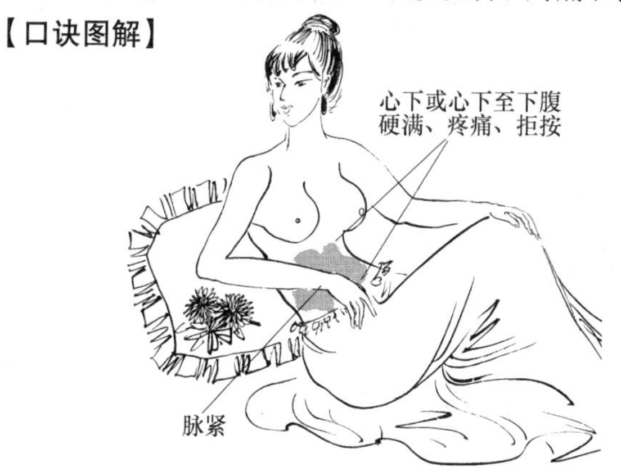

【治疗病例】

胃与十二指肠溃疡急性穿孔 伍，男，中年。突然上腹部剧烈疼痛，呈持续性阵发性加剧，迅速蔓延至全腹，恶心呕吐，肠鸣音消失，X 线及超声检查诊为胃十二指肠溃疡急性穿孔。刻诊，脉沉紧，心下至下腹疼痛、压痛、反跳痛、抵抗、拒按，腹部硬满如板状，急投大陷胸汤，服后泻下大量浊液粪便，疼痛旋即缓解，腹部硬满、反跳痛消失，肠鸣音恢复，复与大柴胡汤加减化裁调治善后而愈。

肠梗阻 韩，男，中年。阵发性上腹部疼痛，呕吐，排气排便停止，肠鸣音亢进，X 线腹部摄片示为肠梗阻。诊之，心下硬满、疼痛、压痛、反跳痛、抵抗拒按，脉紧，呻吟，烦躁不安，急投大陷胸肠，服后腹泄气畅，各种症状迅速消失。

【类症鉴别】

方　　剂	类　　症	鉴别要点
大陷胸汤	便秘，高热，舌上燥渴	心下硬压痛抵抗
大承气汤	便秘，高热，舌上燥渴	腹压痛抵抗
三和汤加味	便秘，高热，舌上燥渴	产后

大黄附子汤

（《金匮要略》）

【方剂组成】大黄 30g、炮附子 3 枚、细辛 20g。

【服用方法】用水 1000ml，煎取 300ml，分 3 次温服。

【药物加减】如果腹直肌紧张，加芍药 40g，甘草 40g。

【用于治疗】胆囊炎、胆石症、黄疸、肠梗阻、回肠末段结核、毛细血管型肝炎、痢疾、肝脓肿、尿毒症、肋间神经痛、湿疹、皮炎、睾丸炎、附睾结核、耳源性眩晕等疾病。

【运用口诀】①一侧胁下疼痛，脉紧弦，便秘，或发热。

【口诀图解】

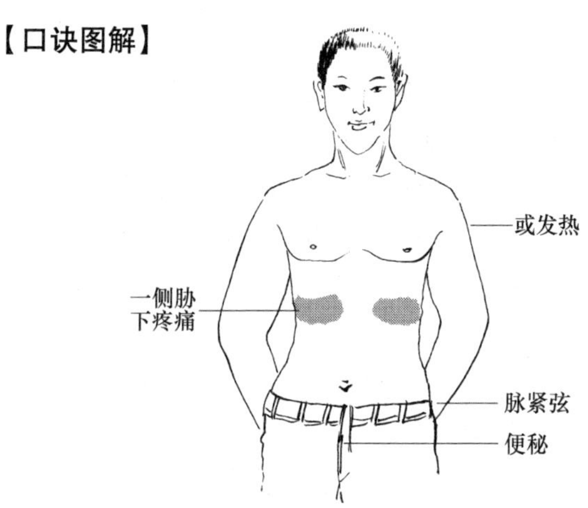

【治疗病例】

急性胆囊炎 丁，男，青年。右胁下绞痛，向右肩背部放射，发热，寒战，恶心呕吐，腹壁紧弦，大便3日未下，胆囊触痛、肿大，脉紧张，投大黄附子汤，1剂治愈。

【运用口诀】②睾丸肿痛，脉弦紧。

【口诀图解】

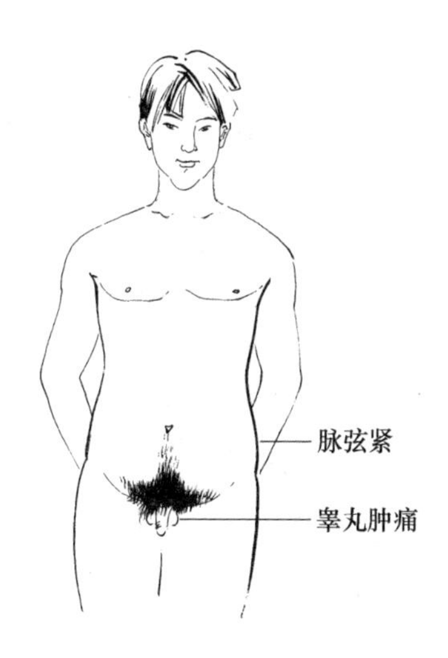

【治疗病例】

急性睾丸炎 倪，男，青年。左侧睾丸肿痛，质硬，触痛。脉弦紧，与大黄附子汤治愈。

睾丸扭转 张，男，青年。睾丸突然发作剧烈疼痛，向下腹部、腹股沟放射，扫描汇报为睾丸扭转。诊之，阴囊红肿，精索压痛，睾丸移位、触痛，脉紧，服大黄附子汤，迅速治愈。

【类症鉴别】

方　剂	类　症	鉴别要点
大黄附子汤	睾丸疼痛	脉紧
乌梅丸	睾丸疼痛	舌赤苔薄
桂枝加芍药汤	睾丸疼痛	脉弱
桃核承气汤	睾丸疼痛	少腹急结
乌头桂枝汤	睾丸疼痛	身疼痛，逆冷
牡蛎泽泻散	睾丸疼痛	阴囊水肿

麻子仁丸

（《伤寒论》）

【方剂组成】麻子仁100g、芍药50g、枳实50g、大黄100g、厚朴50g、杏仁50g。

【服用方法】粉碎成末，炼蜜为丸，如梧桐子大，每服20丸，日服3次。

【用于治疗】习惯性便秘、贲门痉挛、咽炎、幽门梗阻、糖尿病、膀胱炎、尿道炎、痔疾等疾病。

【运用口诀】尿频，便秘。

【口诀图解】图见下页。

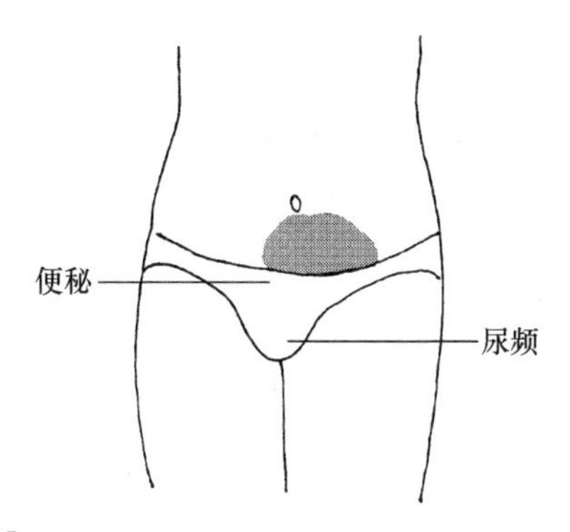

【治疗病例】

便秘 荆，女，中年。便秘史约18年，服种种药物不愈。诊之，脉沉，舌质略红，舌苔黄腻，小便次数多，无其他症状，与麻子仁丸，服1月痊愈。

泌尿系感染 夏，男，青年。小便刺痛，频数短少，淋沥不尽，服西药有效，停药不久即复发。找中医治疗，服八正散、五淋散等剂效果不明显。诊之，脉涩，舌质红、苔薄黄，口干，咽痛，便秘，每周排便1次，与麻子仁丸，3日显效，9日治愈。

【类症鉴别】

方　　剂	类　　症	鉴别要点
麻子仁丸	便秘	尿频
大黄附子汤	便秘	脉紧弦
四逆汤加肉苁蓉	便秘	脉微，四肢厥逆
大承气汤	便秘	腹压痛抵抗
桃核承气汤	便秘	左下腹压痛抵抗
大黄牡丹汤	便秘	右下腹压痛抵抗
大柴胡汤	便秘	心下急
补中益气汤	便秘	脉腹弱，腹重坠
人参汤	便秘	脉无力，心下痞硬
玉屏风散	便秘	汗出，脉弱
半夏硫黄丸	便秘	脉沉，舌润
柴胡加芒硝汤	便秘	胸胁苦满

加减乙字汤

（《勿误药室方函口诀》）

【方剂组成】柴胡 10g、当归 10g、黄芩 6g、升麻 3g、甘草 3g。

【服用方法】水煎服。

【用于治疗】内痔、外痔、混合痔、肛门裂伤、脱肛、皮肤病误治所致神经官能症等疾病。

【运用口诀】痔疾，疼痛，便血。

【口诀图解】

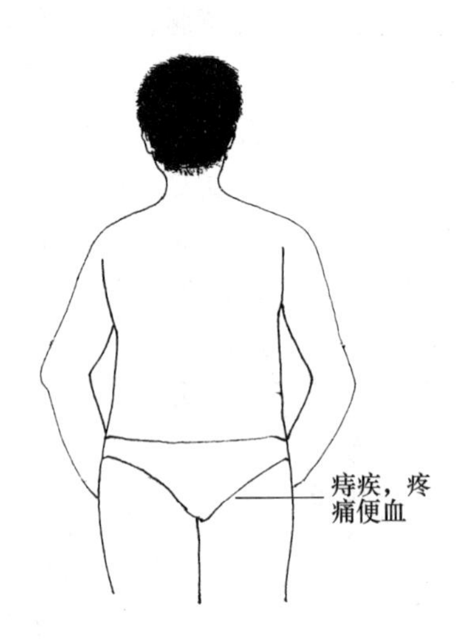

【治疗病例】

痔疾 周，男，中年。久患痔疾，便血疼痛，反复发作，服药不愈。诊之，便血鲜红，疼痛剧烈，与加减乙字汤，一服疼痛止，再服便血停。续服 10 日巩固疗效。寻访 3 年，没有复发。

【类症鉴别】

方　　剂	类　　症	鉴别要点
加减乙字汤	便血	脉弦
黄芩汤	便血	脉盛
补中益气汤加味	便血	脉弱，脱肛
白头翁汤	便血	脉盛，脱肛
四逆汤加阿胶	便血	脉微

润肠汤

（《万病回春》）

【方剂组成】 当归、熟地、火麻仁、桃仁、杏仁、枳壳、厚朴、黄芩、大黄、甘草各6g。

【服用方法】 水煎服。

【用于治疗】 习惯性便秘、高血压、动脉硬化症、肾炎等疾病。

【运用口诀】 便秘，粪便如兔屎。

【口诀图解】

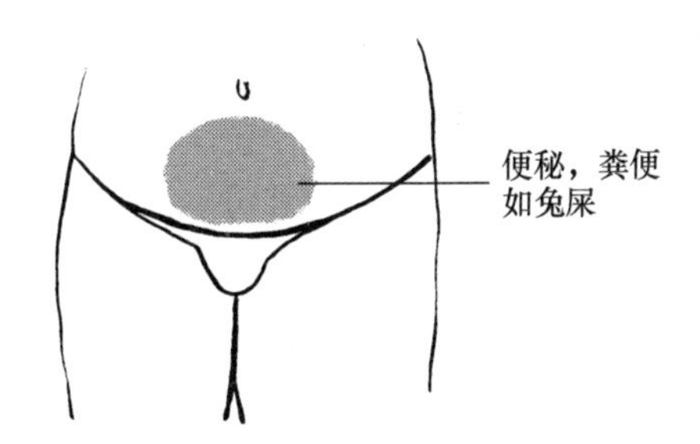

【治疗病例】

习惯性便秘　刘，男，老年。便秘多年，久治不愈。脉牢，排便困难，粪便干硬如兔屎，服润肠汤1个月，愈。

【类症鉴别】

方　　剂	类　　症	鉴别要点
润肠汤	便秘	粪便如兔屎
芍药甘草汤	便秘	腹拘急
半夏硫磺丸	便秘	舌润
玉屏风散	便秘	脉弱，汗出

胡桃肉方

（《中华外科杂志》）

【方剂组成】胡桃肉、芝麻油、白糖各120g。

【服用方法】用芝麻油将胡桃肉炸酥，加入白糖，一起研如糊状，每1小时吃1汤匙。

【用于治疗】肾结石、膀胱结石、输尿管结石、胆囊结石、胆总管结石、肝内胆管结石等疾病。

【运用口诀】泌尿系结石、胆结石。

【口诀图解】

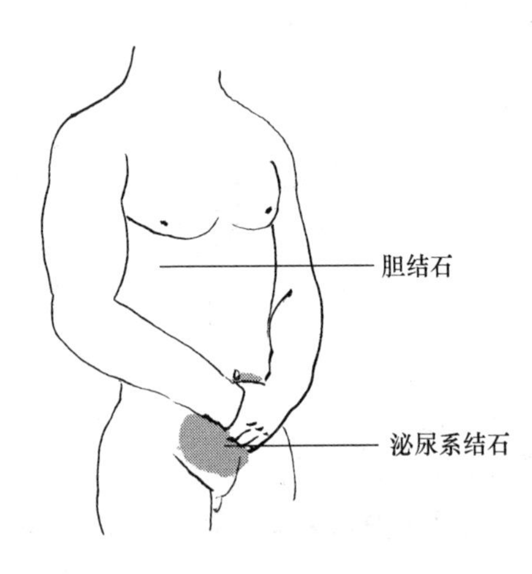

【治疗病例】

肾结石 吴，男，老年。阵发性肾绞痛，血尿，某所诊为肾结石，治疗不愈。对此，与胡桃肉方，治愈。

膀胱结石 郑，男，老年。尿频、尿急、尿痛，某院诊为泌尿系感染，治疗数周不愈，后经某院诊为膀胱结石，治疗 1 个月不愈。对此，与胡桃肉方，1 剂治愈。

肝内胆管结石 白，女，老年。肝区经常胀痛不适，饭后饱胀，厌食油腻，肝区压痛。脉弱，舌质淡红，苔薄白。B 超及 PTC 检查，示肝胆管内见广泛小结石、肝轻度肿大。对此，给予胡桃肉方，患者服用 1 个月，各种症状悉已。B 超、PTC 复查汇报结果：结石消失，肝胆无异常。

【类症鉴别】

方剂	类症	鉴别要点
胡桃肉方	泌尿系结石、胆结石	无特殊脉、舌、腹证
大黄附子汤加枸杞胡桃肉	泌尿系结石、胆结石	脉紧弦
八味肾气丸加枸杞胡桃肉	泌尿系结石、胆结石	少腹不仁或拘急
四逆散加枸杞胡桃肉	泌尿系结石、胆结石	胸胁苦满、腹拘急、腹壁无抵抗
大柴胡汤加枸杞胡桃肉	泌尿系结石、胆结石	胸胁苦满、腹拘急、腹壁有抵抗

十枣汤

（《伤寒论》）

【方剂组成】炒甘遂、芫花、大戟各等量。

【服用方法】粉碎成末，每次服 1.5g，每天早晨空腹用大枣 10 枚煎汤送服。

【用于治疗】支气管炎、肺炎、胸膜炎、腹膜炎、百日咳、肝硬化腹水、胃酸过多症、特发性水肿、颅内压增高、神经官能性巨饮症、精神分裂症、风湿及类风湿关节炎等疾病。

【运用口诀】喘、咳，心下痞硬满，胸胁胀满，咳唾则牵引胸胁痛。

【口诀图解】

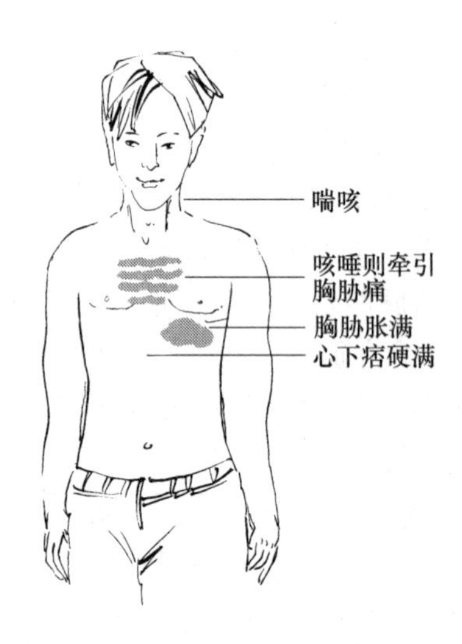

【治疗病例】

慢性支气管炎 闻，男，中年。咳嗽约4个月，曾输液、服用中西药，疗效不明显。近日咳嗽加剧，痰唾呈白色黏液泡沫状，面色黯灰，舌质晦黄，舌苔黑中泛黄，脉伏，胸胁胀满，咳唾牵引胸胁疼痛，心下痞满、抵抗，咳甚则出汗，与十枣汤，得腹泻，4日诸证悉瘥。

百日咳 王，女，小儿。阵发性咳嗽月余，入夜即剧，反复发作，每发作时咳嗽、面赤、吐涎沫、呼吸困难，心下硬满，大小便不利，与十枣汤，每日服2g，1日好转，3日痊愈。

【类症鉴别】

方　剂	类　症	鉴别要点
十枣汤	喘、咳，胸痛	心下痞硬满
栝蒌薤白半夏汤	喘、咳，胸痛	胸痛彻背

控涎丹

（《三因极一病证方论》）

【方剂组成】甘遂、大戟、白芥子各等量。

【服用方法】粉碎成末，面糊为丸，梧桐子大，每次服 5 丸，日 1 次，热姜汤送服。

【运用口诀】各部位囊肿，脉不虚弱，腹不软弱。

【口诀图解】

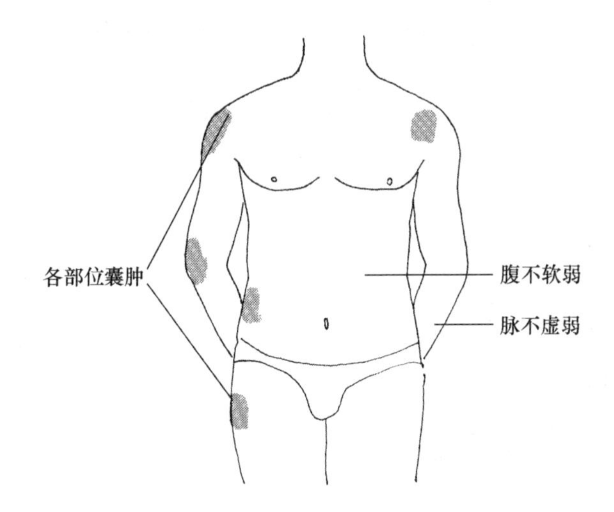

【治疗病例】

膝关节囊肿　席，男，中年。右膝关节部位隆起，扪之有一肿块，某院诊为囊肿，抽液未愈。诊之，脉滑，腹力良好，与控涎丹，30 日治愈。

子宫囊肿　安，女，中年。下腹不适，触诊下腹部扪到囊性感肿块。腹腔镜检查，为子宫囊肿。脉弦紧，腹充实，与控涎丹，45 日后腹腔镜复查汇报：子宫囊肿消失。

【类症鉴别】

方　　剂	类　　症	鉴别要点
控涎丹	腰尻酸痛	脉腹有力，囊肿
八味肾气丸	腰尻酸痛	少腹弦急
二妙散	腰尻酸痛	口苦，苔腻
轻腰汤	腰尻酸痛	腰重
当归四逆加吴茱萸生姜汤	腰尻酸痛	脉细欲绝
龟鹿二仙胶	腰尻酸痛	虚羸
四神丸	腰尻酸痛	五更腹泻，脉沉
胡桃肉方	腰尻酸痛	泌尿系结石
白术附子汤	腰尻酸痛	脉微
三痹汤	腰尻酸痛	舌淡脉弱

分消汤

（《万病回春》）

【方剂组成】苍术、白术、陈皮、厚朴、枳实各10g、猪苓、泽泻、茯苓、大腹皮、灯心草各8g，木香、香附、砂仁各6g，生姜1片。

【服用方法】水煎服。

【用于治疗】肝硬化腹水、渗出性腹膜炎、胃与十指肠溃疡、肠胀气、胃炎、幽门梗阻、肾炎、特发性水肿等疾病。

【运用口诀】①食后饱胀。

【口诀图解】图见下页。

【治疗病例】

幽门水肿　何，男，中年。每当食后即出现上腹部饱胀，嗳气，胃镜检查示轻度幽门水肿，脉沉实，舌苔白腻。与分消汤，3日见效，13日后胃镜复查汇报：幽门水肿消失。

慢性胃炎　余，男，青年。胃镜检查诊为慢性糜烂性胃炎。诊之，食后胃脘饱胀不适，心下痞满，小便不利，大便秘结，舌

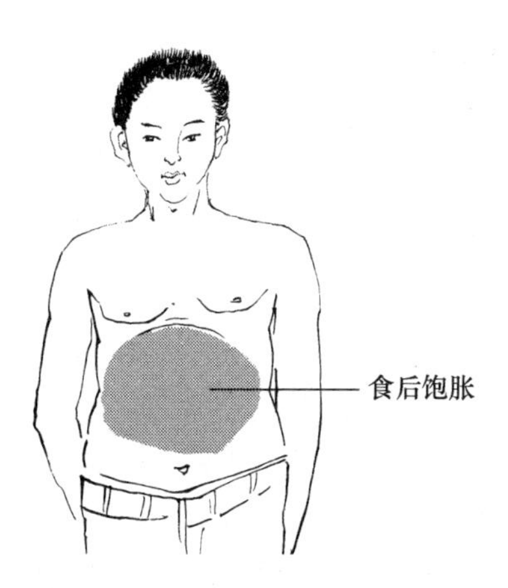

苔白腻，脉象伏细，灼心反酸，嗳气干呕，食欲不振，神倦力疲，腹部膨隆，与分消汤，3 日显效，30 日治愈。

特发性水肿 段，女，中年。水肿数年，某院诊为特发性水肿，服西药利尿剂有效，不愈。刻诊，周身水肿，脉沉，乏力，每当饮食后饱闷胀满，不敢吃饱，与分消汤，3 日效，15 日显效，30 日治愈。

【运用口诀】②腹水膨隆，指压水肿处不没指。

【口诀图解】

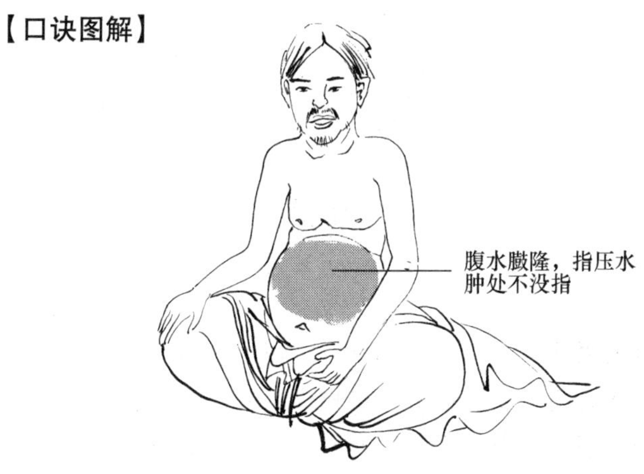

【治疗病例】

肝硬化腹水 巩，女，中年。1年前确诊为肝硬化腹水，治疗不愈。诊之，肝肿大肋下3横指，脾轻度肿大，肝掌，面色晦黄，腹水膨隆，下肢水肿，水肿指压不没指，腹胀满，不能进食，与分消汤，数日得效，可进饮食，30日，腹水水肿消退，续服30日，肝功能、肝活检、B超以及磁共振等项检查，示肝脾形态无异常、肝硬化痊愈。

肾病综合征 党，男，儿童。尿蛋白（+++），尿中有少量红细胞。血清总蛋白25g/L，血清总胆固醇15.1mmol/L，红细胞沉降率17mm/h。水肿，腹水膨隆，指压水肿不没指，脉一息十至，舌苔黄腻，与分消汤，17日水肿、腹水消退，30日后实验室检查：尿蛋白（-）、尿中红细胞（-），血清总蛋白70g/L，血清白蛋白40g/L，血清总胆固醇3.7mmol/L，红细胞沉降率10mm/h。

【类症鉴别】

方　剂	类　症	鉴别要点
分消汤	鼓胀	饮食即胀满甚
厚朴生姜半夏甘草人参汤	鼓胀	下利或攻下后
防风通圣散	鼓胀	压痛抵抗
十枣汤	鼓胀	心下痞硬满
圣术煎	鼓胀	脉弱，畏寒
大黄䗪虫丸	鼓胀	舌有瘀斑

禹功散

（《儒门事亲》）

【方剂组成】牵牛子120g、小茴香（炒）30g。

【服用方法】粉碎成末，每晚临睡前服3～6g。

【用于治疗】肾炎、肾盂肾炎、肾病综合征、尿毒症、肾衰竭、肝炎、肝硬化腹水、特发性水肿等疾病。

【运用口诀】水肿，便秘，尿少，脉实，腹部充实。

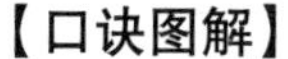
【口诀图解】

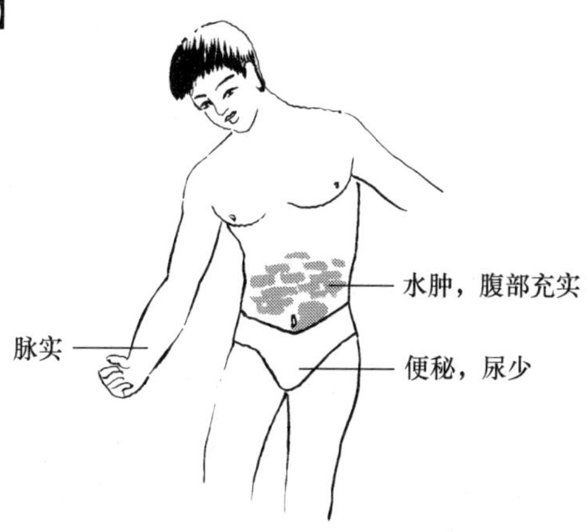

【治疗病例】

急性肾小球肾炎　宁，男，少年。2 周前由某院诊为急性肾炎，治疗不愈。刻诊，面目四肢水肿，便秘尿少，腹胀不能进食，腹部充实有力，头痛眩晕，恶心呕吐，腰酸痛，血压高，尿常规检查见尿蛋白（+++）、红细胞（++）、管型（少许），脉沉紧，与禹功散，7 日病情好转，20 日诸症悉解，尿常规复查正常，血压正常。复以六味地黄丸调理善后。寻访数年，没有复发。

【类症鉴别】

方　　剂	类　　症	鉴别要点
禹功散	腰重	水肿
二妙散	腰重	口苦，苔黄腻
轻腰汤	腰重	舌润
八味肾气丸	腰重	少腹弦急
甘草干姜白术茯苓汤	腰重	腰中冷
当归四逆加吴茱萸生姜汤	腰重	脉微，髀痛
胡桃肉方	腰重	肾结石

三、和解剂

小柴胡汤

(《伤寒论》)

【方剂组成】柴胡 60g、黄芩 30g、人参 30g、半夏 40g、炙甘草 30g、生姜 30g、大枣 12 枚。

【服用方法】用水 2500ml，煮药至 1000ml 时去药渣，再煎取 500ml，分 3 次温服，日服 3 次。

【药物加减】如果发热，口干舌燥，加石膏 200g；如果咽痛，咳痰，加桔梗 20g；如果水肿，尿少，加茯苓 30g、白术 30g。

【用于治疗】感冒、流行性感冒、咽喉炎、扁桃体炎、流行性腮腺炎、支气管炎、肺炎、渗出性胸膜炎、肝炎、肝硬化、胆囊炎、胃肠炎、胃溃疡、胃痉挛、肾炎、肾盂肾炎、更年期综合征、神经官能症、肋间神经痛、癫痫、头痛、网状内皮增生病、再生障碍性贫血、白血病、耳源性眩晕、不明热、疟疾、产褥感染、伤寒、败血症、中耳炎、乳突炎、淋巴结炎、淋巴结结核、鼻窦炎、睾丸炎、湿疹等疾病。

【运用口诀】①胸胁苦满。

【口诀图解】图见下页。

【治疗病例】

流行性感冒　段，女，中年。有流感接触史，发热，头痛，身酸，乏力，颈项僵痛，口苦，咽干，咽痛，鼻塞流涕，干呕不能进食。体温 38.9℃，脉弦数，胸胁苦满，予小柴胡汤加石膏，1 日治愈。

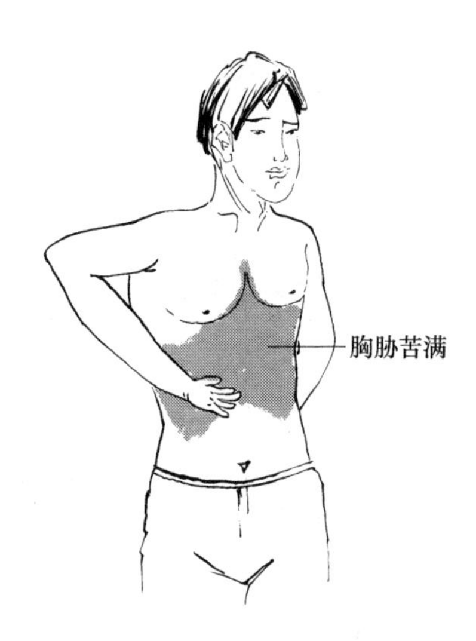

慢性鼻窦炎 郭，男，青年。4 个月以来，头痛，鼻塞，流脓涕，鼻黏膜暗红，嗅裂有脓，超声检查示上颌窦炎，冲洗上颌窦 2 次，有效，但不愈。刻诊，脉沉紧，口苦咽干，舌质淡红，舌苔薄白，头痛头昏，早晨咳嗽吐痰，胸胁苦满，与小柴胡汤，7 日治愈。

急性淋巴结炎 曹，男，中年。淋巴结肿大、触痛，体温 37.3℃，服西药无效。诊之，口苦咽干，头晕目眩，胸胁苦满，脉紧，与小柴胡汤，7 日治愈。

产褥热 李，女，青年。产后发热，体温 38℃，呕而不能食，便秘，出汗，胸胁苦满，恶露量不少，脉数虚，与小柴胡汤，2 日治愈。

【运用口诀】②月经适来或适断时患急性热病，寒热往来，哭笑，烦躁。

【口诀图解】图见下页。

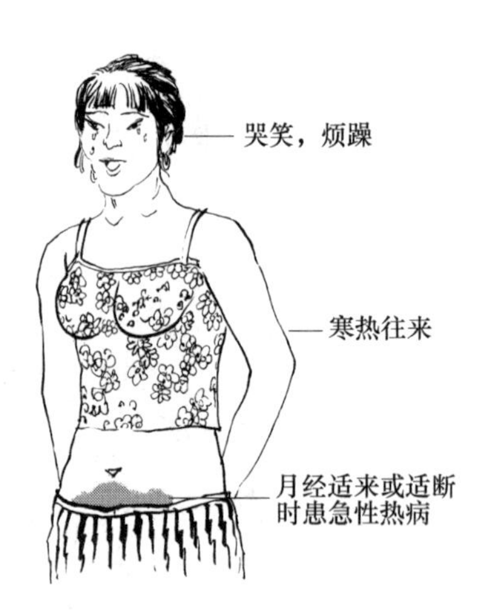

【治疗病例】

普通感冒 钱，女，中年。月经适断而患感冒，寒热往来，烦躁，谵语，偶尔抽搐，神识不清，脉象浮大，服小柴胡汤愈。

情感性精神病 司马，女，青年，正值月经来潮，感冒发热，经西医治疗，发热退，但出现精神症状，白天意识清楚，情绪低落，唉声叹气，话少声音低，食欲不振，恶心呕吐，乏力，呆坐，而一到晚上则烦躁，坐卧不宁，甚至神志错乱，举止无常，胡言乱语，打人骂物，西医药治疗月余，效果不佳。找中医治疗，前医屡用清热散郁、养心安神、舒肝镇惊、豁痰宣气之剂不效。诊之，脉数，舌红苔薄，用百合地黄汤、抑肝散治疗无效，最后详察病史，据其“病初正值经期，患外感热病，而后昼日明了，夜如见鬼，至今不愈”，与小柴胡汤，服后寒战汗出，翌日病情好转，3 日治愈。

【类症鉴别】

方　剂	类　症	鉴别要点
小柴胡汤	胸胁苦满	口苦咽干
柴胡桂枝干姜汤	胸胁苦满	脐上动悸，渴
柴胡加龙骨牡蛎汤	胸胁苦满	腹动悸

续表

方　剂	类　症	鉴别要点
四逆汤	胸胁苦满	腹拘急
大柴胡汤	胸胁苦满	腹拘急有抵抗
柴胡桂枝汤	胸胁苦满	下腹压痛
柴胡疏肝散	胸胁苦满	左侧显著
柴胡加芒硝汤	胸胁苦满	便硬

柴胡桂枝干姜汤

（《伤寒论》）

【方剂组成】柴胡60g，桂枝、干姜、黄芩、牡蛎各30g，栝蒌根40g，炙甘草20g。

【服用方法】用水2000ml，煮药至1000ml，去药渣，再煎，取500ml，分3次温服，日服3次。

【用于治疗】感冒、肺结核、肋膜炎、淋巴结结核、疟疾、肝炎、胆囊炎、胃酸过多症、神经衰弱、神经官能症、失眠症、更年期综合征、肾盂肾炎、中耳炎、产褥感染、月经不调等疾病。

【运用口诀】胸胁苦满，脐上动悸，腹部无抵抗，口渴。

【口诀图解】

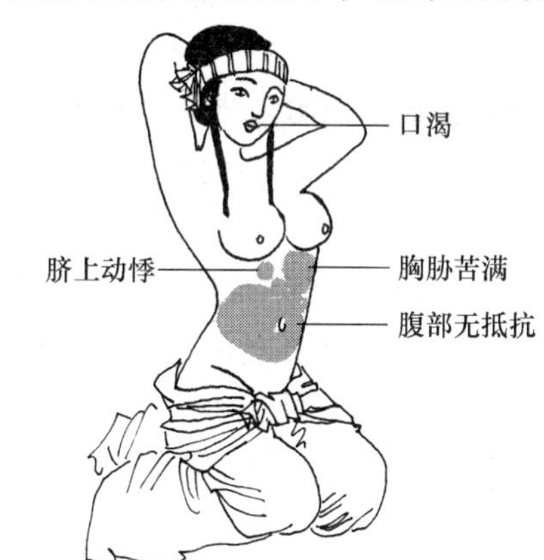

【治疗病例】

神经官能症 林，女，青年。月经量多，胸胁苦满，脐上动悸，手足发冷，咽干口苦，脉数而弱，头昏目眩，怔忡不安，乏力困倦，失眠多梦，易饥不能食，腹无抵抗，曾服养血安神、疏肝理气、补脾益阳之剂以及种种西药均无疗效。与柴胡桂枝干姜汤，7 日治愈。

【类症鉴别】

方　　剂	类　　症	鉴别要点
柴胡桂姜汤	头汗出	胸胁满，渴，小便不利
大陷胸汤	头汗出	心下痛，按之石硬
大柴胡汤	头汗出	胸胁苦满，抵抗
小柴胡汤	头汗出	胸胁苦满
防己黄芪汤	头汗出	水肿
栀子豉汤	头汗出	心中懊侬
茵陈蒿汤	头汗出	黄疸，小便不利

四逆散

（《伤寒论》）

【方剂组成】柴胡、枳实、芍药、炙甘草各等量。

【服用方法】粉碎成末，每次服 6g，温开水调服，日服 3 次。

【用于治疗】胆囊炎、胆石症、肝炎、胆道蛔虫症、肠痉挛、阑尾炎、胃炎、胃与十指肠溃疡、经期紧张症、哺乳期乳腺炎、输卵管阻塞、甲状腺功能亢进、血紫质症、阳痿等疾病。

【运用口诀】胸胁苦满，腹直肌紧张，腹部无抵抗。

【口诀图解】

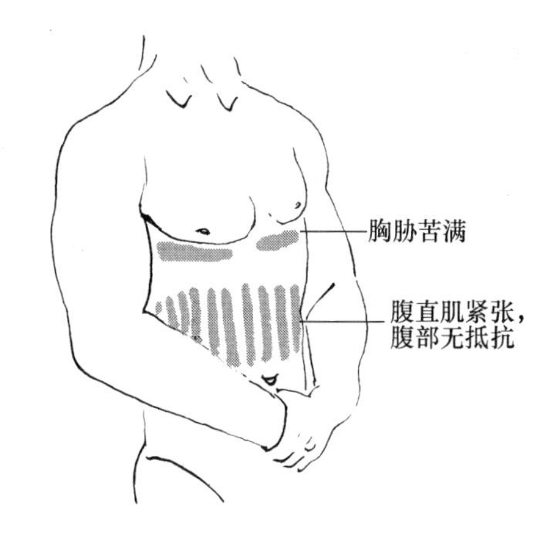

【治疗病例】

乙型肝炎 林，男，青年。乙肝史多年，近日乙型肝炎血清学检测结果：HBsAg（+）、抗 HBc（+）、HBeAg（+）、DNA（+）、抗 HBs（-）。面色晦暗，腹胀纳呆，肝区隐痛，胸胁苦满，腹直肌紧张，腹部无抵抗，脉细，乏力，与四逆散，6 日显效，100 日痊愈。乙肝血清学测定结果：抗 HBe（+），其他各项（-）。寻访 3 年，没有复发。

低血压 孙，女，青年。头晕目眩，心情抑郁，四肢乏力，双手发冷，多卧嗜睡，食欲不振，血压 9.8/4.5kPa。前医迭用补中益气、温中壮阳、养心健脾之剂不效。诊之，脉微，舌淡苔白，胸胁苦满，腹直肌紧张，腹无抵抗，与四逆散，11 日诸症悉瘳，血压 15/11kPa。

胃神经官能症 肖，男，中年。右上腹部反复发作性疼痛，病程年余，每发作疼痛持续数周，劳累即发作，诊为腹直肌纤维织炎，局部用普鲁卡因封闭显效，但是 1 周后出现上腹部疼痛，复诊为胃神经官能症，久治不效。诊之，腹痛如绞，腹直肌紧张，胸胁苦满，腹力中等，脉紧，与四逆散，遂愈。

【类症鉴别】

方　　剂	类　　症	鉴别要点
柴胡桂枝汤	腹直肌拘急，腹痛	胸胁满，心下支结
小建中汤	腹直肌拘急，腹痛	舌淡
四逆散	腹直肌拘急，腹痛	胸胁满，无抵抗
大柴胡汤	腹直肌拘急，腹痛	胸胁满，有抵抗
黄芩汤	腹直肌拘急，腹痛	咽干口苦，便血
当归芍药散	腹直肌拘急，腹痛	舌淡苔润滑

逍遥散

（《太平惠民和剂局方》）

【方剂组成】柴胡、当归、白芍药、白术、茯苓各10g，炙甘草、煨姜、薄荷各5g。

【服用方法】水煎服。

【药物加减】如果月经量多，加生地黄、熟地黄各10g；如果脐左压痛，加桃仁、丹皮各10g；如果反酸灼心，加吴茱萸、黄连各3g。

【用于治疗】经前期紧张症、月经不调、子宫出血、痛经、习惯性流产、不孕症、乳腺增生、男性乳房发育症、更年期综合征、肝炎、肝硬化、胃炎、泌尿系感染、湿疹等疾病。

【运用口诀】①乳房胀、痛，脉弦。

【口诀图解】

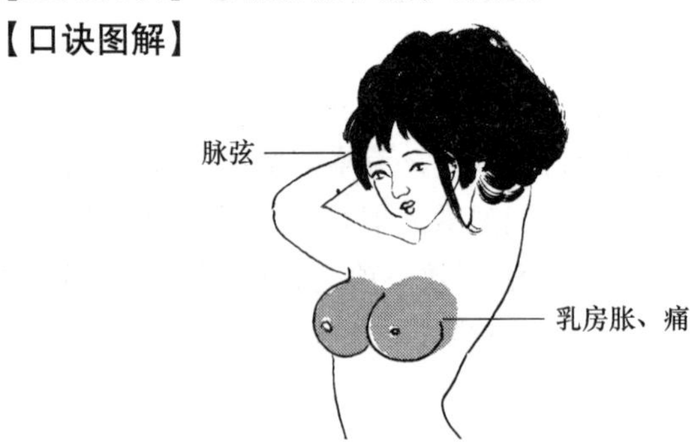

【治疗病例】

男性乳房发育症 谷，男，老年。左侧乳腺肿大、胀痛、压痛，烦躁易怒，口干咽燥，脉弦，与逍遥散，15 日治愈。

经前期紧张症 管，女，青年。每于月经来潮前 10 余日乳房作胀，恶心呕吐，不能进食，精神紧张，烦乱不安，头晕目眩，月经来潮，诸症旋失，如此反复发作两年余，曾服活血化瘀、疏肝理气之剂不效。诊之，脉弦，与逍遥散，60 日治愈。

【运用口诀】②胁微胀痛，脉弦。

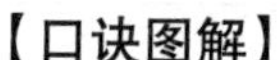
【口诀图解】

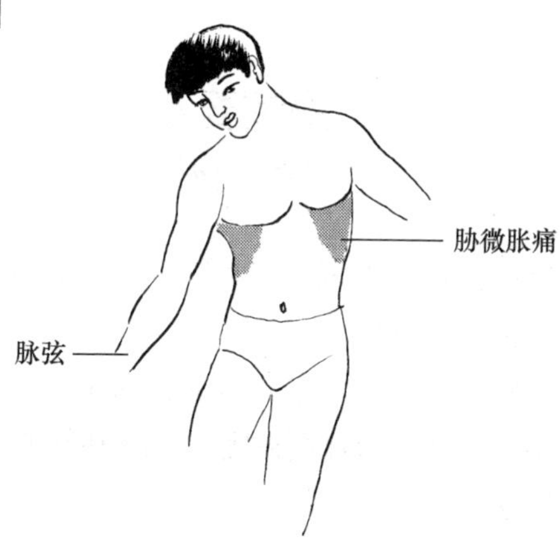

【治疗病例】

习惯性流产 刘，女，青年。孕即流产，病程 3 年。面色绯红，舌质红绛，舌苔薄黄，脉象弦数，经期提前，月经量多，时饥易饿，神疲体倦，两胁胀痛，拟疏肝和脾、滋阴养血，与逍遥散加生地黄，服未及 1 个月怀孕，续服 15 日以巩固疗效，足月顺产一女婴。

丙型肝炎 杜，男，青年。丙型肝炎，面色青苍，舌质暗淡，舌苔裂腻，口苦咽干，右胁微胀，偶尔钝痛，神疲食少，烧心吐酸，目布赤络，心情抑郁，时复焦躁，脉象弦滑，与逍遥散加吴茱萸黄连，30 日诸症悉失，继服 60 日，实验室检查示已痊愈。

【类症鉴别】

方　　剂	类　　症	鉴别要点
逍遥散	乳房肿块	脉弦
栝蒌薤白半夏汤	乳房肿块	脉沉或紧
桂枝茯苓丸	乳房肿块	下腹压痛
当归四逆加吴茱萸生姜汤	乳房肿块	脉微，手足厥冷
抵当汤或丸	乳房肿块	下腹胀满压痛抵抗
下瘀血汤	乳房肿块	经闭，有瘀血

痛泻要方

（《丹溪心法》）

【方剂组成】炒白术 30g、炒芍药 20g、陈皮 15g、防风 10g。

【服用方法】水煎服。

【药物加减】如果腹泻已久，加升麻 6g。

【运用口诀】肠鸣腹痛则欲腹泻，泄则痛减，排泡沫样粪便。

【口诀图解】

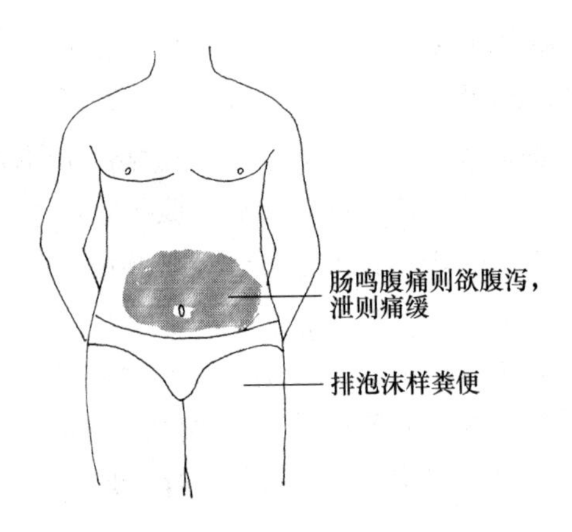

【治疗病例】

急性肠炎 庞，男，中年。进食不洁，致肠鸣腹痛则欲腹泻，一腹泻则肠鸣腹痛随即缓解，大便呈泡沫状，脉弦紧，舌苔白，与痛泻要方，8 日治愈。

慢性肠炎 麻，男，中年。腹泻约 7 个月，每腹泻前先出现腹痛肠鸣，每腹痛肠鸣则欲腹泻，每腹泻则腹痛肠鸣立解，大便多泡沫，脉沉，舌苔白黄相间，与痛泻要方加升麻，21 日治愈。

【类症鉴别】

方剂	类症	鉴别要点
痛泻要方	腹泻（下利）	痛则泄，脉弦
附子理中汤	腹泻（下利）	遇寒即发作或加重
参苓白术散	腹泻（下利）	面色萎黄，脉弱
五苓散	腹泻（下利）	渴而小便不利
钱氏白术散	腹泻（下利）	低热
桃花汤	腹泻（下利）	腹软弱，便脓血
桂枝汤	腹泻（下利）	脉浮弱，汗出

半夏泻心汤

（《伤寒论》）

【方剂组成】 半夏 60g、黄芩 30g、人参 30g、炙甘草 30g、干姜 30g、黄连 10g、大枣 12 枚。

【服用方法】 用水 1000ml，煎药至 1000ml，去药渣，再煎取 500ml，分 3 次温服，日服 3 次。

【药物加减】 如果嗳气、食臭严重，加生姜 40g；如果烦乱不安者，口腔溃疡者，加甘草 40g。

【用于治疗】 胃炎、肠炎、十二指肠炎、胃与十二指肠溃疡、食物中毒、酒精中毒、幽门狭窄、痢疾、肝硬化、肾盂肾炎、冠心病、神经衰弱、口腔溃疡等疾病。

【运用口诀】心下痞硬，口苦口干。

【口诀图解】

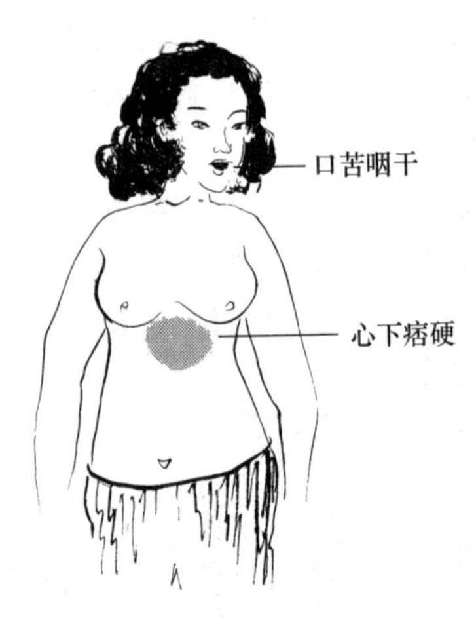

【治疗病例】

慢性胃炎 黄，女，中年。内镜检查示为浅表性胃炎。形体消瘦，面色萎黄，食欲不振，心下痞硬，舌淡苔白，灼心，干呕，脉沉，口干，与半夏泻心汤，3日治愈。

慢性肠炎 钱，男，青年。腹泻年余，久治不愈。诊之，脉细弱，口苦，舌苔黄腻，食欲不振，面色萎黄，肠鸣，腹泻日3、4次，心下痞满，与半夏泻心汤，3日治愈。

【类症鉴别】

方剂	类症	鉴别要点
半夏泻心汤	心下痞硬	口苦
甘草泻心汤	心下痞硬	口舌糜烂
生姜泻心汤	心下痞硬	呕噫
桂枝人参汤	心下痞硬	脉弱，下利，发热
人参汤	心下痞硬	手足厥冷，脉弱
吴茱萸汤	心下痞硬	四肢厥冷，呕噫
木防己汤	心下痞硬	喘，心动悸
六君子汤	心下痞硬	口不苦
干姜人参半夏丸	心下痞硬	妊娠呕吐
干姜黄芩黄连人参汤	心下痞硬	食入口即吐

甘草泻心汤

（《金匮要略》）

【方剂组成】炙甘草 40g、黄芩 30g、人参 30g、干姜 30g、黄连 10g、大枣 12 枚、半夏 50g。

【服用方法】用水 1500ml，煎取 500ml，分 3 次温服，日服 3 次。

【用于治疗】复发性口腔溃疡、坏死性溃疡性龈口炎、口角炎、舌乳头炎等疾病。

【运用口诀】口腔溃疡，反复发作。

【口诀图解】

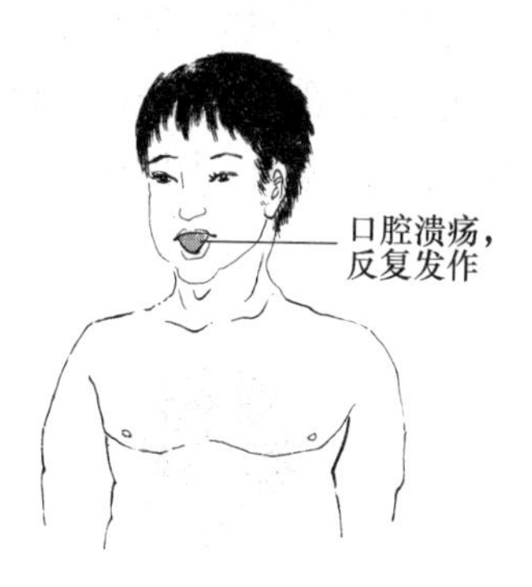

【治疗病例】

复发性口腔溃疡　商，女，中年。口腔溃疡，服用肾上腺皮质激素有效，但停药不久即复发，如此反复发作，病程已年余。对此，与甘草泻心汤，服 7 日痊愈。

【类症鉴别】

方　　剂	类　　症	鉴别要点
甘草泻心汤	口舌糜烂	反复发作
三黄泻心汤	口舌糜烂	脉有力，便秘
甘草泻心汤加生地	口舌糜烂	脉数，舌无苔

续表

方　　剂	类　　症	鉴别要点
甘草泻心汤加石膏	口舌糜烂	咽干口渴
导赤散	口舌糜烂	口渴，小便短赤，心胸中热
八味肾气丸	口舌糜烂	少腹，不仁

三黄泻心汤

（《金匮要略》）

【方剂组成】大黄20g，黄连、黄芩各10g。

【服用方法】用水200ml，煎取150ml，1次服下。

【用于治疗】流行性出血热、酒精中毒、高血压、各种出血病、神经官能症、精神分裂症、癫痫、痢疾、习惯性便秘、口腔炎、牙周炎、眼睑炎、虹膜炎、网膜炎、荨麻疹等疾病。

【运用口诀】①心下痞、按之软、压之痛、心中烦悸。

【口诀图解】

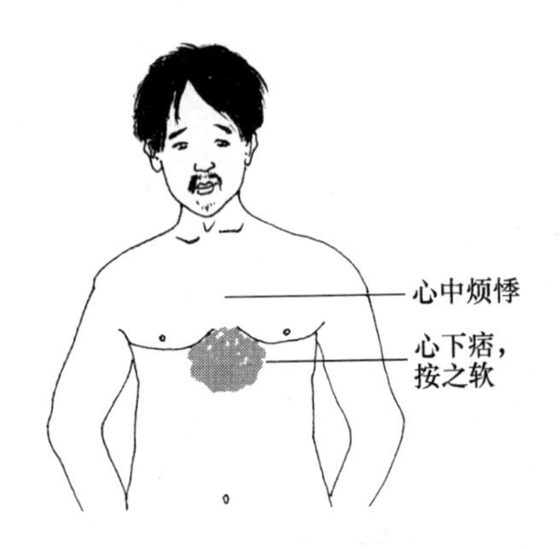

【治疗病例】

情感性精神病　祝，男，青年。脉象洪盛，体形强壮，动作迅捷，洋洋自得，自高自大，急躁易怒，夜不成眠，惹事生非，好管闲事，意念飘忽，言语滔滔，声调高亢，有言无行，随境迁转，终日忙碌，有始无终，一事无成，心中烦悸，胃脘痞闷、触之软痛。与三黄泻心汤，15 日奏效，50 日治愈。

【运用口诀】②脉有力，面色潮红，头昏眼花，兴奋，便秘。

【口诀图解】

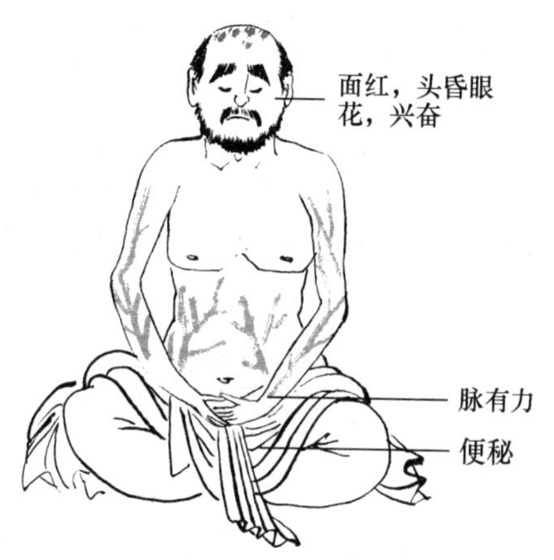

【治疗病例】

三叉神经痛 江，女，中年。右侧面部阵发性闪电样剧痛，进食、洗脸等面部动作触及面颊、口唇、鼻翼等处均诱发疼痛，面色潮红，右眼红肿流泪，头昏眼花，兴奋不安，脉象弦疾，与三黄泻心汤，日 2 剂，1 日痛减，7 日诸症消失。

高血压、鼻衄 张，男，中年。高血压病史 3 年，今突然鼻出血，西医药治疗无效。刻诊，血压 30/18.6kPa，鼻衄不止，每分钟出血约 3ml，面色潮红，兴奋不安，头晕目眩，心悸动，便秘，脉促，与三黄泻心汤，日 2 剂，1 日鼻出血停止，3 日诸症消失，续服 15 日，血压 18.3/10kPa。

【类症鉴别】

方　　剂	类　　症	鉴别要点
三黄泻心汤	衄血	脉有力，面潮红，便秘
甘草干姜汤	衄血	脉微，手足冷
黄连解毒汤	衄血	脉有力，面潮红
当归建中汤	衄血	贫血，虚羸
麻黄汤	衄血	脉浮紧，发热恶寒无汗
桂枝汤	衄血	脉浮弱，发热恶寒汗出
桃核承气汤	衄血	少腹急结
小建中汤	衄血	里急
真武汤	衄血	脉微，苔滑
黄芩汤	衄血	脉数疾，口苦
通脉四逆汤加人参	衄血	脉微欲绝

木耳散

（《医林改错》）

【方剂组成】木耳（焙干，研末）、白糖（研末）各30g。

【服用方法】用温水调成糊状敷于患处，日1次。

【用于治疗】褥疮、口腔溃疡、下肢溃疡、皮肤浅表溃疡等疾病。

【运用口诀】溃烂诸疮。

【口诀图解】

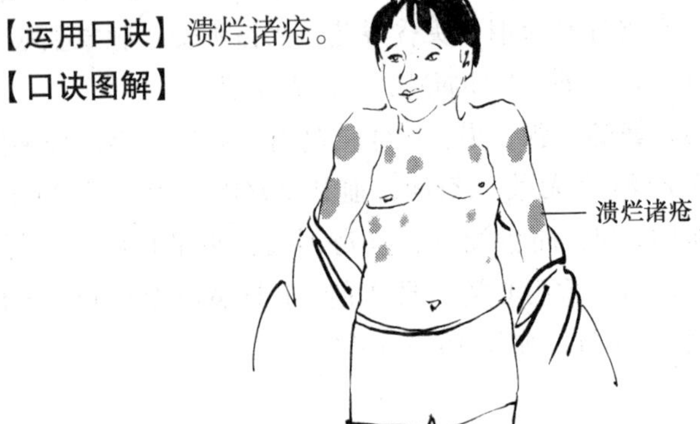

【治疗病例】

褥疮 李，男，老年。外伤致瘫痪，卧床不起，因护理不当，背部生褥疮数个，形状大小不一，久治不愈。与木耳散，7日治愈。

麻黄升麻汤

（《伤寒论》）

【方剂组成】麻黄20g，升麻、当归、知母、黄芩、玉竹各10g，芍药、天门冬、桂枝、茯苓、炙甘草、石膏、白术、干姜各5g。

【服用方法】用水2000ml，煎取500ml，分3次温服，日服3次。

【用于治疗】上呼吸道感染、口腔溃疡、猩红热、哮喘、肠炎、神经官能症、更年期综合征等疾病。

【运用口诀】寸脉沉而迟，尺脉不应指，手足冷，咽喉不利，咳吐脓血痰，腹泻。

【口诀图解】

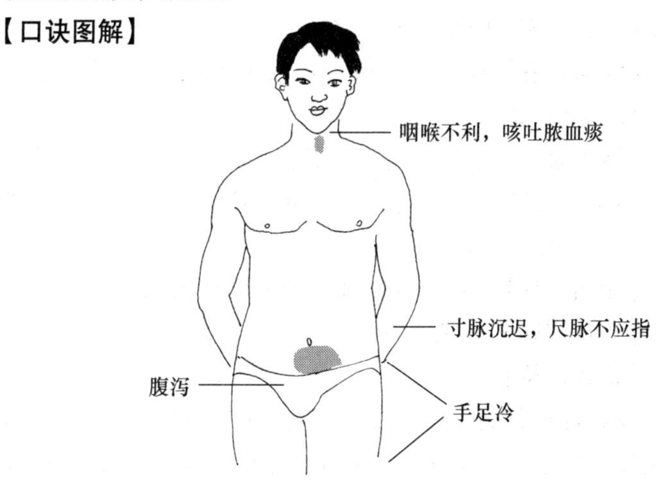

【治疗病例】

肺脓肿 聂，男，青年。发热恶寒，体温38.9℃，头痛，身酸，乏力，咳嗽，咳脓痰，痰臭带血，痰量多，腹泻，某院诊为肺脓肿，经治疗病情恶化、昏迷，呼吸困难。诊之，手足冷，寸脉沉迟，尺脉细小欲绝，投麻黄升麻汤，1日神志清醒，呼吸通畅，3日其他症状消失。继服西黄丸善后。

【类症鉴别】

方　剂	类　症	鉴别要点
麻黄升麻汤	咳吐脓血	咽喉不利，腹泻
苇茎汤	咳吐脓血	微热
升麻鳖甲汤	咳吐脓血	面赤斑斑如锦纹，咽喉痛
排脓汤加鱼腥草	咳吐脓血	脉滑
四逆汤合排脓汤	咳吐脓血	脉微

黄连汤

（《伤寒论》）

【方剂组成】黄连、炙甘草、干姜、桂枝各30g，人参20g，半夏60g，大枣12枚。

【服用方法】用水2000ml，煎取500ml，分5次温服，白天服3次，晚上服2次。

【用于治疗】感冒、胃炎、肠炎、胃与十二指肠溃疡、胰腺炎、痢疾、痛经、口腔炎、口角炎、神经官能症、牙周炎、癫痫、食物中毒等疾病。

【运用口诀】心下痞硬，心下疼痛，呕吐或腹泻。

【口诀图解】图见下页。

【治疗病例】

病毒性胃肠炎 姜，男，儿童。呕吐，腹泻，腹痛，某院应用电镜检查患者粪便测出病毒颗粒而诊为病毒性胃肠炎，治疗1

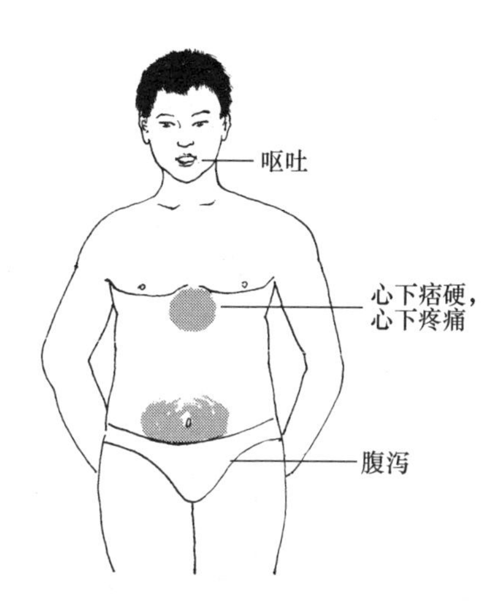

周，不愈。诊之，心下痞硬，胃脘痛，与黄连汤，1 剂诸症悉去。

急性酒精中毒 吴，男，中年。下午大量饮酒，入夜呕吐不止，头晕，上腹部疼痛，心下痞硬，服黄连汤 1 剂愈。

【类症鉴别】

方 剂	类 症	鉴别要点
甘草汤	腹痛	剧痛，腹肌紧张如板
黄连汤	腹痛	心下痞硬，脐上疼痛
半夏泻心汤	腹痛	心下痞硬，下利
大柴胡汤	腹痛	胸胁苦满，心下急
大建中汤	腹痛	腹软弱，蠕动
小建中汤	腹痛	腹直肌拘急
附子粳米汤	腹痛	肠鸣，呕吐
良枳汤	腹痛	脐左动
桃核承气汤	腹痛	少腹急结
大承气汤	腹痛	腹压痛抵抗
小陷胸汤	腹痛	脉滑，心下疼痛
小柴胡汤	腹痛	胸胁苦满
当归芍药散	腹痛	脐旁拘急
黄芩汤	腹痛	下利，心下痞，腹拘急
柴胡桂枝汤	腹痛	脉浮，发热

大柴胡汤

(《伤寒论》)

【方剂组成】柴胡60g、黄芩30g、芍药30g、半夏60g、生姜50g、炙枳实30g、大枣12枚、大黄20g。

【服用方法】用水2000ml，煮药至800ml，去药渣，再煎取500ml，分3次温服，日服3次。

【药物加减】如果大便正常，减大黄10g；如果发热，口渴，加石膏200g。

【用于治疗】感冒、咽喉炎、扁桃体炎、支气管炎、肺炎、支气管扩张、肺气肿、胸膜炎、胆囊炎、胆石症、胰腺炎、肝炎、伤寒、猩红热、丹毒、疟疾、高血压、脑出血、脑梗塞、心包炎、心脏瓣膜病、动脉硬化症、胃肠炎、肝硬化、习惯性便秘、肾炎、阳痿、鼻窦炎、肥胖病、糖尿病、痛经、月经不调、癫痫、神经官能症、湿疹、皮炎等疾病。

【运用口诀】①胸胁苦满，腹直肌紧张，腹壁抵抗，脉有力。

【口诀图解】

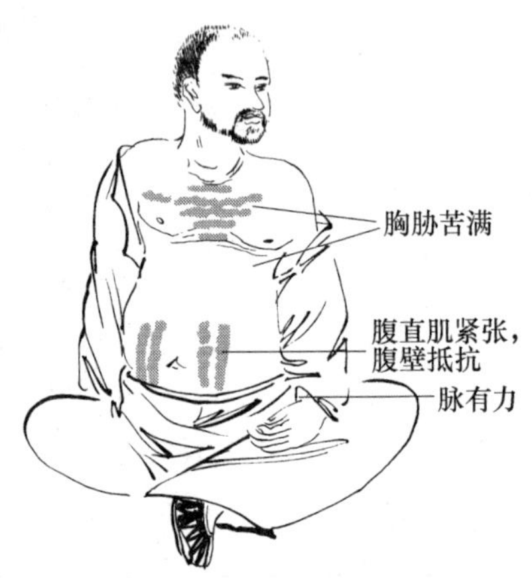

【治疗病例】

流行性出血热 金，男，中年。发热，口渴，头痛，腰痛，眼痛，球结膜充血，四肢酸痛，面红，颈红，上胸部红，腹痛，腹泻，某院诊为流行性出血热。体温 39.9℃。脉浮数有力，胸胁苦满，腹直肌紧张，腹壁有抵抗力，与大柴胡汤加石膏，1 日效，3 日热退，顺利地越过低血压休克期和少尿期而直接进入了多尿期。脉细数，舌红苔少，与八味地黄丸治之而愈。

高血压 高，女，老年。高血压病史约 13 年，近来西药控制高血压无效，血压 33/19kPa。头痛，面赤，眩晕，不敢行走，恶心呕逆，食欲不振，便秘，胸胁苦满，腹直肌紧张，腹部有抵抗，脉紧，与大柴胡汤，3 日大效，血压 18/10kPa，大便日 1 次。续与前方，减大黄量，服 30 日，血压 15/8kPa。

急性肺炎 王，男，少年。发热，体温 40℃，胸痛，咳嗽，气促，便秘，胸部叩诊浊音，听诊肺区湿性啰音。脉浮滑，口渴，舌质红，苔黄，胸胁苦满，腹直肌紧张，腹壁抵抗，与大柴胡汤加石膏，1 日治愈。

【运用口诀】②心下紧张、痞硬，发热，呕吐、腹泻。

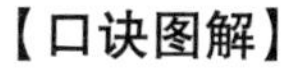

【口诀图解】

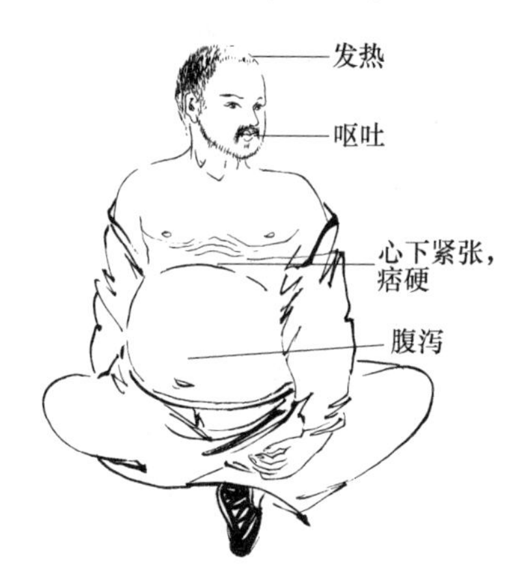

【治疗病例】

急性胃肠炎 张，男，老年。发热，腹痛，腹泻，呕吐，脉浮紧，舌红苔黄，心下痞硬且紧张，诊为大柴胡汤症。察前医用方为大柴胡汤去大黄，可能是见患者有“腹泻”，所以去大黄不用。然此病病机是邪踞少阳复热结在里，去大黄则在里之结热无以解除，所以前医治疗未能取效。乃与大柴胡汤原方，1 剂热退、吐泻止，诸症悉愈。

【类症鉴别】

方　　剂	类　　症	鉴别要点
柴胡桂枝汤	寒热往来	心下支结
小柴胡汤	寒热往来	胸胁苦满
大柴胡汤	寒热往来	胸胁苦满抵抗
白虎加桂枝汤	寒热往来	脉洪大，渴
桂枝麻黄各半汤	寒热往来	身痒，面有热色，无汗
桂枝二麻黄一汤	寒热往来	形似疟，日再发，无汗

葛根黄芩黄连汤

（《伤寒论》）

【方剂组成】葛根 90g、黄连 30g、黄芩 20g、炙甘草 20g。

【服用方法】用水 2000ml，煎取 500ml，分 2 次温服。

【用于治疗】肠炎、痢疾、支气管炎、肺炎、麻疹、乙型脑炎、风疹、伤寒、心律失常、心肌炎、高血压、脑梗塞、脑出血、神经官能症、烧伤发热、丹毒、口腔炎、结膜炎、泪囊炎等疾病。

【运用口诀】①发热，下利，汗出，脉促，或喘。

【口诀图解】图见下页。

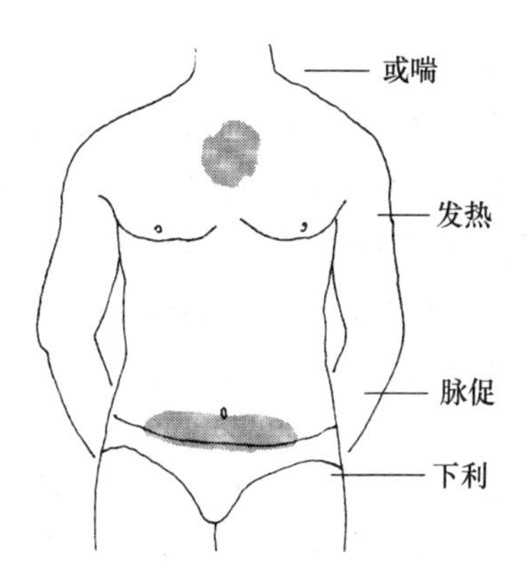

【治疗病例】

急性肺炎 张，男，儿童。发热，咳嗽，喘急，某院诊为急性肺炎，用抗生素、激素治疗不愈。刻诊，体温 41℃，身酸痛，目红，脉疾数，喘促，汗出，腹泻，与葛根黄连黄芩汤，服 1 次即愈。

急性出血性坏死性肠炎 叶，女，中年。某院诊为急性出血性坏死性肠炎，治疗无效。刻诊，发热，汗出，脉促，腹泻，便血，腹痛，用葛根黄芩黄连汤加芍药，1 剂治愈。

【运用口诀】②项背强，心下痞，脉促。

【口诀图解】

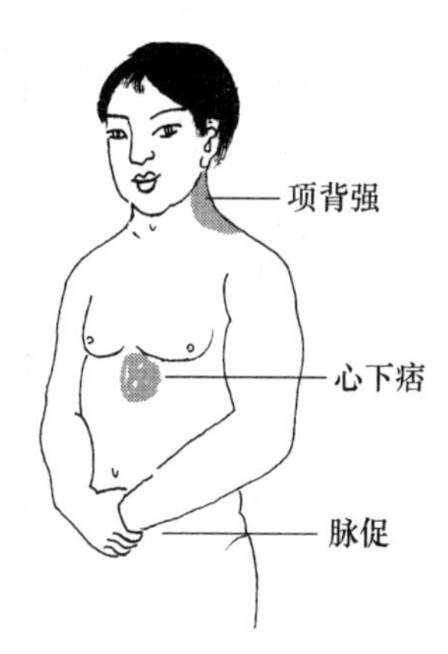

【治疗病例】

高血压 程，男，青年。血压24/18kPa，服西药，无效。诊之，头晕头痛，项背发僵，眼花脑胀，行步不稳，足若踩棉，心下痞，脉促，与葛根黄芩黄连汤，7日各种症状减轻，血压21/15.5kPa。继续服药30日，血压17/8.7kPa，各种症状烟消云散，心情如雨过天晴的碧空一般舒展。寻访一年，血压一直都很正常。

更年期综合征 段，女，中年。头昏目眩，颈项强硬，耳鸣难耐，烦躁易怒，脉象紧数，心下痞闷，汗水淋漓，月经已绝，面色潮红，口苦厌食，久治不愈，与葛根黄芩黄连汤，3剂见效，21剂痊愈。

心律失常 石，男，青年。心电图检查见提前出现QRS波群，呈宽大畸形，T波与主波方向相反，其前没有相关的P波，其后代偿间歇完全，诊为室性期前收缩，西医药治疗不愈。刻诊，期前收缩频繁，心悸不安，脉促，头晕，乏力，项背强，心下痞，胸闷。对此与葛根黄连黄芩汤合桂枝甘草汤治之，1日奏效，9日痊愈。

【类症鉴别】

方　　剂	类　　症	鉴别要点
葛根黄芩黄连汤	汗出而喘	下利
麻黄杏仁石膏甘草汤	汗出而喘	无大热
大承气汤	汗出而喘	腹满压痛拒按
栀子豉汤	汗出而喘	心中懊侬
桂枝加厚朴杏仁汤	汗出而喘	脉浮弱
越婢汤	汗出而喘	脉浮，口渴，水肿
通脉四逆汤	汗出而喘	脉微，厥逆

防风通圣丸

（《宣明方论》）

【方剂组成】防风、大黄、白术、川芎、白芍、石膏、当归、荆芥、黄芩、栀子、桔梗、滑石、连翘各30g，麻黄、甘草各15g，薄荷、朴硝各21g。

【服用方法】粉碎成末，水打为丸，如梧桐子大，每次服6g，日服3次。

【用于治疗】感冒、头痛、糖尿病、肥胖病、高血压、脑出血、脑梗塞、肝炎、肝硬化、肾炎、习惯性便秘、肠胀气、酒渣鼻、痔疾、脱发、早秃、斑秃、毛囊炎、丹毒、湿疹、皮炎、银屑病、痈疽等疾病。

【运用口诀】腹部膨隆、充实、抵抗或压痛。

【口诀图解】

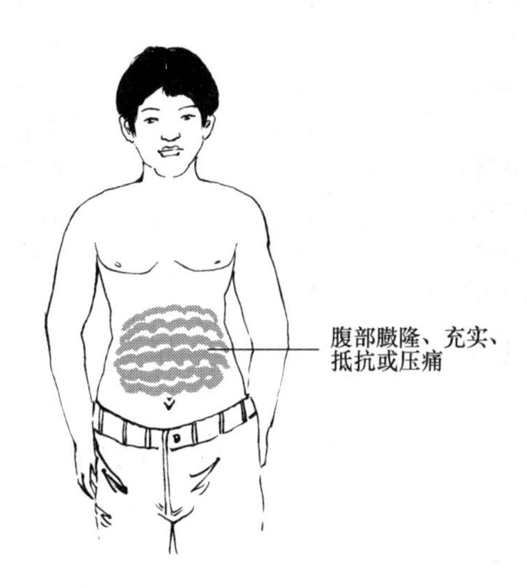

【治疗病例】

高脂血症和高脂蛋白血症 柳，男，中年。身体肥胖，外形看似魁梧，细察肌肉壅肿，举步维艰，性情暴躁，头痛脑昏，眩晕呕恶，上腹胀满，腹部膨隆，抵抗压痛，舌质深红，舌苔黄腻，脉五部沉细，独左关脉沉弦，眼睑、肌腱、皮下结节性黄色瘤，血压35/25kPa，某院诊为高脂血症和高脂蛋白血症，治疗6个月症状未见改善，血脂曾一度有所下降但不久又升高。对此，与防风通圣丸，服后病情逐渐好转，约1年时间腹部变平坦，肥胖壅肿的身体成为胖瘦适度的矫健之躯，各种病苦现象也早已化为无有，血压20/12kPa。

多发性疖肿 寿，男，青年。面部、臀部、颈部疖肿，输液、服液、外涂药久治不愈，此伏彼起，病程约2年。诊之，舌质红、苔黄，脉滑紧，腹略膨隆，腹部充实、抵抗，与防风通圣丸，约60日治愈。

【类症鉴别】

方剂	类症	鉴别要点
升麻葛根汤	目赤	发热头痛
大承气汤	目赤	腹压痛抵抗
洗肝明目汤	目赤	脉弦紧
钩藤汤	目赤	头痛
防风通圣丸	目赤	腹部膨隆，压痛抵抗
当归芍药散	目赤	脐旁拘急
桂枝茯苓丸	目赤	下腹压痛、充实
人参汤加附子	目赤	脉微，恶寒
桃核承气汤	目赤	下腹压痛、抵抗

增损双解散

（《伤寒瘟疫条辨》）

【方剂组成】 白僵蚕9g，蝉蜕12枚，黄芩、桔梗、大黄（酒浸）、芒硝（后下）各6g，防风、薄荷叶、荆芥穗、当归、白芍、黄连、连翘、栀子各 3g，石膏 20g，滑石 9g，甘草 3g，姜黄 1.5g，蜜 3 匙（后下）、黄酒半杯（后下）。

【服用方法】 水煎，去渣，加入芒硝、蜜、黄酒，混匀，冷服。

【用于治疗】 感冒、麻疹、水痘、脊髓灰质炎、乙型脑炎、森林脑炎、流行性脑脊髓膜炎、登革热及登革出血热、黄热病、传染性单核细胞增多症、流行性出血热、巨细胞病毒感染、斑疹伤寒、伤寒、中毒性痢疾、化脓性脑脊髓膜炎、鼠疫、鼠咬热、炭疽病、各种细菌感染、败血症、感染性休克、各种病毒感染、黑热病、钩端螺旋体病、回归热、阿米巴病、血吸虫病、丝虫病、感染性心内膜炎、药物热、白血病、恶性网状细胞病、脑出血、脑梗塞、颅内压增高、高温中暑、再生障碍性贫血、血小板减少性紫癜、上呼吸道感染、胸膜炎、支气管扩张继发感染、心包炎、胃肠炎、出血坏死性肠炎、胆囊炎、化脓性梗阻性胆管炎等疾病。

【运用口诀】 表里大热，脉洪长滑数。

【口诀图解】

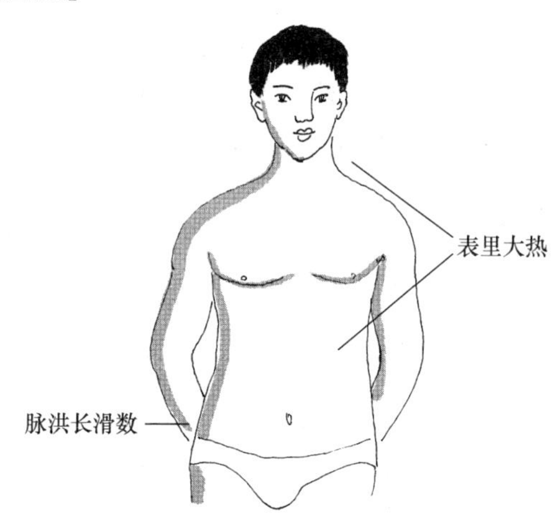

【治疗病例】

急性白血病 梅，男，儿童。发热，出血，贫血，肝脾肿大，淋巴结肿大，心动过速，关节疼痛，胸骨压痛，某血液病治疗中心诊为白血病，治疗无效，病情转剧。刻诊，高热汗出，肢酸骨痛，头痛颊赤，烦渴唇焦，咳痰黄黏，鼻衄齿衄，皮肤斑点，口鼻生疮，咽喉疼痛，肛周肿痛，大便秘结，烦躁不安，心悸喘息，时或神昏谵语，舌质红绛，舌苔燥黄，脉洪长滑数，投增损双解散，1 剂热减，3 剂热退，出血停，5 剂身凉脉微，继以龟鹿二仙胶、六神丸调治善后而愈。

粒细胞缺乏症 崔，女，少年。发热，畏寒，乏力，某院诊为粒细胞缺乏症败血症，治疗月余不愈。诊之，发热汗出，微畏风寒，身酸腿软，口舌生疮，烦渴引饮，肝脾肿大，腹满纳差，小便短赤，大便燥结，舌红少津，脉洪滑数，与增损双解散，3 日热退身凉，脉转细数，复以龟鹿二仙胶调理善后而愈。

流行性出血热 高，男，中年。发热不退，某院诊为流行性出血热，治疗不愈。诊之，发热寒战，体温 40℃，身酸乏力，头痛面赤，尿少水肿，腹满坚痛，口渴咽燥，烦闷神昏，舌红苔黄，脉洪滑数，与增损双解散，3 剂热退，脉数时结代，心动悸，口渴，尿多，腹部无抵抗、压痛，腰膝酸软，继以炙甘草汤、八味肾气丸加减化裁调理而愈。

【类症鉴别】

方　　剂	类　　症	鉴别要点
增损双解散	高热，头痛	表里大热
升麻葛根汤	高热，头痛	目赤
清瘟败毒饮	高热，头痛	烦渴
真武汤	高热，头痛	脉微，舌润
五苓散	高热，头痛	渴而小便不利，舌润
通脉四逆汤	高热，头痛	脉微，厥逆

四、清热剂

竹叶石膏汤

(《伤寒论》)

【方剂组成】竹叶 2 把、石膏 200g、麦门冬 100g、半夏 50g、炙甘草 20g、人参 20g、粳米 50g(后下)。

【服用方法】用水 2500ml,煮前 6 味药至 1000ml,去药渣,加入粳米,煎至米熟,去粳米,分 3 次温服,日服 3 次。

【用于治疗】感冒、麻疹合并肺炎、支气管炎、百日咳、肺炎、红斑狼疮、低热、流行性出血热、口腔炎、糖尿病、夏季热、胃炎、齿槽脓肿等疾病。

【运用口诀】脉数而弱,口渴唇燥,舌红苔剥。

【口诀图解】

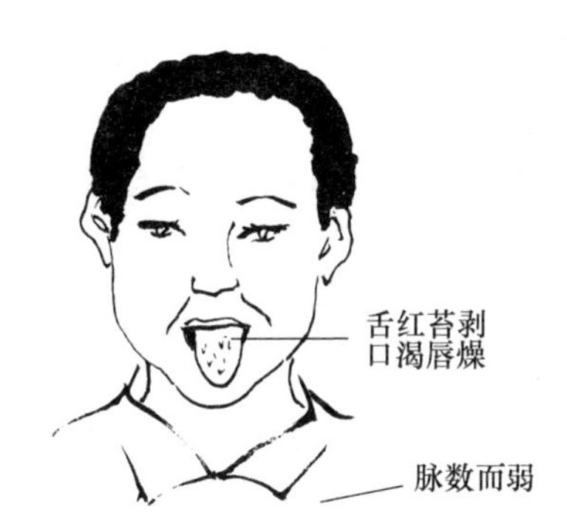

【治疗病例】

慢性胃炎 卢,男,青年。嗜酒如命,导致胃病,久治不愈,镜检示为慢性萎缩性胃炎。刻诊,脉象细数,舌质红燥,舌中苔剥,干呕纳差,脘痞疼痛,时感灼热,饥不能食,灼心反酸，口渴唇燥，与竹叶石膏汤，1日效，21日治愈。

急性支气管肺炎 柴，男，老年。流感刚刚好转，将养失慎，致发急性支气管炎，服西药、中成药1周无效，复合并肺炎。转至我部，诊之，脉数无力，低热不已，咳嗽喘急，胸脘闷满，不进饮食，时作呕吐，烦渴引饮，舌红苔剥，口唇干烦，小便溲赤，与竹叶石膏汤，1日显效，2日治愈。

【类症鉴别】

方剂	类症	鉴别要点
竹叶石膏汤	虚羸	渴，脉数
当归建中汤	虚羸	面色萎黄，贫血
大黄䗪虫丸	虚羸	两目黯黑
四逆汤	虚羸	脉微，恶寒

白虎加桂枝汤

（《金匮要略》）

【方剂组成】 石膏500g、知母60g、炙甘草20g、粳米100g、桂枝30g。

【服用方法】 用水2000ml，煎药至米熟汤成，去药渣，分3次温服，日服3次。

【用于治疗】 疟疾、风湿热、风湿病、肺炎、乙型脑炎、败血症、红斑性肢痛症、红斑狼疮、结节性红斑、湿疹、皮炎等疾病。

【运用口诀】 脉浮滑，或脉动无异常而身体恶热不恶寒，骨节疼痛。

【口诀图解】 图见下页。

【治疗病例】

风湿热 汪，男，青年。关节疼痛，某部诊为风湿热，治疗无效。诊之，脉浮滑，膝、踝、肘、腕等关节红、肿、热、痛，

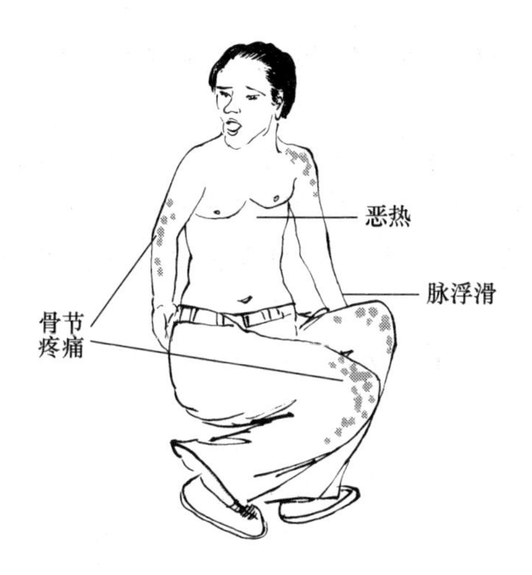

心悸，低热，出汗，口渴，与白虎加桂枝汤，3 日治愈。

膝关节炎 胡，女，中年。膝关节痛 3 年余，某院诊为风湿病久治不愈，近来痛剧。诊之，脉伏，面色红，形体肥胖、健壮，一年四季没有感冒过，冬季穿夏天的衣服亦不畏风寒，平日常觉身热难耐，与白虎加桂枝汤，6 日治愈。

【类症鉴别】

方　　剂	类　　症	鉴别要点
白虎加桂枝汤	关节疼痛	脉洪滑，渴
乌头汤	关节疼痛	遇寒冷则重
当归四逆加吴生汤	关节疼痛	脉微欲绝
大青龙汤	关节疼痛	脉浮紧，无汗，烦躁

白虎加人参汤

（《伤寒论》）

【方剂组成】 知母 60g、石膏 500g、炙甘草 20g、粳米 200g、人参 30g。

【服用方法】用水 2500ml，煎药至米熟汤成，去药渣，分 3 次温服，日服 3 次。

【用于治疗】感冒、夏季热、支气管炎、肺炎、乙型脑炎、麻疹、结核性脑膜炎、流行性脑脊髓膜炎、败血症、再生障碍性贫血、白血病、风湿热、心肌炎、糖尿病、尿崩症、中暑等疾病。

【运用口诀】①脉浮滑，烦渴引饮，口干舌燥。

【口诀图解】

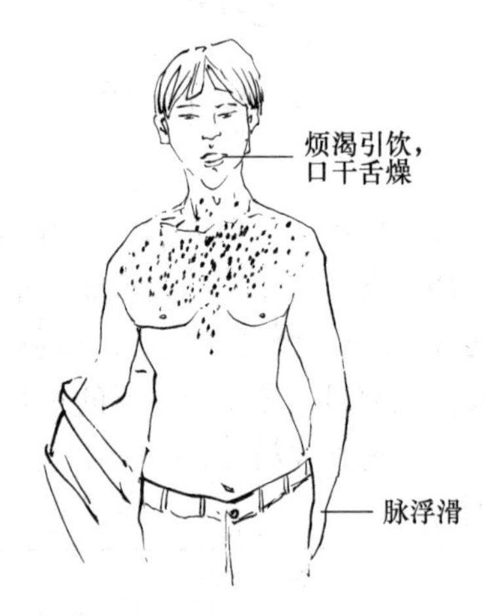

【治疗病例】

败血症 石，男，青年。发热，体温 40℃，多汗，烦躁，腹满，大渴引饮，口舌干燥，皮肤灼热，头痛，躯干皮疹，心悸，脉洪数。白细胞 29×10^{9}/L。某部诊为败血症，治疗 1 个月不愈。与白虎加人参汤，3 日热退、身凉、脉和。

糖尿病 孙，女，中年。空腹血糖 9.2mml/L。消瘦，食欲亢进，口渴，饮水多，口干舌燥，脉浮滑，与白虎加人参汤，1 日症状著减，15 日后空腹血粮 6.7mml/L。症状消失。续服 30 日以巩固疗效。寻访 3 年，血糖再没有超过正常上限（6.1mml/L）。

【运用口诀】②心下痞硬，烦渴，口干舌燥。

【口诀图解】

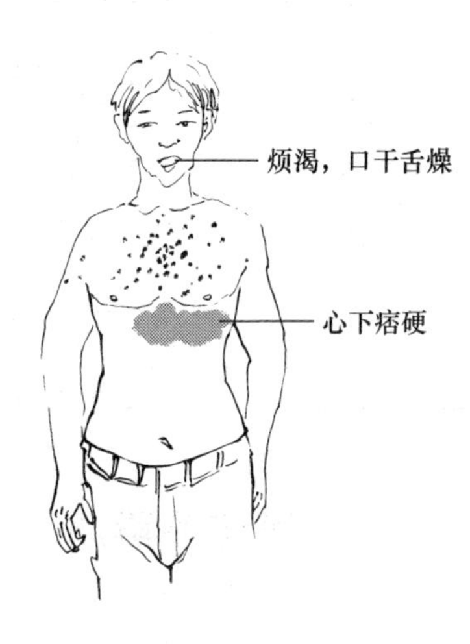

【治疗病例】

情感性精神病 袁，男，青年。情绪高涨，烦躁易怒，兴奋冲动，思潮澎湃，言语不绝，声调激昂，口渴多饮，心下痞硬，口干舌燥，脉象洪滑，与白虎加人参汤治愈。

湿疹 武，女，青年。上肢自手掌至肘端遍布红色丘疹、小水泡，破溃后糜烂、渗出、结痂，瘙痒剧烈，皮肤抓痕血痂累累。曾服肾上腺皮质激素，有效，但停药即复发。诊之，面部水肿、发红、灼热感（服激素所致），口渴，烦乱，口舌干燥，心下痞硬，脉数（服激素所致），与消风散 15 日，无效。复诊，据“口渴，心下痞硬，口舌干燥”症状，与白虎加人参汤治愈。

【类症鉴别】

方剂	类症	鉴别要点
白虎加人参汤	渴	脉洪大
猪苓汤	渴	淋痛
五苓散	渴	小便不利
小柴胡汤加石膏	渴	胸胁苦满
真武汤	渴	舌润
越婢汤	渴	脉浮，发热，小便不利，汗出

续表

方　　剂	类　　症	鉴别要点
栝楼瞿麦丸	渴	小便不利，腹中冷
大柴胡汤加石膏	渴	胸胁苦满，心下急
柴胡桂枝干姜汤	渴	胸胁苦满，心下悸
八味丸	渴	少腹不仁
茯苓泽泻汤	渴	朝食暮吐
抵当汤	渴	健忘，烦躁，食亢
麻杏石甘汤	渴	汗出，喘咳
六味地黄丸（汤）	渴	脉细数
乌梅丸	渴	饥不欲食

黄连解毒汤

（《外台秘要》）

【方剂组成】黄连30g、黄芩20g、黄柏20g、栀子14枚。

【服用方法】用水1200ml，煎取300ml，分2次温服。

【用于治疗】各种出血病、麻疹、水痘、皮肤瘙痒症、荨麻疹、湿疹、皮炎、黑皮病、高血压、心律失常、十二指肠炎、脑出血、神经官等症、更年期综合征、精神分裂症、感冒等疾病。

【运用口诀】①心下烦闷，焦躁不安，面赤，脉有力。

【口诀图解】

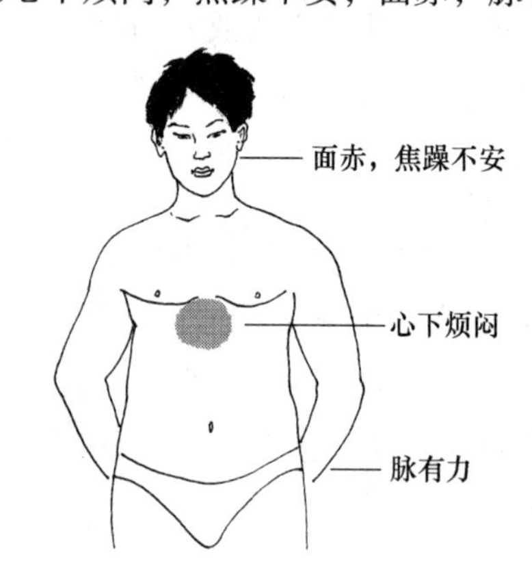

【治疗病例】

高血压病 沈，男，老年。血压37/26kPa，服药、输液，血压皆不下降。诊之，心下痞闷，面色朱红，脉沉而紧，舌质红，舌苔黄，干呕，纳呆，烦乱不安，急躁易怒，头晕目眩，眼结膜充血，与黄连解毒汤，3剂显效，6剂症状消失，血压22/14kPa。

阵发性室上性心动过速 钟，男，青年。心脏动悸，发作频繁，口苦咽干，脉象洪数，舌红苔黄，面色发红，心下闷满，饥则不安，与黄连解毒汤，愈。

【运用口诀】②发热，脉洪大。

【口诀图解】

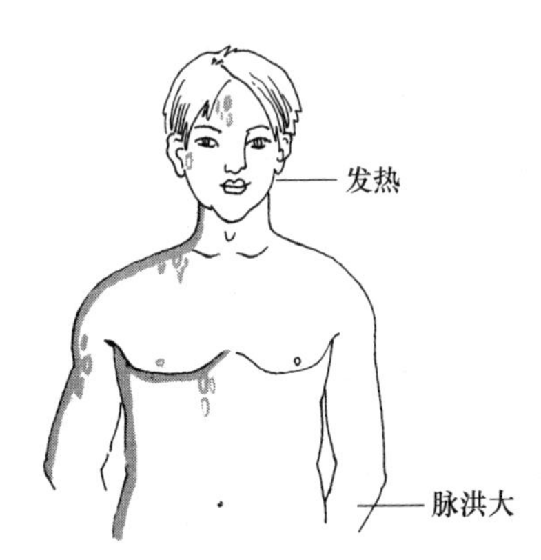

【治疗病例】

肝脓肿 晁，男，青年。发热，体温40℃，某院诊为肝脓肿，治疗不愈。诊之，脉洪大，口燥咽干，神昏谵语，舌红苔白，无烦渴（非白虎证），无便难腹坚（非承气证），与黄连解毒汤，3日热退，10日后B超检查示肝脓肿痊愈。

清瘟败毒饮

（《疫疹一得》）

【方剂组成】 石膏250g、生地32g、犀角16g（锉末）、黄连11g、栀子15g、桔梗10g、黄芩10g、知母30g、赤芍20g、玄参30g、连翘20g、竹叶10g、甘草20g、丹皮20g。

【服用方法】 水煎服。

【药物加减】 如果便秘，加大黄15g（后下）。

【用于治疗】 感冒、麻疹、天花、水痘、流行性出血热、乙型脑炎、登革热及登革出血热、黄热病、斑疹伤寒、流行性脑脊髓膜炎、鼠疫、败血症、猩红热、厌氧菌感染、鼠咬热、黑热病、再生障碍性贫血、白血病等疾病。

【运用口诀】 发热，烦躁，谵妄，口渴唇燥，吐血衄血，皮肤斑疹，脉浮洪数或沉细而数。

【口诀图解】

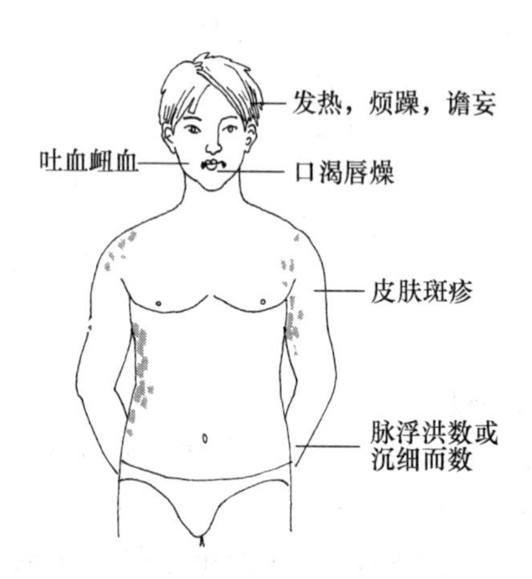

【治疗病例】

流行性出血热 申，男，青年。发热不退，体温41℃，头痛腰痛，口渴唇燥，软腭、腋下、胸背部遍布出血斑点，球结膜充血、水肿、出血，3 日前血清学检测确诊为流行性出血热。脉洪数，舌质红绛，舌无苔，神昏错语，投清瘟败毒饮，1 剂热减，神志清醒，3 剂热退身凉。脉象大数，大热已去，津液未全复，以竹叶石膏汤善后。

【类症鉴别】

方　剂	类　症	鉴别要点
清瘟败毒饮	高热烦渴	吐衄，发斑，脉浮数或沉数
白虎加人参汤	高热烦渴	大汗，脉洪大
大承气汤	高热烦渴	腹压痛抵抗，便秘
大陷胸汤	高热烦渴	心下痞，按之石硬，便秘
真武汤	高热烦渴	脉无神，手足厥冷，苔润

普济消毒饮

（《医方集解》）

【方剂组成】黄芩、黄连、陈皮、甘草、柴胡、桔梗、连翘、板蓝根、马勃、牛蒡子、薄荷、僵蚕、升麻各 3g。

【服用方法】水煎服。

【用于治疗】流行性腮腺炎、结膜炎、牙周炎、颌下腺炎、颈淋巴结炎、咽喉炎、扁桃体炎、乳突炎、化脓性腮腺炎、涎腺肿瘤和瘤样病变等疾病。

【运用口诀】头面部位之红肿热痛，发热恶寒，脉浮数有力。

【口诀图解】图见下页。

【治疗病例】

流行性腮腺炎　宣，女，少年。有流行性腮腺炎接触史，脉数有力，发热，畏寒，头痛，腮腺肿大、酸痛，颈淋巴结肿大，服普济消毒饮愈。

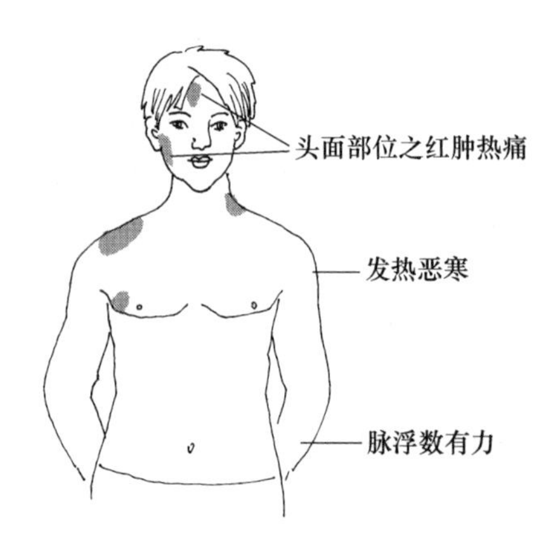

【类症鉴别】

方　　剂	类　　症	鉴别要点
普济消毒饮	发热恶寒	头面红肿
藿香厚朴半夏茯苓汤	发热恶寒	心下振水音
真武汤	发热恶寒	脉沉微，舌苔白润
香苏饮	发热恶寒	胸脘痞闷，叹气
再造散	发热恶寒	脉无力，面色苍白，贫血
通脉四逆汤	发热恶寒	脉微

四妙勇安汤

（《验方新编》）

【方剂组成】玄参90g、金银花90g、当归60g、甘草30g。

【服用方法】水煎服。

【用于治疗】三叉神经痛、坐骨神经痛、腰椎间盘突出症、心绞痛、胆绞痛、肾绞痛、血栓闭塞性脉管炎、痈、疖、牙根尖炎等疾病。

【运用口诀】剧烈疼痛，烦热口渴，舌质红，脉洪数。

【口诀图解】图见下页。

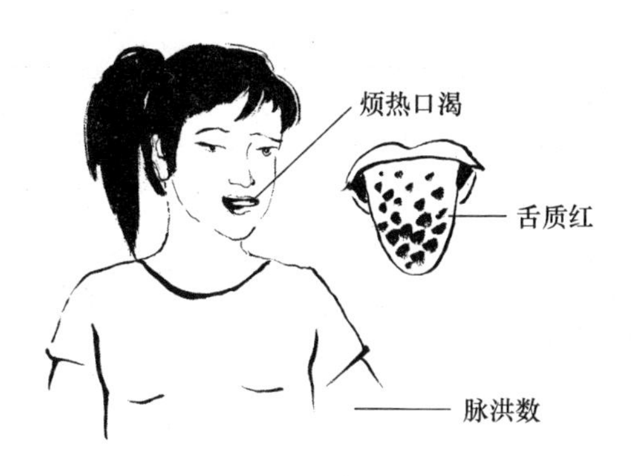

【治疗病例】

三叉神经痛 赵，女，中年。三叉神经感觉支配区骤然发生剧烈疼痛，约3分钟疼痛骤然停止，每日发作数次，进食、洗脸、说话即疼痛，不堪忍受，1个月来口服西药、打封闭针无佳效。诊之，烦渴，舌质红，舌苔黄，脉洪数，与四妙勇安汤，1剂痛止，2剂病愈。

肾绞痛 谢，男，中年。突然腰部剧痛，向下腹部放射。超声、扫描检查示游走肾致输尿管、肾蒂血管扭曲。舌红，脉洪数，与四妙勇安汤，1剂疼痛著减，2剂疼痛停止。

血栓闭塞性脉管炎 鲁，男，中年。脉管炎史3个月，西医输液治疗不愈。诊之，左足5个趾头溃烂，脓水淋漓，腐肉紫黑，气味腥臭，剧烈疼痛，足部动脉搏动消失，烦渴引饮，舌质红绛，脉象弦数，与四妙勇安汤，1日痛减，3日痛止、脓水减少。效不更方，续与四妙勇安汤，同时外涂蜂房末（蜂房1个，微火焙透，研为细末，取适量芝麻油调涂患处），治愈。

【类症鉴别】

方　　剂	类　　症	鉴别要点
四妙勇安汤	牙痛	脉洪数
六味地黄丸加骨碎补	牙痛	牙齿动摇
麻黄细辛附子汤	牙痛	脉沉

续表

方　　剂	类　　症	鉴别要点
三黄泻心汤	牙痛	面赤
白虎汤	牙痛	脉洪大，烦渴
大承气汤	牙痛	腹压痛拒按
四逆汤	牙痛	厥冷，汗出
桃核承气汤	牙痛	少腹急结
大柴胡汤	牙痛	心中痞硬，心下急
芍药甘草汤	牙痛	脉紧或促
麻黄汤	牙痛	脉浮紧，无汁
大青龙汤	牙痛	脉浮紧，无汁，烦躁

清凉饮

（《万病回春》）

【方剂组成】 栀子、连翘、黄芩、防风、当归、生地黄、薄荷、桔梗各10g，黄连、白芷、灯心草、茶叶各3g。

【服用方法】 水煎服。

【用于治疗】 急性扁桃体炎、咽喉炎、支气管炎、肺炎等疾病。

【运用口诀】 扁桃体、咽喉红肿热痛，舌质红，脉数有力。

【口诀图解】

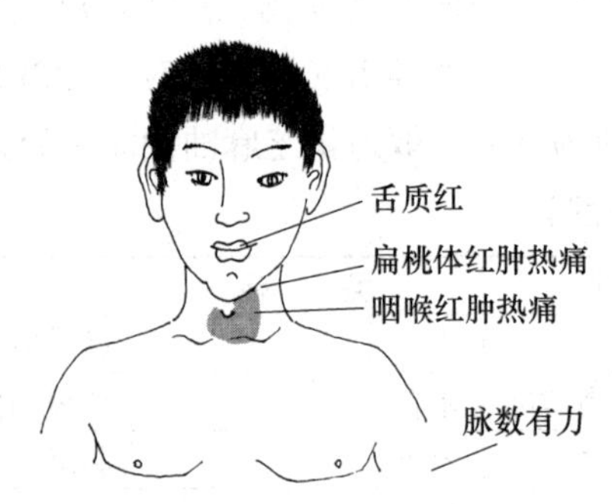

【治疗病例】

咽喉炎 张，男，青年。咽喉红肿疼痛，影响进食，音哑，微咳，脉数有力，舌质红绛，舌苔微黄，与清凉饮，7日治愈。

急性扁桃体炎 谌，男，青年。扁桃体红肿，覆有黄白色脓性分泌物，咽痛，舌质红绛，舌苔黄，脉数有力，与清凉饮，7日治愈。

三消饮

（《温疫论》）

【方剂组成】 槟榔15g、厚朴、知母、芍药、黄芩、柴胡、羌活、葛根各10g，草果仁、甘草各6g。

【服用方法】 水煎服。

【药物加减】 如果便秘，加大黄10g；如果舌苔白腻，加苍术10g。

【用于治疗】 感冒、流行性感冒、胃肠神经官能症、疟疾、肝炎、传染性单核细胞增多症、巨细胞病毒感染、绦虫病、肺炎、支气管炎、头痛、胆囊炎、痢疾等疾病。

【运用口诀】 脉有力，舌苔黄腻或白腻，身酸，乏力。

【口诀图解】

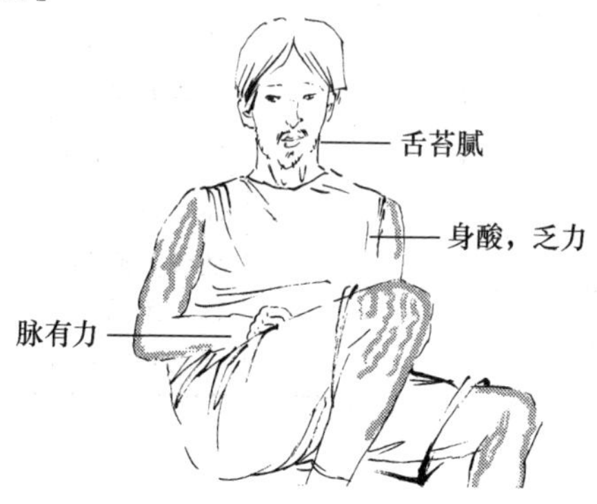

【治疗病例】

流行性感冒 蒋，男，青年。有流感接触史，食欲不振，身酸乏力，脉中取有力，舌苔白腻，与三消饮加苍术，3日治愈。

流行性感冒 董，男，中年。有流感接触史，发热，但体温不高，畏寒，头痛，身酸痛，乏力，口苦咽干，胸膈痞满，食欲不振，舌苔黄腻，脉滑，与三消饮，3日后头痛、身酸痛、痞闷不食、发热畏寒消失，但乏力、低热不愈，体温37.5℃，脉滑，减方中草果仁量，续服数日无效，体温37.8℃，改与八味肾气丸治愈。

口苦 赵，女，老年。口苦，食欲不振，脉沉弦，舌苔黄腻，身酸，乏力，别无其他症状，与三消饮，3日治愈。

【类症鉴别】

方剂	类症	鉴别要点
桂枝汤	乏力	脉缓，汗出
葛根汤	乏力	脉浮紧，无汗，项背强
小建中汤	乏力	脉弱，腹肌紧张
柴胡桂枝汤	乏力	发热微恶寒，心下支结
八味丸	乏力	少腹不仁或拘急
十全大补汤	乏力	痈疽溃疡
补中益气汤	乏力	寸脉不应指
麻黄附子汤	乏力	脉沉，恶寒
六味地黄丸	乏力	尺脉虚大
三消饮	乏力	脉有力，舌苔白腻
麻黄汤	乏力	脉浮紧，恶寒，无汗
薏苡附子败酱散	乏力	脉数，痈脓，小便不利，腹皮急，按之濡
四逆加人参汤	乏力	脉微细，亡血

土茯苓复方

(《中医临床经验资料汇编》)

【方剂组成】 土茯苓50g、金银花20g、威灵仙15g、甘草10g。

【服用方法】 水煎，去渣，分2次温服，日服2次。

【药物加减】 梅毒疹，加连翘20g、地肤子15g、蛇床子15g；梅毒树胶肿，加紫花地丁15g、蒲公英15g、天花粉15g、木香15g、茜草15g；黄疸，加茵陈蒿30g；骨骼关节梅毒加薏苡仁60g、萆薢30g、防风10g；泌尿生殖系统梅毒加车前子25g、枸杞子20g、泽泻15g；心脑血管梅毒，加天麻15g、葛根30g、地龙10g；神经梅毒，加蝉蜕15g、僵蚕15g。

【用于治疗】 梅毒。

【运用口诀】 梅毒。

【口诀图解】

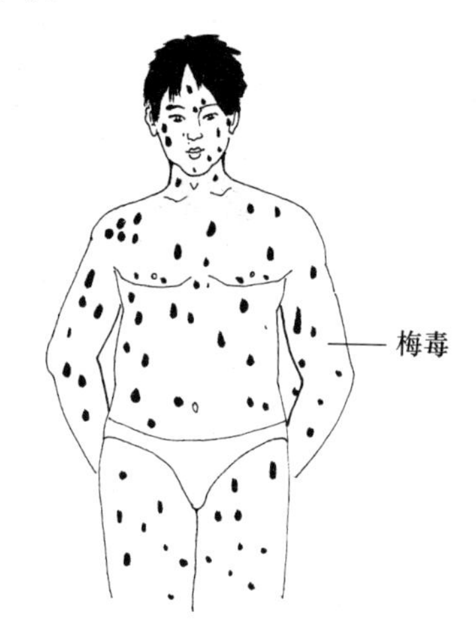

【治疗病例】

梅毒 蔡，男，青年。经血清学检测确诊为梅毒。刻诊，外生殖器溃疡，腹股沟淋巴结肿大，皮肤对称性丘疹，头发脱落，低热，乏力，头痛，眩晕，与土茯苓复方，9日显效，40日痊愈。

西黄丸

（《外科全生集》）

【方剂组成】牛黄3g、麝香5g、乳香30g、没药30g、黄米粥30g。

【服用方法】前4味药研成细末，同黄米粥一同捣烂为丸，每次服6g，日服3次。

【用于治疗】肺脓肿、肝脓肿、脾脓肿、肾脓肿、阑尾脓肿、脑脓肿、脓胸、腹腔脓肿、肛管直肠周围脓肿、宫腔积脓、盆腔脓肿、化脓性中耳炎、颈深部脓肿、扁桃体周围脓肿、咽后咽旁脓肿、牙周脓肿、韦格内肉芽肿、化脓性指头炎、痈、疖、外伤性颅内血肿、单纯性甲状腺肿、乳腺炎、乳腺囊肿、腹膜后血肿、化脓性骨髓炎、化脓性关节炎、涎腺炎、涎瘘等疾病。

【运用口诀】各部位脓肿，舌红，脉滑数。

【口诀图解】

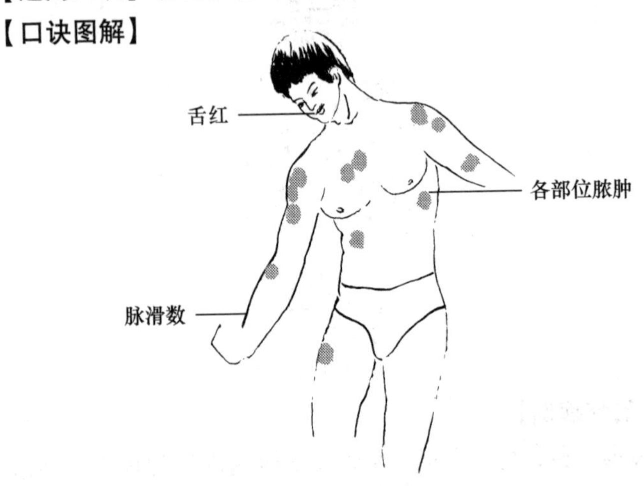

【治疗病例】

肺脓肿 邢，男，少年。发热，体温41℃，头痛，乏力，咳脓性痰，痰味恶臭。X线见肺野内呈大片状浓密阴影，边缘不清。血常规：白细胞 $22\times10^9/L$，中性粒细胞100%。诊为肺脓肿，脉洪数，舌质红，与西黄丸，兼服增损双解汤，1日热减咳轻，2日热退、痰清无臭味，7日后X线、血常规复查均示痊愈。

慢性肺脓肿 陈，男，青年。2个月前于某院诊为肺脓肿，治疗不愈。顷诊，面色苍白，舌质红苔黄，脉象滑数，咳嗽胸痛，咳脓性痰，痰味腥臭，痰中带血，与西黄丸，6日症状著减，又6日痊愈。

阑尾脓肿 殴，男，少年。2个月前由某院诊为急性阑尾炎，经治疗发热退，但右下腹疼痛更剧，不敢走动，复诊为阑尾脓肿，治疗不愈。诊之，阑尾处局部隆起，触诊有鸡蛋大包块、压痛，舌质红，苔黄，脉滑数，与西黄丸，7日隆起平复、包块消退，续服7日痊愈。

走马汤

（《外台秘要》）

【方剂组成】巴豆2枚、杏仁2枚。

【服用方法】用纱布包裹好，杵碎，挤出汁，兑热水一匙，服下。

【用于治疗】食物中毒、尿毒症、肠套叠、肺水肿、脑出血、脑梗塞、麻疹、水痘等疾病。

【运用口诀】便秘，欲吐不吐，欲泄不泄，烦躁。

【口诀图解】图见下页。

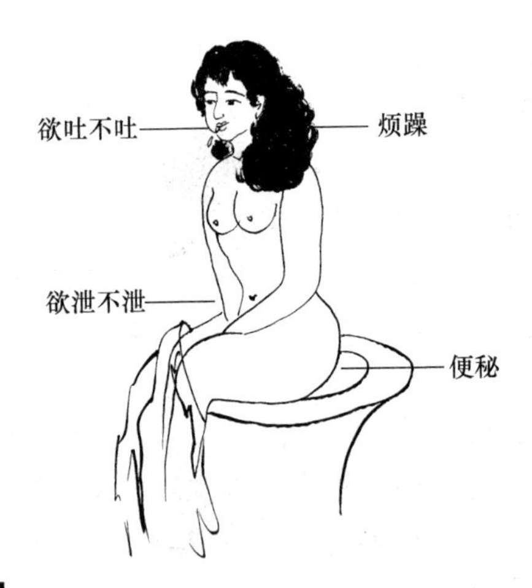

【治疗病例】

曼陀罗中毒 尹，男，儿童。误食曼陀罗果实中毒，口渴，咽干，皮肤干红，体温升高，脉数，瞳孔散大，腹胀满，欲呕吐而呕吐不出，欲排便而便秘不通，烦躁不安，视物模糊，时而痉挛，急投走马汤，1 剂得腹泻，症状著解，静养 1 日而愈。

食肉中毒 姜，男，中年。进食病毒肉中毒，恶心干呕，欲呕吐，但吐不出，胃脘疼痛，腹胀，欲大便而不大便，乏力，头晕，头痛。颈软而抬头困难，瞳孔放大、对光反应迟钝，视力模糊，眼球震颤，语言不清，烦躁，急投走马汤 1 剂，既吐且泄，症状旋退，静养遂安。

苦参汤

（《金匮要略》）

【方剂组成】苦参 100g。

【服用方法】用水 2500ml，煎取 1500ml。洗患处，日 3 次。

【用于治疗】阴道炎、外阴溃疡、白塞综合征、皮肤瘙痒症等疾病。

【运用口诀】①皮肤瘙痒。

【口诀图解】

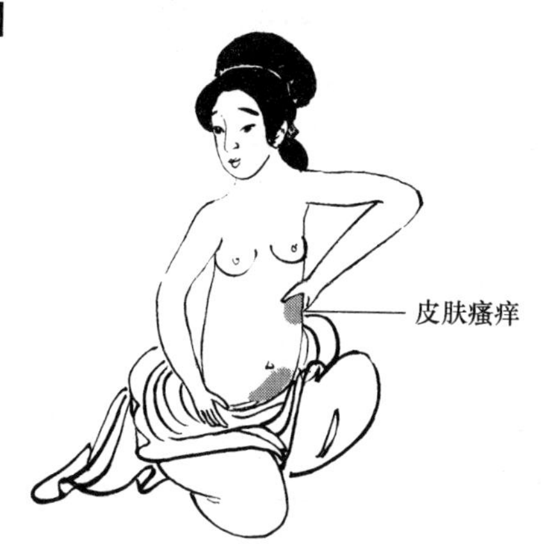

【治疗病例】

滴虫性阴道炎 孙，女，中年。带下黄色，外阴瘙痒，性交疼痛，某院诊为滴虫性阴道炎，用西药治疗效果不佳。来诊，与苦参汤，半月愈。

【运用口诀】②皮肤溃疡。

【口诀图解】

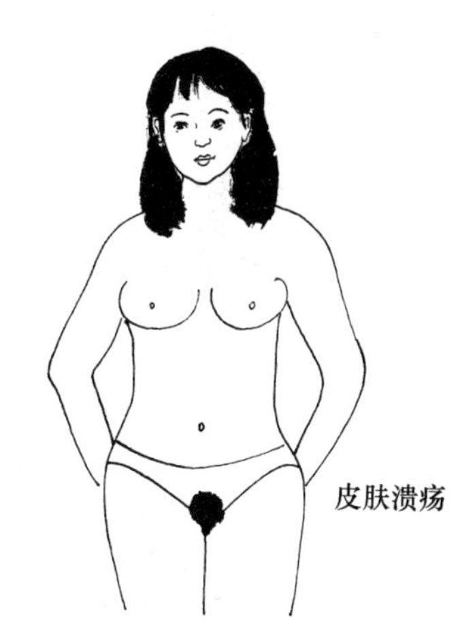

【治疗病例】

白塞综合征 徐，女，中年。口腔及外阴溃疡，数年来求医多处，治疗不愈，其间唯服西药激素疗效最佳。诊之，满月脸，面色红，声音微哑，脉滑数。处方：①苦参汤/日1剂；②内服甘草泻心汤/日1剂。经治百余日痊愈。

【类症鉴别】

方 剂	类 症	鉴别要点
苦参汤	阴痒	无外证
龙胆泻肝汤	阴痒	口苦
桂苓五味甘草汤	阴痒	脉沉微，冒
四逆汤加蛇床子	阴痒	脉微，厥冷

导赤散

（《小儿药证直诀》）

【方剂组成】 生地黄、甘草、木通、竹叶各3g。

【服用方法】 水煎服。

【用于治疗】 口腔炎、坏死性溃疡性龈口炎、药物性过敏性口炎、口角炎、舌乳头炎、泌尿系感染等疾病。

【运用口诀】 口舌生疮，小便短赤，渴喜冷饮。

【口诀图解】

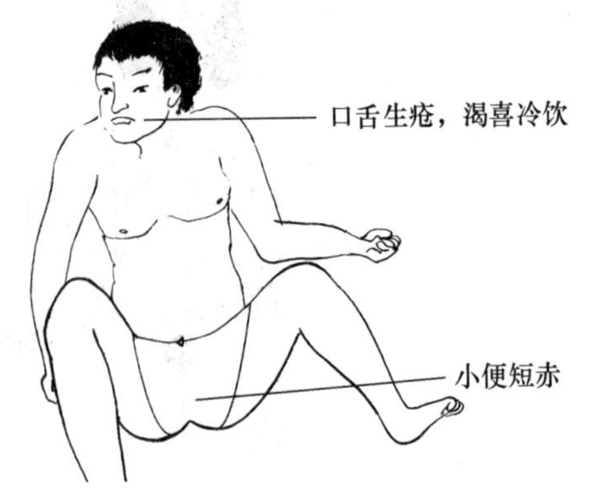

【治疗病例】

球菌性口炎 侯，男，幼儿。口腔黏膜充血、糜烂，上覆白色假膜，口臭，因疼痛影响进食，某院诊为球菌性口炎，给予抗生素治疗，不愈。诊之，渴喜冷饮，脉滑数，与导赤散，5 日治愈。

【类症鉴别】

方　　剂	类　　症	鉴别要点
导赤散	渴，小便不利	口舌生疮
五苓散	渴，小便不利	脉浮，发热，吐利
猪苓汤	渴，小便不利	脉浮，发热
三黄泻心汤	渴，小便不利	心下痞，脉浮数
真武汤	渴，小便不利	脉微，手足冷
八味肾气丸	渴，小便不利	少腹软弱

龙胆泻肝汤

（《医宗金鉴》）

【方剂组成】柴胡、龙胆草、生地黄、泽泻、车前子、木通、当归、栀子、甘草、黄芩各 10g。

【服用方法】水煎服。

【药物加减】如果便秘，加大黄 10g。

【用于治疗】尿道炎、膀胱炎、肾炎、阴道炎、子宫内膜炎、肝炎、肝硬化、胆囊炎、腹股沟淋巴结炎、阴部湿疹、睾丸炎、荨麻疹、皮肤瘙痒症、湿疹、干癣、皮炎等疾病。

【运用口诀】脉紧，腹部有力，口苦，小便不利。

【口诀图解】图见下页。

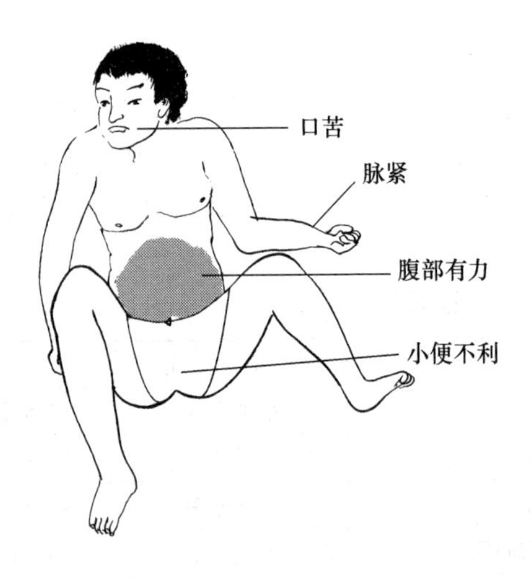

【治疗病例】

荨麻疹 苗，男，青年。面、胸、背、上肢突然出现在圆形、椭圆形的大小不等的红色风团，瘙痒，发生和消退迅速，退后不留痕迹，反复发作。诊之，脉滑紧，口苦，舌质红，苔黄腻，小便不利，腹部有力，与龙胆泻肝汤，2 日治愈。

急性中耳炎 张，男，中年。发热，咽痛，耳聋，耳鸣，耳痒，耳中堵塞感，头昏，目赤，口苦咽干，小便短赤，身酸乏力，脉紧数，腹力充实，服龙胆泻肝汤 4 日愈。

泌尿系感染 沙，男，中年。尿频尿急，反复发作月余，头晕目眩，耳鸣，腰酸，口苦，舌质红，脉紧，腹部有力，服龙胆泻肝汤 3 日愈。

【类症鉴别】

方　剂	类　症	鉴别要点
龙胆泻肝汤	口苦	脉紧
半夏泻心汤	口苦	心下痞硬
小柴胡汤	口苦	胸胁苦满
大柴胡汤	口苦	心下急
柴胡加龙骨牡蛎汤	口苦	胸胁苦满，动悸

续表

方　　剂	类　　症	鉴别要点
白虎加人参汤	口苦	口干舌燥，渴，脉洪大
大承气汤	口苦	腹坚满拒按
黄芩汤	口苦	发热下利腹痛
百合地黄汤	口苦	脉微数，神志恍惚
四逆汤	口苦	脉微，手足厥冷
栀子豉汤	口苦	心中懊侬

苇茎汤

（《千金要方》）

【方剂组成】苇茎100g（切）、薏苡仁、桃仁、瓜瓣各50g。

【服用方法】用水2000ml，煎取400ml，分2次温服。

【用于治疗】支气管炎、肺炎、肺脓肿、结核性脓胸、支气管胸膜瘘等疾病。

【运用口诀】咳吐脓痰，胸中隐痛，脉滑数。

【口诀图解】

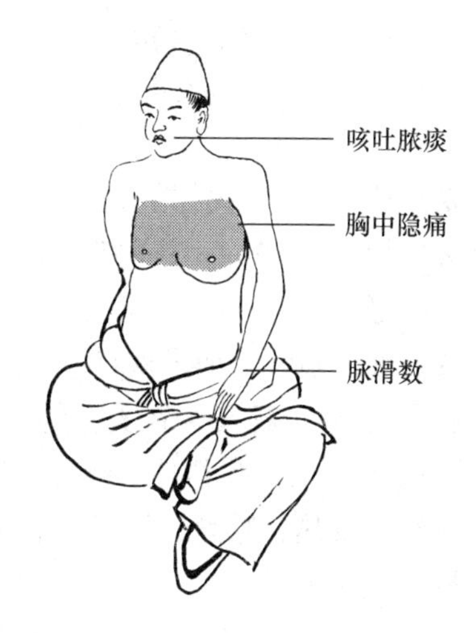

【治疗病例】

慢性支气管炎 史，男，青年。咳嗽约1个月，咳吐脓痰，胸中隐痛，舌质红，舌苔黄，脉滑数，与苇茎汤加桔梗、川贝母而愈。

【类症鉴别】

方　剂	类　症	鉴别要点
苇茎汤	发热恶寒	咳吐脓痰，脉滑数
白虎加人参汤	发热恶寒	脉洪大，烦渴
桂枝加葛根汤	发热恶寒	脉浮弱，汗出，项背强
葛根汤	发热恶寒	脉浮紧，无汗，项背强
麻黄汤	发热恶寒	脉浮紧，无汗
麻黄细辛附子汤	发热恶寒	脉沉，无汗
桂枝加附子汤	发热恶寒	脉沉，汗出
桂枝人参汤	发热恶寒	脉浮弱，下利
大青龙汤	发热恶寒	不汗出而烦躁
桂枝汤	发热恶寒	脉浮弱，汗出
通脉四逆汤	发热恶寒	脉微，厥冷

黄芩汤

（《伤寒论》）

【方剂组成】黄芩30g、炙甘草20g、芍药20g、大枣12枚。

【服用方法】用水2000ml，煎取500ml，分3次温服，白天服2次，晚上服1次。

【药物加减】如果呕吐，加半夏60g、生姜30g。

【用于治疗】痢疾、肠炎、胃炎、结肠炎、胆囊炎、阑尾炎、子宫内膜炎、附件炎、代偿性月经等疾病。

【运用口诀】①发热，脉紧，腹痛，下利。

【口诀图解】图见下页。

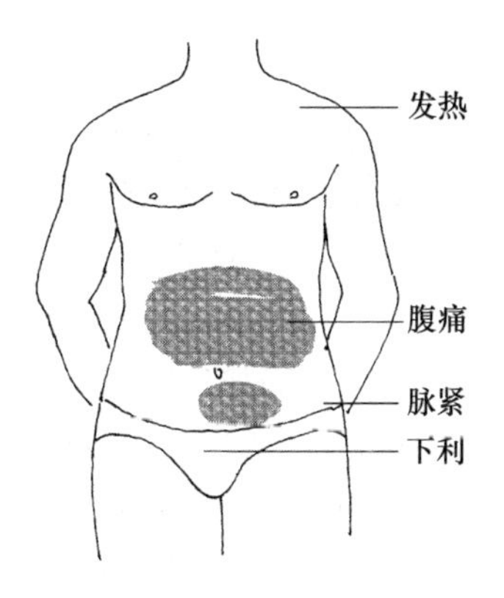

【治疗病例】

细菌性痢疾 郭，男，中年。发热，体温 39℃，腹痛，腹泻，黏液脓血便，日 20 余次，里急后重，脉紧。大便培养有痢疾杆菌。与黄芩汤，1 剂治愈。

胃肠型食物中毒 温，女，青年。发热，头痛，呕吐，腹泻，血水状粪便，腹痛，脉紧。粪便、呕吐物作细菌培养，分离出大肠杆菌。有进食有毒食物病史。与黄芩加半夏生姜汤，1 剂病情好转，2 剂治愈。

【运用口诀】②心下痞，腹直肌紧张，腹痛或腹泻。

【口诀图解】

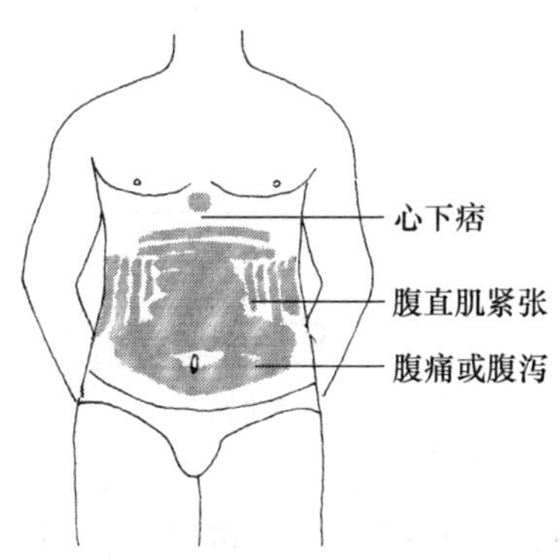

【治疗病例】

急性出血坏死性肠炎 贺，男，青年。上腹部持续性疼痛伴有阵发性剧痛，发热，心下痞满，腹直肌紧张，大便恶臭，色如果酱，腹轻度压痛。与黄芩汤，日 2 剂，1 日病解。静养 1 周，恢复健康。

高血压 李，男，中年。高血压病史 1 年，脉有力，心下痞满，腹直肌紧张，大便每日 3、4 次，每排便时腹痛，里急后重，眩晕，易怒，食欲不振，血压 23.5/17kPa，与黄芩汤治之，数日症状缓解，血压 16/10.5kPa。继续服药 30 日，以巩固疗效。信访数年，血压都在正常范围以内。

【类症鉴别】

方剂	类症	鉴别要点
黄芩汤	下利	心下痞，腹拘急
葛根汤	下利	脉浮紧，项背强，发热恶寒
桂枝人参汤	下利	脉浮弱，发热
大承气汤	下利	腹压痛抵抗
大柴胡汤	下利	心下急
人参汤	下利	手足冷，腹软弱
葛根芩连汤	下利	脉促，发热，汗出
五苓散	下利	渴而小便不利
四逆汤	下利	脉沉迟
白头翁汤	下利	渴欲饮水
半夏泻心汤	下利	心下痞硬
真武汤	下利	眩晕，振颤
痛泻药方	下利	痛则泄泡沫状粪便
苓桂术甘汤	下利	脉沉紧，肠鸣

白头翁汤

（《伤寒论》）

【方剂组成】白头翁 20g、黄柏 30g、黄连 30g、秦皮 30g。

【服用方法】用水1800ml，煎取400ml，分2次温服。

【药物加减】如果便血或者贫血，加阿胶、甘草各20g。

【用于治疗】痢疾、肠炎、脱肛、子宫脱垂、习惯性流产、痔疮、子宫出血、结肠炎、阿米巴病、胃炎、心律失常、阴道炎、结膜炎、脓疱疮等疾病。

【运用口诀】下重（下利、脱肛、子宫脱垂等），无里急后重，腹无压痛，口渴，脉滑数。

【口诀图解】

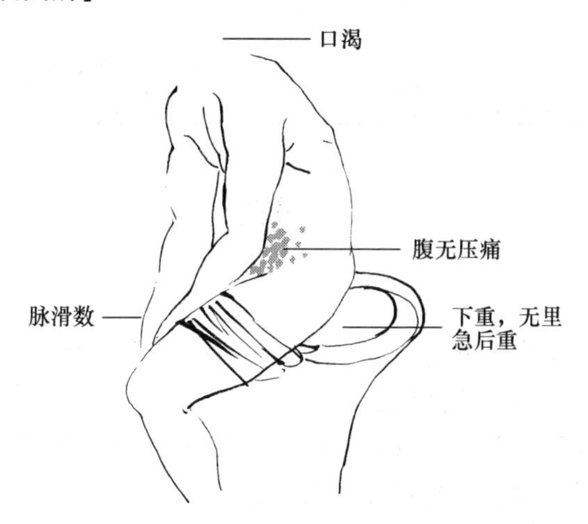

【治疗病例】

混合痔 张，男，青年。痔疮疼痛，便血鲜红，渴欲饮水，舌红苔少，脉大数，与白头翁加甘草阿胶汤，3日治愈。

细菌性痢疾 翁，男，中年。腹泻，翌日转为痢疾，脓血便，无里急后重，腹无压痛，肛黏膜脱垂，脉滑数，口渴，与白头翁汤，1日治愈。

子宫脱垂 刘，女，中年。子宫脱垂，前医曾用补中益气汤、赤石脂汤等治疗无效。诊之，口渴，舌红苔黄，脉滑数，与白头翁汤，7日痊愈。

习惯性流产 阮，女，青年。每次怀孕，至3个月时即流产。2年来，辗转各地求治无效。今孕期将近3个月，诊之，口渴，脉滑大数，与白头翁汤，服至孕期4个月停药，安然度过危险期，足月顺产。

【类症鉴别】

方　　剂	类　　症	鉴别要点
白头翁汤	便血	脉洪滑
黄土汤	便血	脉弱腹软
四君子汤	便血	脉弱腹软，倦怠
黄芩汤	便血	脉数，口苦，或发热
当归建中汤	便血	腹软，腹直肌紧张
四逆加人参汤加阿胶	便血	脉微细，厥冷

二母散

（《证治要诀类方》）

【方剂组成】 知母15g、川贝母30g、生姜1片。

【服用方法】 水煎服。

【用于治疗】 支气管炎、肺炎、肺脓肿、百日咳等疾病。

【运用口诀】 咳嗽痰黏、脉滑数。

【口诀图解】

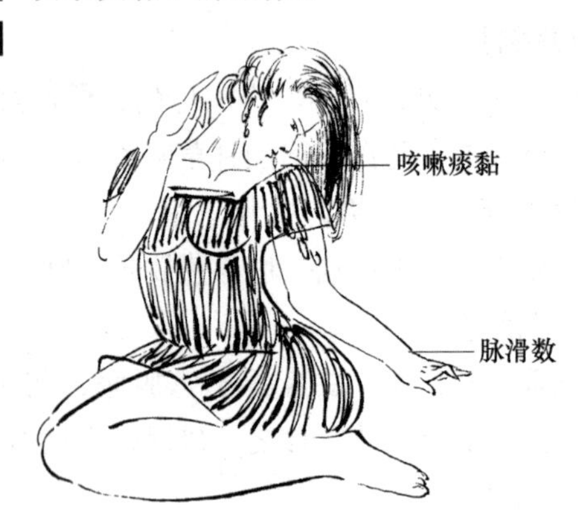

【治疗病例】

慢性支气管炎 傅，男，中年。咳嗽年余，痰黄黏，舌质微红，舌苔黄薄，咽干，胸闷，脉滑数，与二母散，12 日治愈。

【类症鉴别】

方　　剂	类　　症	鉴别要点
二母散	咳吐黄痰	痰少
清气化痰丸方	咳吐黄痰	痰多
小柴胡汤加石膏	咳吐黄痰	发热，舌苔白
大柴胡汤加石膏	咳吐黄痰	发热，舌苔黄
小陷胸汤	咳吐黄痰	心下按之痛，脉滑
麻黄附子汤	咳吐黄痰	发热恶寒，脉沉

大泻心汤

（《张师八八备忘录》）

【方剂组成】苦参、葛根、龙胆草、栀子各 10g，豆豉 15g。

【服用方法】水煎服。

【用于治疗】心律失常、心包炎、心肌炎、感染性心内膜炎、冠心病等疾病。

【运用口诀】心动悸，烦乱，脉数有力。

【口诀图解】

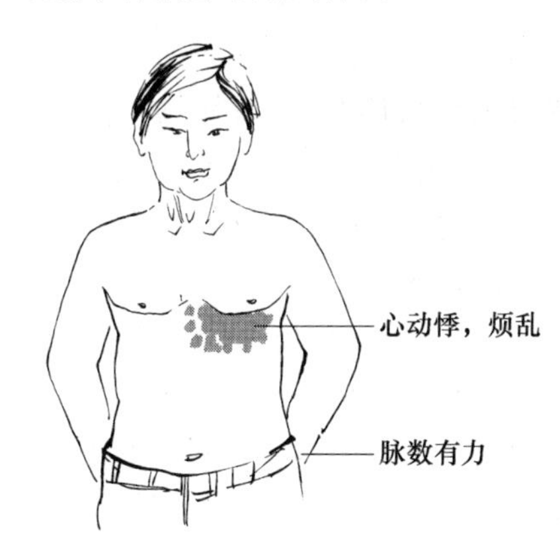

【治疗病例】

阵发性室上性心动过速 薛，男，青年。心律失常，每发作时心脏动悸，心律快而规则，每分钟心跳160次以上，心电图示为室上性心动过速。诊之，脉数大有力，心情烦乱，坐卧不安，与大泻心汤，5日治愈。

【类症鉴别】

方　　剂	类　　症	鉴别要点
大泻心汤	心动悸	烦乱，脉数有力
抵当汤去大黄	心动悸	脉沉结
炙甘草汤	心动悸	脉结代
桂枝甘草汤	心动悸	叉手自冒心
真武汤	心动悸	脉沉弱，眩晕
苓姜术甘汤	心动悸	腰以下冷
苓桂术甘汤	心动悸	脉沉弦，舌苔水滑
桂枝加桂汤	心动悸	气上冲
苓桂甘枣汤	心动悸	脐下悸
当归建中汤	心动悸	亡血，里急

三和汤

（《伤寒温疫条辨》）

【方剂组成】 当归24g、川芎9g、桃仁3g、红花3g、益母草15g、柴胡12g、黄芩9g、栀子9g、丹皮9g、僵蚕9g、蝉蜕12个、金银花9g、泽兰9g、甘草3g。

【服用方法】 水煎服。

【药物加减】 如果便秘，加大黄、芒硝各6g。

【用于治疗】 产褥感染、产后破伤风、产褥中暑等疾病。

【运用口诀】 产后发热，神昏，谵语，脉洪数。

【口诀图解】 图见下页。

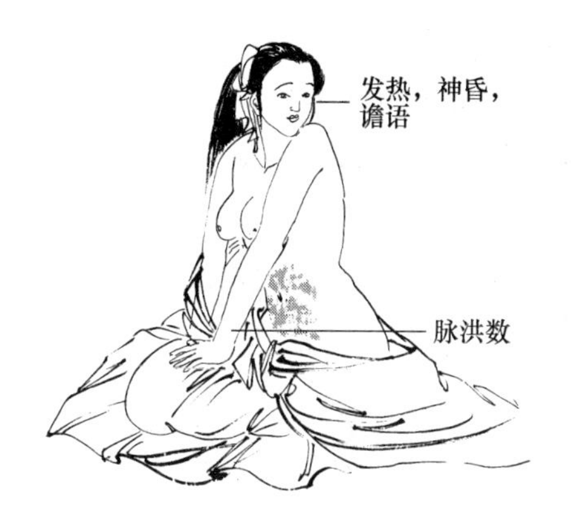

【治疗病例】

产褥感染 施，女，青年。产后第3日开始发热，经某院妇产科输液治疗7日，不愈。诊之，发热，体温40℃，意识模糊，谵语，面赤，手足时或痉挛，下腹部压痛，恶露量少、混浊、味臭，舌质红绛，舌苔花剥，脉象洪数，与三和汤，2剂热平、身凉、脉和。

【类症鉴别】

方　　剂	类　　症	鉴别要点
大承气汤	谵语	发热，汗出，便秘
柴胡加龙骨牡蛎汤	谵语	胸满，烦惊，口苦
白虎汤	谵语	脉洪大，渴
三和汤	谵语	脉洪数，产后发热
桂枝甘草龙牡汤	谵语	胸满，烦惊，口不苦
黄连阿胶汤	谵语	发热，脉数，舌绛少津，腹无触痛

三才封髓丹

（《卫生宝鉴》）

【方剂组成】天门冬16g、熟地黄16g、人参16g、黄柏96g、砂仁48g、炙甘草24g。

【服用方法】粉碎为末，面糊为丸，梧桐子大，每次服 50 丸，用肉苁蓉 16g，煎取汤送服。

【用于治疗】口腔炎、口腔溃疡、糖尿病、肾盂肾炎、白色念珠菌病等疾病。

【运用口诀】口舌生疮，反复发作。

【口诀图解】

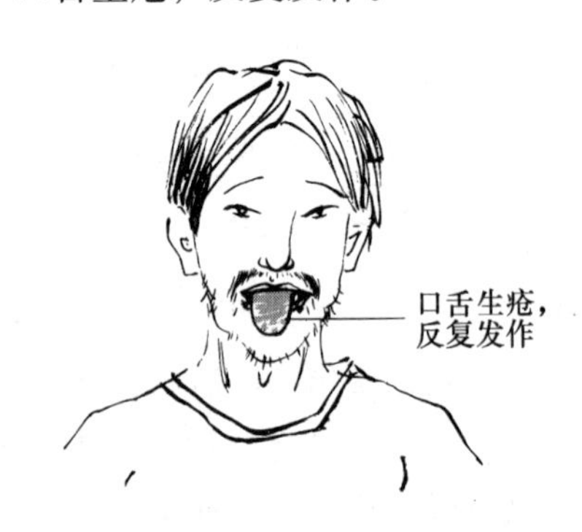

【治疗病例】

复发性口腔溃疡 赵，女，青年。口腔黏膜溃疡，数目多，呈圆形、椭圆形，疼痛，影响进食，反复发作，病程已数年，久治不愈。与三才封髓丹，30 日治愈，再没有复发。

【类症鉴别】

方　剂	类　症	鉴别要点
三才封髓丹	口舌疮	脉数无力
导赤散	口舌疮	脉滑有力
甘草泻心汤	口舌疮	反复发作

豆豉饮

（《十一师秘要》）

【方剂组成】豆豉 30g。

【服用方法】水煎服。

【用于治疗】膀胱炎、肾盂肾炎、妊娠尿路感染、前列腺炎等疾病。

【运用口诀】尿血，疼痛。

【口诀图解】图略。

【治疗病例】

膀胱炎　侯，男，青年。小便肉眼血尿，小便疼痛，脉弱，乏力，面色萎黄，无特殊腹证，曾在某院治疗 1 周无效。服豆豉饮 1 剂，即不再尿血。

奔豚汤

（《金匮要略》）

【方剂组成】甘草、芎䓖、当归、黄芩、芍药各 20g，半夏、生姜各 40g，葛根 50g，甘李根白皮 100g。

【服用方法】用水 2000ml，煎取 500ml，分 5 次温服，白天服 3 次，夜晚服 1 次。

【用于治疗】胆囊炎、痢疾、血卟啉病、神经官能症、癔病、心律失常等疾病。

【运用口诀】气上冲胸，腹痛，往来寒热。

【口诀图解】

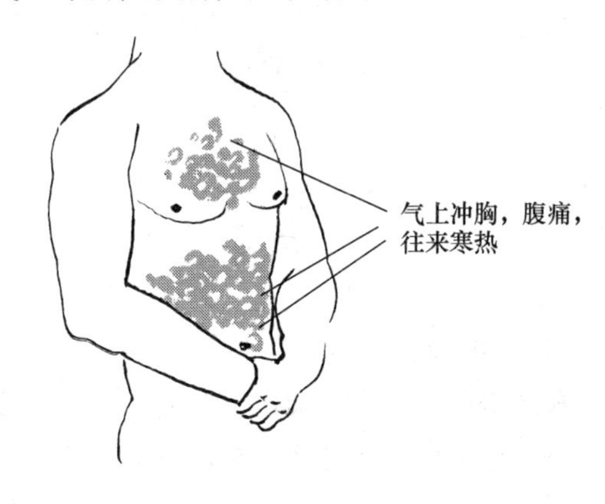

【治疗病例】

神经官能症 关，女，老年。阵发性胸痛，心悸，某急救中心诊为隐性冠心病，治疗不愈。诊之，脉弦，舌质红，苔淡黄，发则气上冲胸，胸痛，心悸，发热寒战，与奔豚汤，7 日治愈。

葶苈大枣泻肺汤

（《金匮要略》）

【方剂组成】炒葶苈子捣丸如枣大、大枣 12 枚。

【服用方法】用水 500ml 煮大枣，煎取 300ml，加入葶苈子，煎取 150ml，1 次服下。

【用于治疗】支气管炎、肺炎、胸膜炎、鼻炎、鼻窦炎、鼻息肉、肺心病、风心病、心力衰竭、胆囊炎、黄疸、肝炎、肝硬化、胆石症、肺气肿、肺水肿等疾病。

【运用口诀】脉数实，胸胁胀，喘咳吐痰，鼻塞流涕，嗅觉障碍。

【口诀图解】

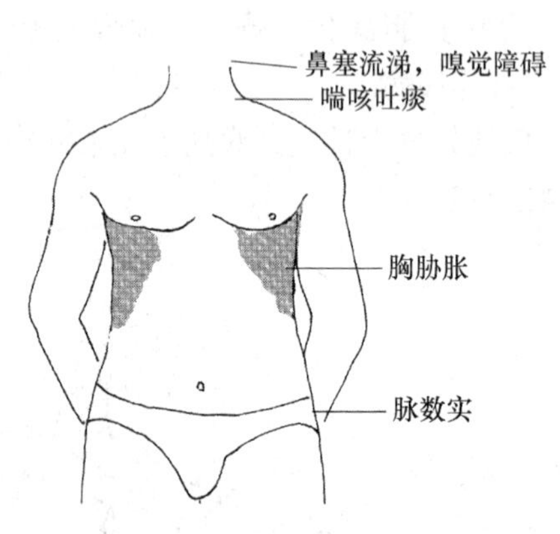

【治疗病例】

鼻窦炎 李，男，青年。头痛，鼻塞，流脓涕，嗅觉障碍，每天早晨起床后喘咳吐痰，久治不愈。刻诊，精神不振，头昏，健忘，鼻黏膜暗红，中鼻道蓄脓，胸胁胀，脉数实，与葶苈大枣泻肺汤，14 日治愈。

【类症鉴别】

方　　剂	类　　症	鉴别要点
葶苈大枣泻肺汤	胸满，喘、咳	面目水肿，鼻塞涕出
桔梗白散	胸满，喘、咳	浊唾腥臭，吐脓如米粥
清气化痰丸	胸满，喘、咳	吐黄痰，脉滑

桂枝加芍药汤

（《伤寒论》）

【方剂组成】桂枝 30g、芍药 60g、炙甘草 20g、生姜 30g、大枣 12 枚。

【服用方法】用水 2000ml，煎取 500ml，分 3 次温服。

【药物加减】如果腹部压痛、抵抗，加大黄 10g。

【用于治疗】胃痉挛、肠痉挛、习惯性便秘、痢疾、结肠炎、阑尾炎、阑尾脓肿、腰椎间盘突出症、骨质增生、痛经、产后宫缩痛、腹膜炎等疾病。

【运用口诀】①腹满或疼痛，腹无压痛、抵抗，或腹直肌紧张。

【口诀图解】

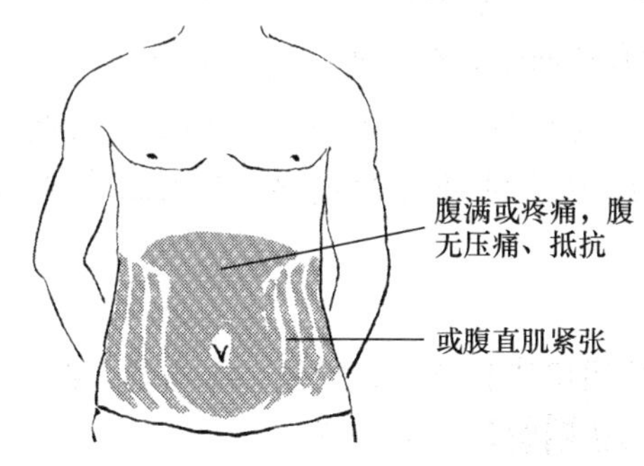

【治疗病例】

便秘 申，女，中年。腹胀满，有时疼痛，触诊无压痛、抵抗，大便每周 1 次，排便困难，与桂枝加芍药汤，7 日治愈。

【运用口诀】②下腹疼痛胀满，或腹直肌紧张，无抵抗、压痛。

【口诀图解】

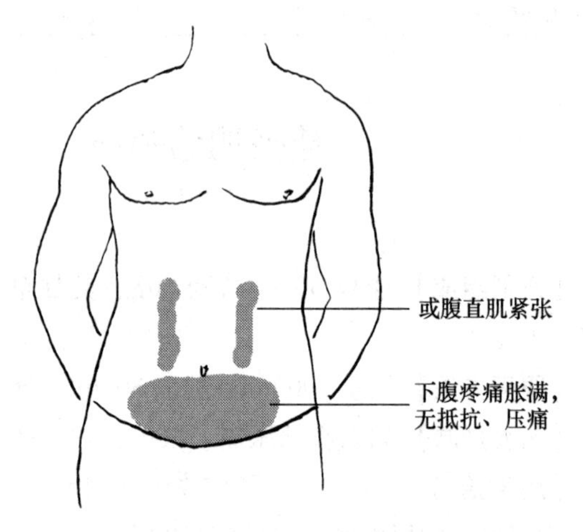

【治疗病例】

痛经 湛，女，青年。每月经来潮即下腹部胀痛，触诊无抵抗、无压痛，脉紧，与桂枝加芍药汤，每月经行时服 3 日。用药 3 个经期，月经来潮时下腹胀痛消失。

宫腔粘连综合征 裴，女，中年。下腹部疼痛，胀满不适，妇科诊为宫腔粘连，治疗无效。诊之，腹直肌紧张，腹无压痛、抵抗，阴道黄色分泌物量多，脉弦，与桂枝加芍药汤，7 日治愈。

【运用口诀】③脐旁紧张、压痛但无抵抗。

【口诀图解】图见下页。

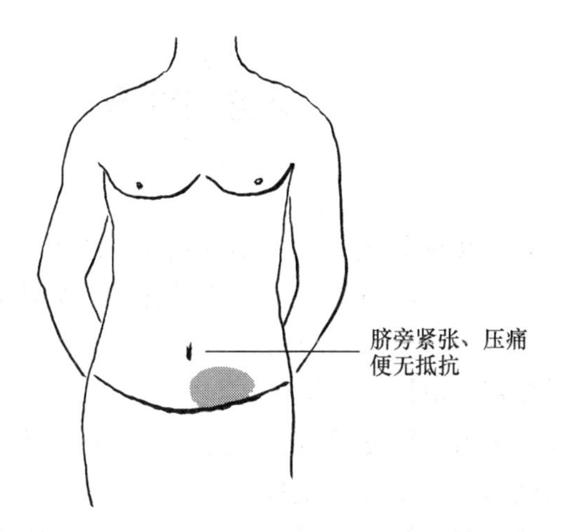

【治疗病例】

溃疡性结肠炎 方，男，中年。腹泻，镜检诊为溃疡性结肠炎。每日腹泻3、4次，脓血黏液便，量少，里急后重，脉沉取有力，脐左下方紧张、压痛、无抵抗，与桂枝加芍药汤，18日治愈。

【类症鉴别】

方　　剂	类　　症	鉴别要点
桂枝加芍药汤	腹满	腹痛
大黄牡丹皮汤	腹满	右下腹压痛抵抗
大承气汤	腹满	腹压痛抵抗
抵当汤	腹满	舌、爪、甲有瘀斑
分消汤	腹满	臌胀
厚朴生姜半夏甘草人参汤	腹满	发汗或攻下后
白虎汤	腹满	脉浮滑，烦躁，口渴
走马汤	腹满	心下疼痛，大便不通
大黄䗪虫汤	腹满	肌肤甲错，两目黯黑
己椒苈黄丸	腹满	咽干口燥，肠间水气
栀子厚朴汤	腹满	卧起不安
四逆汤	腹满	下利，手足冷，脉沉微

清暑益气汤

（《脾胃论》）

【方剂组成】 人参、白术、陈皮、泽泻、神曲各1.5g，黄芪、苍术、升麻各3g，当归、麦冬各1g、炙甘草、青皮各0.7g，黄柏、葛根各0.3g，五味子7粒。

【服用方法】 水煎服。

【用于治疗】 夏季热、疰夏、心肌炎、冠心病、心律失常、神经衰弱、妊娠呕吐等疾病。

【运用口诀】 不耐暑热，口渴自汗，神疲体倦，不思饮食，脉虚弱。

【口诀图解】

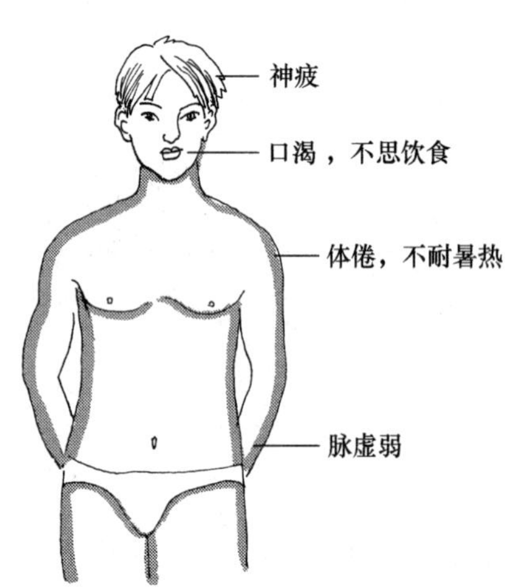

【治疗病例】

低热　程，女，青年。每年夏季，当天气开始炎热，即发低热，待到秋季，天气凉爽，则低热自退。又逢夏季，低热复作，体温37.5℃，脉象芤大，口渴自汗，神疲体倦，不思饮食，咽干咳嗽，面色粉红，形体纤瘦，与清暑益气汤，7日各种症状消失，身爽体健，体温36.5℃。续服30日，以巩固疗效。寻访3个夏季，再没有出现低热。

疰夏症 吉，女，中年。每到夏季，不耐暑热。脉弦细，渴而多汗，神昏气弱，奄奄忽忽，四肢疲倦，怠惰嗜卧，胸部隐痛，心悸气短，不思饮食，与清暑益气汤，3日显效，14日诸症悉去而形神焕然。

荷叶饮

（《丹溪心法》）

【方剂组成】荷叶30g。

【服用方法】用开水浸泡，当茶喝。日1剂。

【用于治疗】肥胖症等疾病。

【运用口诀】肥胖。

【口诀图解】

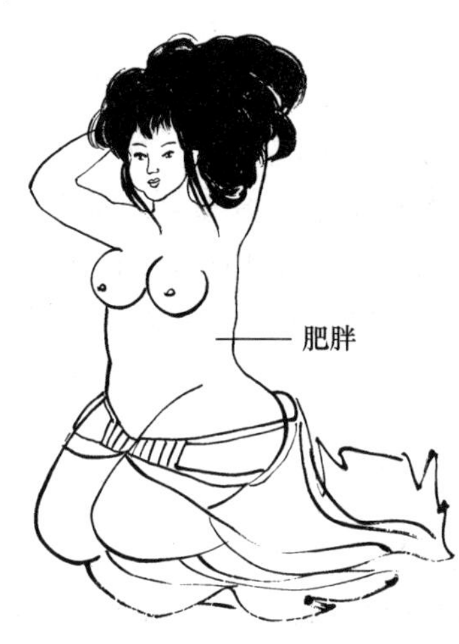

【治疗病例】

肥胖症 杨，女，中年。身体肥胖，体重80kg，脉、舌无异常，对此与荷叶饮。服用1个月，体重减至75kg，嘱坚持服用。3 年后，体重减至 60kg，体形瘦俏，精神舒畅，身体健康。

【类症鉴别】

方　剂	类　症	鉴别要点
荷叶饮	肥胖	脉舌诊无异常
防己黄芪汤	肥胖	脉弱，汗出
防风通圣散	肥胖	脉腹诊有力
人参汤加附子	肥胖	脉微，恶寒，心下痞硬
四物汤加黄芪二丑	肥胖	闭经
真武汤	肥胖	脉无神，舌润
薏苡仁汤	肥胖	水肿
四逆汤加枸杞泽泻	肥胖	脉微，恶寒

加味六一散

（《伤寒直格》）

【方剂组成】滑石 15g、甘草 10g、蒲公英 30g。

【服用方法】水煎服，日 1 剂。

【药物加减】小便红有血者，加血余炭 10g（冲服）；小便混浊者，合萆薢分清饮；体虚，加当归、党参、黄芪各 15g。

【用于治疗】膀胱炎、尿路炎、肾盂肾炎、前列腺炎等疾病。

【运用口诀】小便淋痛。

【口诀图解】图略。

【治疗病例】

急性肾盂肾炎　魏，女，中年。发热 38℃，寒战，尿频尿急尿痛，腰痛，肾区叩击痛，上输尿管点压痛，耻骨联合上压痛，脓尿，菌尿，尿蛋白（＋＋），肉眼血尿。诊之，脉洪滑，与加味六一散加血余炭治疗，1 个月后尿液检查报告无异常。

【类症鉴别】

方　剂	类　症	鉴别要点
加味六一散	小便淋痛	初起
薏苡附子败酱散	小便淋痛	日久
栝蒌瞿麦丸	小便淋痛	渴，恶寒，脉沉
导赤散	小便淋痛	渴，恶热，脉盛

当归六黄汤

（《兰室秘藏》）

【方剂组成】 黄芪20g，当归、生地黄、熟地黄、黄连、黄芩、黄柏各10g。

【服用方法】 水煎服。

【用于治疗】 感冒、盗汗、肺结核、产褥感染、斑疹伤寒、各种出血、脱肛、痔疾等疾病。

【运用口诀】 自汗、盗汗、口干唇燥，舌红脉数。

【口诀图解】

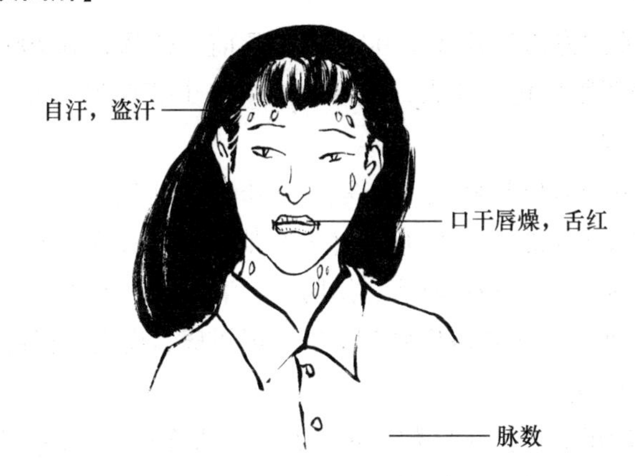

【治疗病例】

产褥感染 吴，女，青年。产后发热，体温39℃，某院用西药肌注、静滴数日，无效。诊之，自汗，盗汗，神昏，口干唇燥，舌质红，舌无苔，脉洪数，与当归六黄汤，1剂热退，再剂痊愈。

【类症鉴别】

方剂	类症	鉴别要点
当归六黄汤	盗汗	脉数，舌红
桂枝加龙骨牡蛎汤	盗汗	脉弱，动悸
甘麦大枣汤	盗汗	无特殊脉、舌证
桂枝加黄芪汤	盗汗	黄汗，身疼重，烦躁，小便不利，不能食
小建中汤	盗汗	里急

黄连阿胶汤

（《伤寒论》）

【方剂组成】黄连40g、黄芩20g、芍药20g、阿胶30g、鸡子2枚。

【服用方法】用水2000ml，先煮前3味药，取700ml，加入阿胶至阿胶烊化，离火，放冷，加入鸡子黄拌匀，分3次温服，日服3次。

【用于治疗】肺炎、伤寒、麻疹、猩红热、丹毒、脑出血、流行性脑脊髓膜炎、癔症、神经官能症、高血压、精神分裂症、各种出血病、各种贫血病、结肠炎、痢疾、直肠溃疡、泌尿系感染、失眠症、皮肤瘙痒病、干癣、银屑病、皮炎、黄褐斑、红斑狼疮等疾病。

【运用口诀】①脉数，舌质红绛，舌无苔，心烦，失眠。

【口诀图解】图见下页。

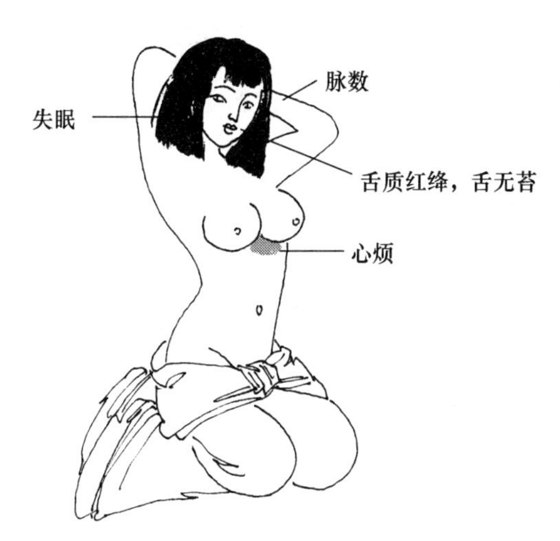

【治疗病例】

病毒性心肌炎 史，女，中年。3个月前由某院诊为病毒性心肌炎，治疗无效。刻诊，脉弦数，舌质红，苔少，心中烦乱，失眠，心悸气短，站立或行走即甚，面色淡红，头昏，口干，服黄连阿胶汤3日见效，10日痊愈。

系统性红斑狼疮 施，女，中年。红斑狼疮病史5年。诊之，面部、四肢、躯干遍布盘状红斑，被日光晒后，皮肤损伤即剧，口腔溃疡，关节疼痛，神情抑郁，心中烦乱，脉细数，舌质红，苔光滑，与黄连阿胶汤，30日诸症著减，100日治愈。

流行性感冒 钱，男，青年。有流感接触史，发热已3周，体温39℃以上，西医治疗不愈。刻诊，面色绯红，头痛，烦躁，脉洪数，舌质红绛，舌无苔，与黄连阿胶汤，1剂奏效，再剂痊愈。

【运用口诀】②皮肤病，患处干燥，瘙痒甚，面色潮红，头昏目眩，烦躁，难以安眠。

【口诀图解】图见下页。

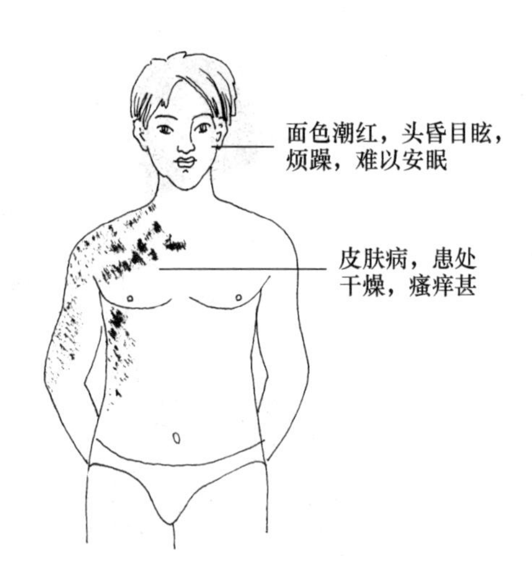

【治疗病例】

银屑病 孙，男，青年。全身遍布红色丘疹，有的部位丘疹融合成为斑块，上覆白色鳞屑，搔抓形成累累伤痕，脉沉细，舌质红，苔薄黄，皮肤干燥，面红头昏，烦躁，因瘙痒致夜晚难以安眠。服黄连阿胶汤15日，痊愈。

鱼鳞病 蒋，男，少年。下肢皮肤干燥，遍布鱼鳞样白屑，病程8年，求治多处，疗效不佳。诊之，脉细数，烦躁易怒，太阳一晒即头昏眼花，面色潮红。用黄连阿胶汤治之，90日得愈。

【类症鉴别】

方　剂	类　症	鉴别要点
黄连阿胶汤	心烦不眠	舌绛脉数
柴胡桂枝干姜汤	心烦不眠	渴，动悸
柴胡加龙骨牡蛎汤	心烦不眠	胸胁苦满，动悸
三黄泻心汤	心烦不眠	面色红赤
茯苓桂枝五味甘草汤	心烦不眠	面色淡红
大陷胸汤	心烦不眠	膈内拒痛，短气躁烦，心下硬
茯苓四逆汤	心烦不眠	脉微

秦艽鳖甲汤

（《卫生宝鉴》）

【方剂组成】 柴胡、鳖甲、地骨皮各10g，秦艽、当归、知母、青蒿各5g，乌梅5个，生姜1片。

【服用方法】 水煎服。

【用于治疗】 肺结核、低热、盗汗等疾病。

【运用口诀】 低热，颊部潮红，盗汗，脉数无力。

【口诀图解】

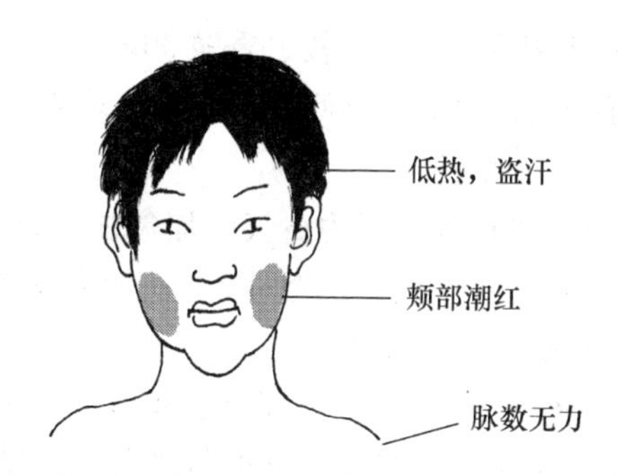

【治疗病例】

低热 卢，男，儿童。低热6个月，久治不愈。诊之，每到下午和晚上低热，体温37.7℃，颊部微红，盗汗，脉数大无力，与秦艽鳖甲汤，4日显效，19日治愈。

【类症鉴别】

方　剂	类　症	鉴别要点
秦艽鳖甲汤	低热	盗汗，脉数无力
钱氏白术散	低热	腹泻
资生丸	低热	脉弱
附子泻心汤	低热	心下痞
四逆汤	低热	脉微，厥冷
二陈汤加味	低热	脉滑，苔润

续表

方　　剂	类　　症	鉴别要点
麻黄细辛附子汤	低热	脉沉
小柴胡汤	低热	胸胁满
桂枝汤	低热	脉浮弱，汗出
当归四逆汤	低热	脉细，汗出

栀子豉汤

（《伤寒论》）

【方剂组成】栀子 14 枚、香豉 30g。

【服用方法】用水 1000ml 煎栀子，取 600ml，再煎香豉，取 400ml，分 2 次温服。

【药物加减】如果乏力少气，加炙甘草 20g；如果恶心呕吐，加生姜 50g；如果腹胀，加厚朴 30g；如果便秘，加大黄 20g；如果腹泻或便溏，加干姜 20g。

【用于治疗】感冒、胆囊炎、痢疾、泌尿系感染、神经衰弱、神经官能症、失眠症、更年期综合征、高血压、冠心病、胃炎、十二指肠炎、食管炎、食管狭窄、黄疸、口腔炎、各种出血病等疾病。

【运用口诀】①心中懊侬，坐卧不安。

【口诀图解】

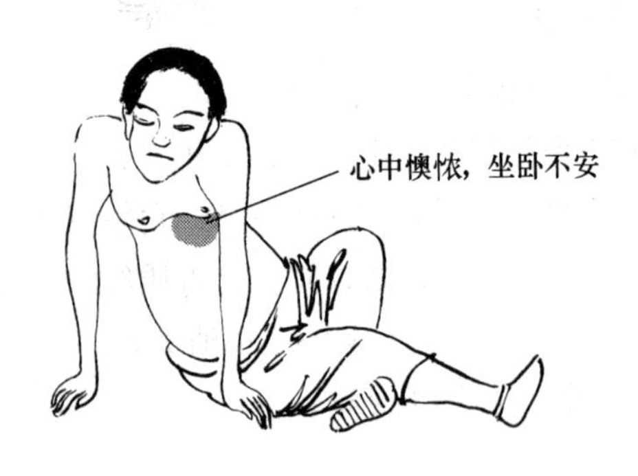

【治疗病例】

肺炎 欧阳，男，中年。发热，体温 41℃，咳喘，胸痛，结合实验室检查诊为肺炎，西医药治疗无效。诊之，发热喘息，鼻翼耸动，谵妄错语，脉动洪数，心中懊侬，在床上翻来倒去，与栀子豉汤，2 剂治愈。

失眠 陆，女，青年。夜不能眠，久治不愈。心中烦乱，坐卧不安，咽燥口苦，饥不能食，脉象弦数，舌红苔腻，与栀子豉汤而愈。

肝癌 高，男，老年。1 个月前由某研究所确诊为肝癌晚期，疼痛剧烈，吗啡亦难以控制。刻诊，心中懊侬，坐卧不安，与栀子豉汤，1 剂痛止。

【运用口诀】②食管阻塞，烦乱不安。

【口诀图解】

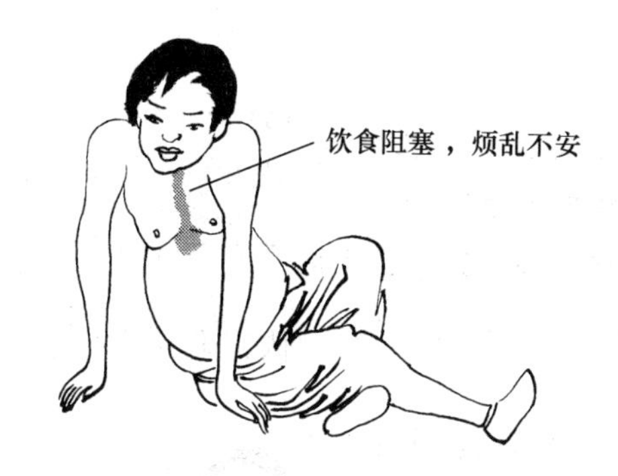

【治疗病例】

咽、食管憩室 洪，男，中年。自觉食管中阻塞不利，吞咽困难，食物钡餐检查发现憩室囊，食管镜检见憩室口与食管腔间有一嵴突样间隔。诊之，脉弦，舌质红，舌苔黄，烦乱不安，与栀子豉汤，1 日显效，3 日症状消失，5 日后食管钡餐及食管镜复查，结果：食管未见异常。

【类症鉴别】

方　剂	类　症	鉴别要点
栀子豉汤	心中懊侬	坐卧不安
栀子甘草豉汤	心中懊侬	少气
栀子生姜豉汤	心中懊侬	呕
栀子大黄豉汤	心中懊侬	便秘
栀子厚朴汤	心中懊侬	腹胀
大承气汤	心中懊侬	腹满坚拒按
大陷胸汤	心中懊侬	心下痛，按之石硬
茵陈蒿汤	心中懊侬	黄疸
栀子干姜汤	心中懊侬	抑郁
枳实栀子豉汤	心中懊侬	心中痞
栀子柏皮汤	心中懊侬	黄疸，发热，恶热

三物黄芩汤

（《金匮要略》）

【方剂组成】黄芩 10g、苦参 20g、干地黄 40g。

【服用方法】用水 1000ml，煎取 300ml，分 2 次温服。

【用于治疗】子宫出血、产褥感染、头痛、肛门周围炎、阴道瘙痒症、皮肤瘙痒症、手足皲裂症、湿疹、荨麻疹、干癣、皮炎等疾病。

【运用口诀】手足心发热，脉虚数，舌红苔薄，腹软弱。

【口诀图解】图见下页。

【治疗病例】

银屑病　马，男，青年。头皮、眉部、背部、四肢布满簇簇斑块，上覆银白色鳞屑，瘙痒，搔抓处血痕斑驳，数年来四处求治不愈。诊之，手足心自觉发热，脉细数，舌质燥红，舌无苔，与三物黄芩汤，14 日见效，120 日治愈。

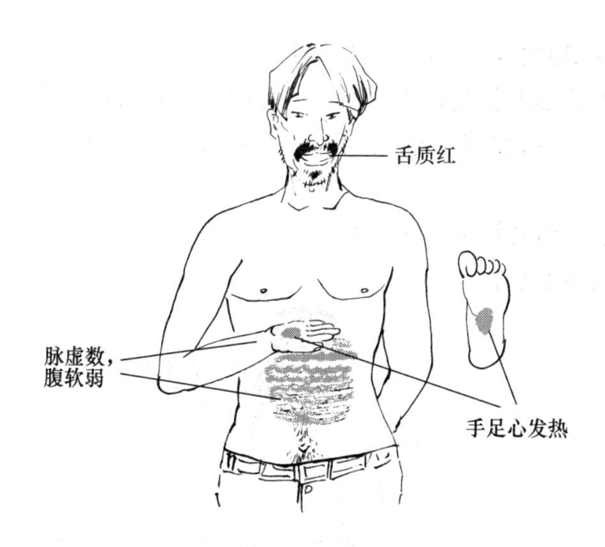

产褥感染 白，女，青年。产后发热，头痛，咽干，手足心烦热，脉数大，舌红苔薄津少，腹部软弱，与三物黄芩汤，1日热退，2日诸症消失。

【类症鉴别】

方 剂	类 症	鉴别要点
三物黄芩汤	手足烦热	口苦，脉数
八味丸	手足烦热	脐下软弱
小建中汤	手足烦热	腹拘急
温经汤	手足烦热	唇口干燥，腹软弱
四逆汤	手足烦热	脉微，恶寒
六味地黄丸	手足烦热	脉数大或细数无力

全真一气汤

（《冯氏锦囊秘录》）

【方剂组成】 熟地黄 20g、麦门冬 15g、五味子 10g、人参 10g、白术 10g、牛膝 8g、附子 6g。

【服用方法】水煎服，日 1 剂。

【用于治疗】慢性支气管炎、哮喘、上呼吸道感染、流感、心律失常、膀胱炎、尿道炎、肾盂肾炎、糖尿病、尿崩症等疾病。

【运用口诀】①舌红绛少津，脉数无力。

【口诀图解】

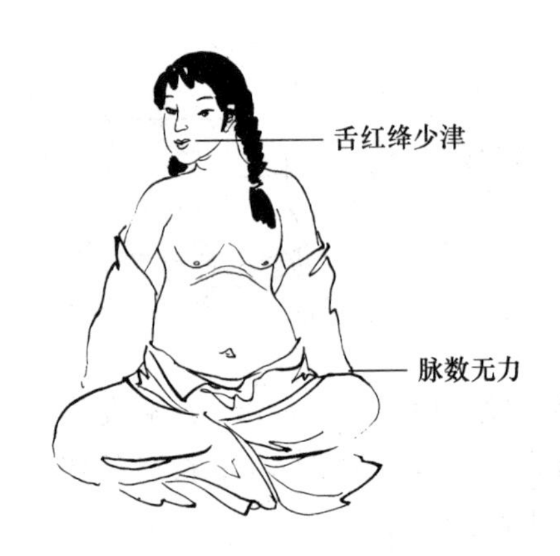

【治疗病例】

哮喘 高，女，中年。病哮喘多年，久治不愈，每到夏季溽暑时节即发作。刻诊，喉中哮鸣者，偶咳，腋温 37.3℃，咽干口渴，喜热饮但量不多，舌红绛少津，脉细数无力，与全真一气汤，3 剂见效，续服 20 余日见效。寻访 3 年，没有复发。

【运用口诀】②舌质红而苔腻或舌质淡而苔光剥。

【口诀图解】

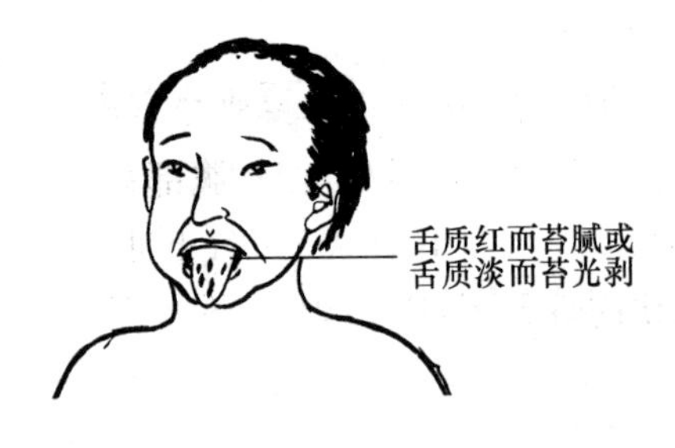

【治疗病例】

糖尿病 薛，男，中年。糖尿病病史7年，一直靠服用西医控制血糖，近来服用西药无效。诊之，空腹血糖 > 10.2mmol/L，血压高，视力弱，舌质淡，苔光剥，与全真一气汤，服用30日，空腹血糖 > 7.0mmol/L，血压正常。效不更方，连服百日，停药。寻访3年，病未复发。

【类症鉴别】

方　剂	类　症	鉴别要点
当归六黄汤	产后发热	脉数
小柴胡汤加地黄	产后发热	胸胁苦满
大承气汤	产后发热	腹压痛抵抗
桃核承气汤	产后发热	少腹急结
全真一气汤	产后发热	舌质红，苔腻
通脉四逆汤	产后发热	脉微细，但欲寐
三和汤	产后发热	脉洪数，谵语

茯苓桂枝甘草大枣汤

（《金匮要略》）

【方剂组成】茯苓60g、桂枝40g、甘草30g、大枣15枚。

【服用方法】用水2000ml，煎取500ml，分3次温服，日服3次。

【用于治疗】神经衰弱、神经官能症、癔症、胃炎、胃扩张、胃酸分泌过多症、肠狭窄、腹部大动脉瘤等疾病。

【运用口诀】脐下动悸，或气上冲。

【口诀图解】图见下页。

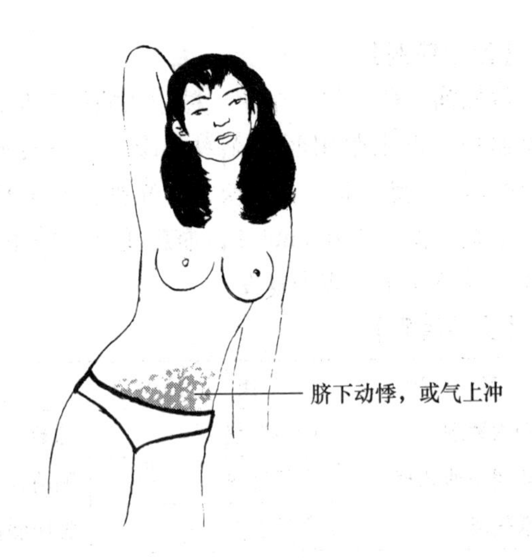

【治疗病例】

神经官能症 桑，女，中年。眩晕，反复发作，经种种检查原因不明。诊之，脉弱如丝，舌苔光滑，面色白，胆怯易惊，失眠多梦，每当眩晕发作，需赶快卧倒，不敢睁眼，脐下动甚，与茯苓桂枝甘草大枣汤，1 日显效，11 日治愈。

胃肠痉挛 刁，男，中年。反复发作性腹中绞痛，某中心诊为胃肠痉挛，治疗不愈。诊之，每当腹痛发作，自觉有气自下腹向上冲，干呕，出汗，前医用桂枝加桂汤治疗无效，脉紧如转索，脐下动悸亢进，与茯苓桂枝甘草大枣汤，1 剂治愈。

【类症鉴别】

方　剂	类　症	鉴别要点
苓桂甘枣汤	脐下悸	气上冲
良枳汤	脐下悸	脐左上动
五苓散	脐下悸	干呕吐涎沫
柴胡加龙骨牡蛎汤	脐下悸	胸胁苦满
桂枝加龙骨牡蛎汤	脐下悸	少腹弦急

五、温里剂

小建中汤

（《伤寒论》）

【方剂组成】桂枝 30g、炙甘草 30g、生姜 30g、芍药 60g、饴糖 100ml（后下）、大枣 12 枚。

【服用方法】用水 1800ml，煎取 500ml，加入饴糖，微火煎至饴糖消溶，分 3 次温服，日服 3 次。

【药物加减】如果自汗、盗汗，加黄芪 30g；如果甲色、唇色苍白，加当归 30g。

【用于治疗】胃与十二指肠溃疡、胃痉挛、肠痉挛、胃癌、胃下垂、胃炎、痢疾、肝炎、黄疸、各种贫血病、阳痿、低热等疾病。

【运用口诀】①腹软弱，腹直肌紧张。

【口诀图解】

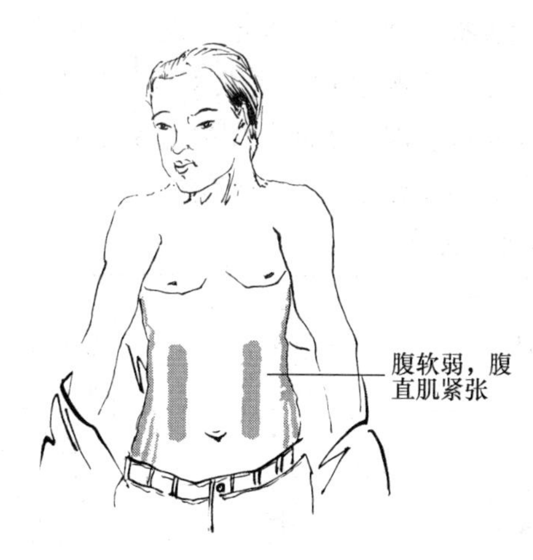

【治疗病例】

十二指肠溃疡 骆，男，青年。饥则腹痛，得食痛减，腹软弱，腹直肌紧张，痛解则脉缓弱，痛作脉即弦紧，面色萎黄，咽干口燥，心悸不安，四肢酸软，与小建中汤，3 日见效，30 日治愈。

【运用口诀】②黄疸，腹部软弱。

【口诀图解】

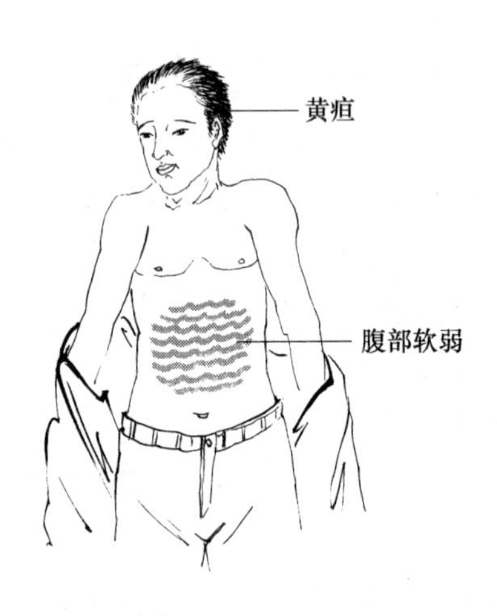

【治疗病例】

妊娠黄疸 刘，女，青年。妊娠，黄疸，某院治疗约 1 个月无效。诊之，巩膜发黄，食欲不振，乏力，恶心呕吐，自觉腹胀，触诊腹部软弱，小便色深黄，舌质淡黄，舌苔薄黄，舌边齿痕，脉弱，与小建中汤，5 日治愈。

【类症鉴别】

方　　剂	类　　症	鉴别要点
小建中汤	咽干口燥	腹直肌拘急
白虎加人参汤	咽干口燥	脉洪大，烦渴
大承气汤	咽干口燥	腹压痛抵抗
栝蒌瞿麦丸	咽干口燥	渴，小便不利，腹中冷
甘草干姜汤	咽干口燥	手足厥冷

续表

方　剂	类　症	鉴别要点
己椒苈黄汤	咽干口燥	腹满，肠间有水气
栀子豉汤	咽干口燥	心中懊憹
真武汤	咽干口燥	脉微，舌润
六味地黄丸	咽干口燥	脉数，舌红苔少

大建中汤

（《金匮要略》）

【方剂组成】 蜀椒30g、干姜40g、人参20g、饴糖5og（后下）。

【服用方法】 用水1000ml，煎至300ml，加入饴糖使消溶，分2次温服。

【用于治疗】 肠黏连、肠梗阻、胃与十二肠溃疡、结肠炎、腹股沟斜疝、睾丸鞘膜积水、胃下垂、胃扭转、放射性肠炎、胆道蛔虫症、胸膜炎、肋间神经痛、耳源性眩晕、克隆病、多发性大动脉炎等疾病。

【运用口诀】 胸或腹部疼痛，肠蠕动显著，腹中冷。

【口诀图解】

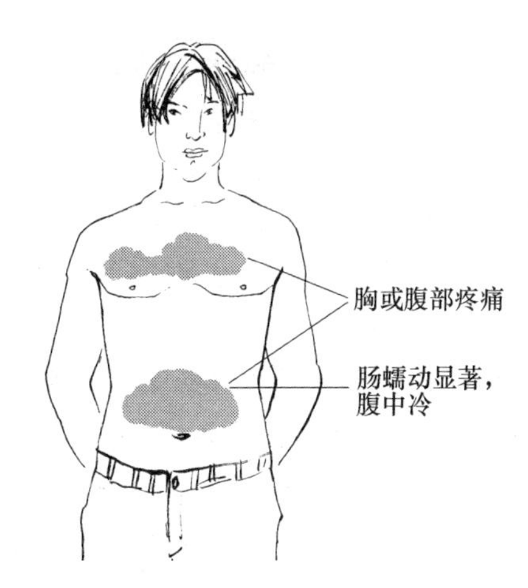

【治疗病例】

肠黏连 费，男，中年。2周前做过腹腔手术，近日发生阵发性腹痛，每发作时面色苍白，头出冷汗，腹胀，呕吐，肠蠕动显著，肠形起伏可见。脉沉，与大建中汤治愈。

膈胸膜炎 唐，女，老年。胸腹疼痛，向背放射，胸片示为膈胸膜炎，咳嗽频频，腹胀胸闷，不能进食，口中无味。西医则补液消炎，中医则清热利湿，连更数医，治疗无效。诊之脉沉弱，自觉胸腹中冷，随施大建中汤，1日疼痛减，3日诸症解，继服15日，胸片复查示痊愈。

【类症鉴别】

方　剂	类　症	鉴别要点
大建中汤	腹痛，呕吐	腹蠕动
附子粳米汤	腹痛，呕吐	肠鸣
小柴胡汤	腹痛，呕吐	胸胁苦满
黄连汤	腹痛，呕吐	心下痞硬
柴胡桂枝汤	腹痛，呕吐	胸胁苦满，下腹压痛
真武汤	腹痛，呕吐	脉微，肢冷，舌润

吴茱萸汤

（《伤寒论》）

【方剂组成】吴茱萸60g、人参30g、生姜50g、大枣12枚。

【服用方法】用水1500ml，煎取500ml，分6次温服，日服3次。

【用于治疗】头痛、耳源性眩晕、胃炎、肠炎、胃与十二指肠溃疡、胃下垂、心脏病、高血压、肾炎、尿毒症、前列腺炎、神经衰弱、神经官能症、肝炎、胆囊炎、妊娠子痫、脑梗塞、脑出血、痢疾、疝痛、青光眼、视神经乳头水肿、视疲劳症、角膜溃疡等疾病。

【运用口诀】①干呕，吐涎沫，头痛。

【口诀图解】

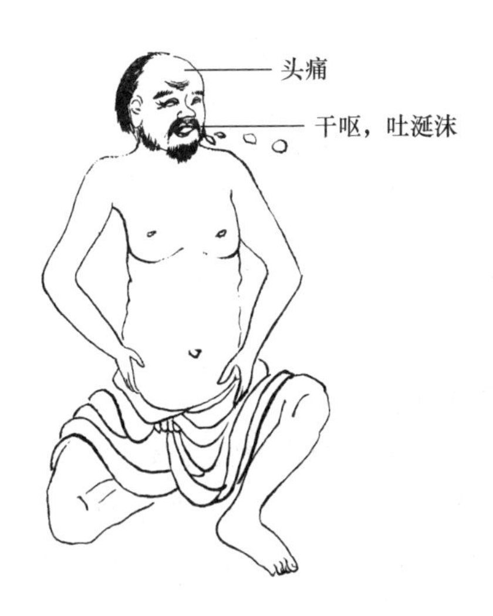

【治疗病例】

头痛 何，女，青年。头部疼痛，呈间歇性反复性发作，西医药治疗无效。诊之，每头痛发作时，恶心，呕吐涎沫，脉弦，与吴茱萸汤，1 剂治愈。

特发性癫痫 王，女，少年。癫痫史年余，近来发作频繁，干呕纳呆，头痛，不时地口吐涎沫，头痛剧烈则突然意识丧失，倒地，两目上窜，眼球固定，光反应消失，呼吸困难，面色发绀，接着全身抽搐，口吐泡沫，然后口噤，小便失禁，之后昏睡，历时约 15 分钟即醒，神态恍惚。如此反复发作。针对“干呕，头痛，吐涎沫”症状，与吴茱萸汤，服后停止发作。坚持服 30 日，病情稳定。信访 3 年，没有复发。

【运用口诀】②脉微细，呕吐，腹泻，手足冷，烦躁。

【口诀图解】图见下页。

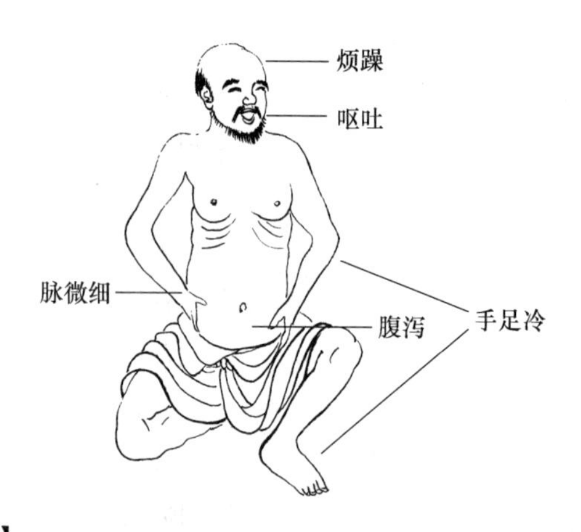

【治疗病例】

慢性支气管炎合并病毒性感冒　孔，男，老年。慢性支气管炎史 10 余年。1999 年冬季病毒性感冒流行，患者发热畏寒，喘咳加剧，西医药治疗 1 周无效。刻诊，发热恶寒，体温 37℃，喘嗽频作，脉微肢冷，呕吐腹泻，烦躁，曾晕厥 1 次，投吴茱萸汤，日夜服 6 次，迅速痊愈。

【运用口诀】③脉沉微，心下痞硬，或胸胁满。

【口诀图解】

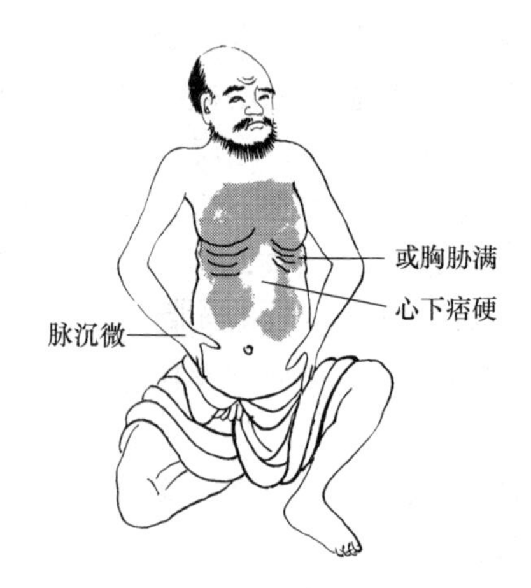

【治疗病例】

慢性胃炎 纪，男，中年。长期以来，食欲不振，灼心反酸，呕恶头痛，胃镜检查示为浅表性胃炎。诊之，脉微细，胃脘痞满，与吴茱萸汤，治愈。

内耳性眩晕症 齐，男，中年。1 年来反复发作性眩晕，某院诊为内耳淋巴积水，治疗不愈。刻诊，眩晕频发，剧则呕吐，耳鸣耳聋，心下痞满，胸胁胀满，脉沉细弱，与吴茱萸汤，10 日治愈。

呃逆 魏，女，青年。呃逆频发，病程 3 年。诊之，心下痞满，脉微，曾服旋覆代赭汤无效，拟温中益气降逆法，药选丁香、柿蒂、太子参、刀豆之属，服 7 日不效，改与吴茱萸汤，1 剂治愈。

【类症鉴别】

方　剂	类　症	鉴别要点
吴茱萸汤	吞酸嘈杂	脉沉微细
茯苓饮	吞酸嘈杂	心下停水
生姜泻心汤	吞酸嘈杂	心下痞硬
大承气汤	吞酸嘈杂	腹压痛抵抗
十枣汤	吞酸嘈杂	心下痞硬满
疏肝汤	吞酸嘈杂	左关脉弦
一贯煎加味	吞酸嘈杂	舌质红，苔光剥，脉细数
半夏干姜散	吞酸嘈杂	干呕，吐涎沫

乌头赤石脂丸

（《金匮要略》）

【方剂组成】蜀椒 20g、炮乌头 10g、炮附子 10g、干姜 10g、赤石脂 20g。

【服用方法】 粉碎成末，蜜丸如桐子大，每饭前服1丸，日服3次。

【用于治疗】 冠心病、心绞痛、胃痉挛、坐骨神经痛等疾病。

【运用口诀】 心痛彻背，四肢厥冷，脉沉细。

【口诀图解】

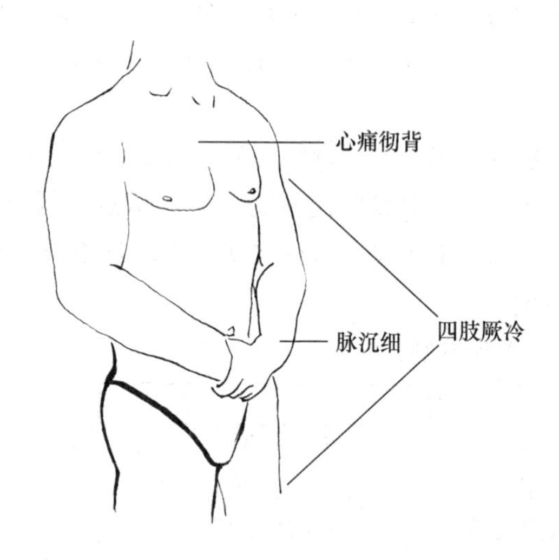

【治疗病例】

心肌梗死 瞿，男，老年。有冠心病史，近日频发心绞痛，某院诊为心肌梗死。每发心前区疼痛，向左侧背、肩放射，面色发绀，身上出汗，手足冷，舌质紫黯，舌苔白润，脉沉细，与乌头赤石脂丸，2日疼痛缓解，5日心绞痛停止发作。

【类症鉴别】

方　剂	类　症	鉴别要点
乌头赤石脂丸	心痛	手足厥冷
栝蒌薤白半夏汤	心痛	喘咳
抵当汤去大黄	心痛	脉结代
四妙勇安汤加丹参	心痛	脉洪盛

白通加猪胆汁汤

（《伤寒论》）

【方剂组成】葱白 4 茎、干姜 10g、附子 1 枚、人尿 100ml（后下）、猪胆汁 70ml（后下）。

【服用方法】用水 600ml 煮前 3 味，煎取 100ml，加入人尿、猪胆汁混匀，分 2 次温服。

【用于治疗】胃肠炎、感冒、霍乱及副霍乱、支气管炎、肺炎、肾炎、肾衰竭、心源性休克、感染性休克、皮肤结节性红斑等疾病。

【运用口诀】面色赤，四肢厥冷，脉微或无脉。

【口诀图解】

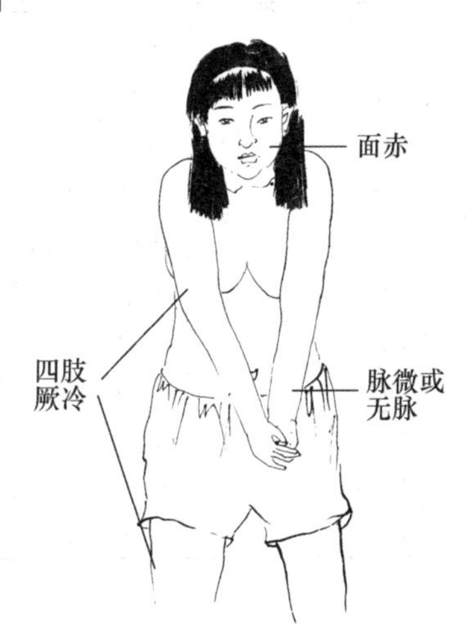

【治疗病例】

发热 卢，女，青年。发热不退，体温经常在 40℃以上，病已逾月，各位中西医前辈均告束手。那一年，我十八岁，因为这个病例在我脑海中留下了很深的印象，所以至今记忆犹新。一直到现在，每当同她相遇，她常诉起此事而唏嘘感叹不已。当时，她卧在病床上，高热不退，输液打针无效，家里人都认为其已临死亡的边缘。诊之，脉洪数，上肢灼热，面红如朱，口渴唇燥，一派热象，何以西医输液冰敷，中医清热解毒、寒凉直折、清营透气、泻火滋阴，屡治不效？这就是戴阳病，阴盛逼微阳外浮，致面赤、脉洪数、上身灼热、口渴唇燥，而足冷、腹冷，乃真寒假热无疑也，拟温里补阳滋阴、引浮热归元，与白通加猪胆汁汤，1剂治愈。

急性胃肠炎 蒋，男，老年。腹泻清水，泻下无度，口渴呕吐，小便不利，形寒肢冷，头痛烦躁，面红如妆，脉微欲绝，与白通加猪胆汁汤，1日奏效，2日治愈。

【类症鉴别】

方　剂	类　症	鉴别要点
白通加猪胆汁汤	面红	脉微，手足冷
三黄泻心汤	面红	赤红，便秘
黄连解毒汤	面红	赤红
麦门冬汤	面红	潮红，干咳
桂苓味甘汤	面红	淡红，头沉
三物黄芩汤	面红	手足烦热，汗出
小建中汤	面红	里急
桂枝茯苓丸	面红	下腹压痛、充实
桃核承气汤	面红	少腹急结
升麻鳖甲汤	面红	面上斑纹，咽喉痛，唾脓血
通脉四逆汤加葱	面红	脉微，厥冷，汗出

当归建中汤

（《金匮要略》）

【方剂组成】 当归40g、桂枝30g、白芍60g、生姜30g、甘草 10g、大枣 12 枚、饴糖 60g。

【服用方法】用水 1500ml，煎取 500ml，加入饴糖在火上煎令饴糖消熔，分 3 次温服，日服 3 次。

【药物加减】如果出血过多，或出血不止，加地黄 60g、阿胶 20g（烊）。

【用于治疗】再生障碍性贫血、巨幼细胞贫血、慢性白血病、原发性血小板减少性紫癜、子宫功能性出血等疾病。

【运用口诀】①亡血，面色萎黄，虚羸。

【口诀图解】

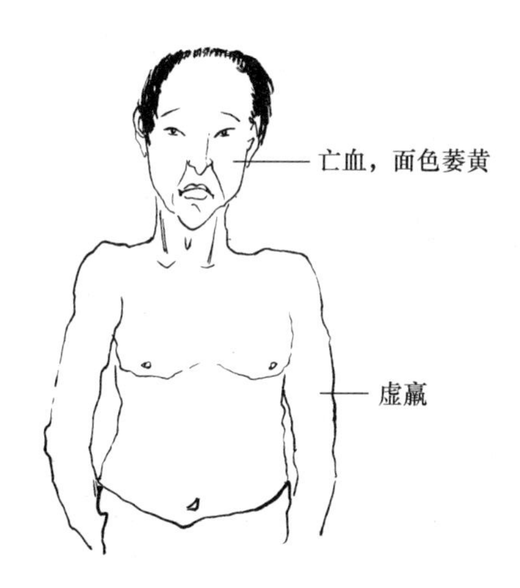

【治疗病例】

再生障碍性贫血 邵，男，少年。贫血，消瘦，面色黄而无泽，心悸，乏力，皮肤有出血斑点，脉数，于 1 年前于某院骨髓活检确诊为再生障碍性贫血。今用当归建中汤加地黄、阿胶、砂仁治之。30 日后，症状明显减轻。90 日后，各种症状消失。骨髓活检复查，提示痊愈。

【运用口诀】②腹拘急，痛引下腹、腰、背，面色萎黄。

【口诀图解】图见下页。

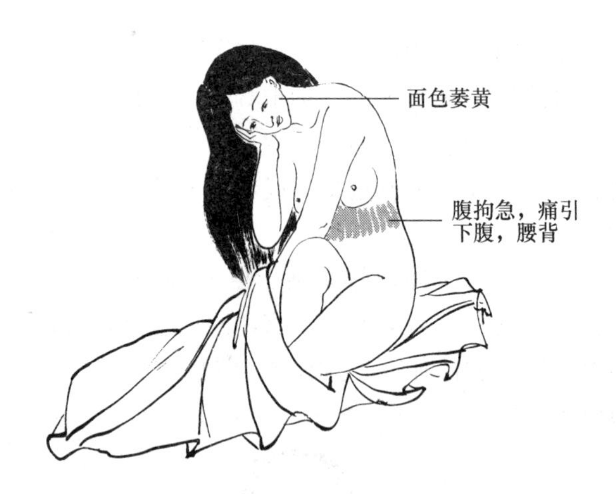

【**治疗病例**】

痛经 胡，女，青年。每当月经来时下腹部疼痛。诊之，腹直肌拘急，面色萎黄，腰背痛，与当归建中汤而愈。

【**类症鉴别**】

方 剂	类 症	鉴别要点
当归建中汤	腰背痛	腹拘急
桂枝汤加茯苓术乌头	腰背痛	脉沉弱
续命汤	腰背痛	脉大紧

四逆汤

（《伤寒论》）

【**方剂组成**】甘草 30g、干姜 30g、附子 1 大枚（生用，破为 8 片）。

【**服用方法**】用水 1200ml，煎取 400ml，分 2 次温服。

【**药物加减**】如果贫血者或心下痞硬者，加人参 10g；如果心动悸，小便不利，水肿，烦躁，加茯苓 30g；如果手足冷甚，脉欲绝，呕吐、腹泻，加干姜30g。

【用于治疗】心源性休克、过敏性休克、感染性休克、心肌梗死、胃肠炎、足跟骨质增生、腓肠痉挛、心力衰竭、感冒、流行性感冒、霍乱、食物中毒、膈肌痉挛、黄疸、多汗症、低血压、再生障碍性贫血、抑郁症、恐怖症、肿瘤病、肝炎、肝硬变、肾炎、肾衰竭、哮喘、支气管炎、各种出血病等疾病。

【运用口诀】①手足厥冷，脉沉、迟或浮迟、弦迟。

【口诀图解】

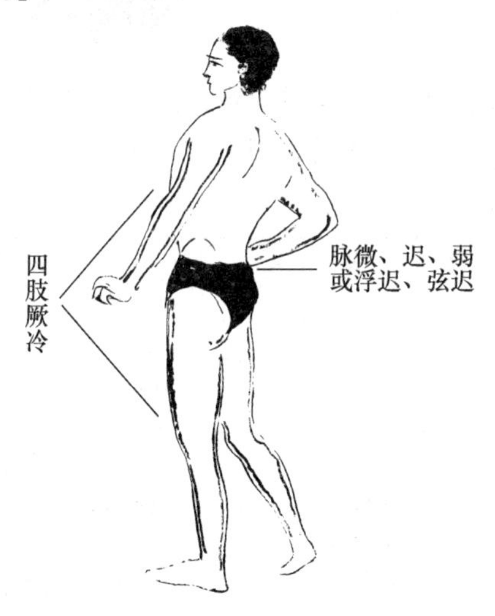

【治疗病例】

病毒性胃肠炎 肖，男，老年。呕吐，腹泻，西医治疗无效。刻诊，发热，恶寒，手足厥冷、痉挛、疼痛，出汗多，腹胀满，脉浮迟，眼窝凹陷，昏倦嗜睡，投四逆汤，1剂治愈。

心源性休克 郝，男，老年。有心律失常史，晨起突然血压下降，血压8.6/5.9kPa，心率加快，心音低钝，脉搏细弱，肢冷汗出，面色苍白，唇色发绀，呼吸困难，静脉萎陷，尿量减少，反应迟钝，意识昏迷，急投茯苓四逆汤，1剂奏效，再剂而愈。

【运用口诀】②脉沉，但欲睡。

【口诀图解】

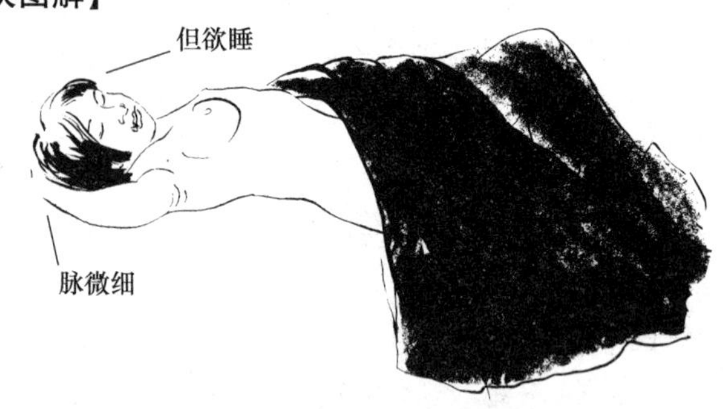

【治疗病例】我在 20 岁时，曾经治疗一女孩，但睡，不食，体温 35℃，脉沉，与四逆汤，服 1 次治愈。

【类症鉴别】

方剂	类症	鉴别要点
四逆汤	手足厥冷	脉沉微
大承气汤	手足厥冷	腹满压痛，口舌干燥
甘草干姜汤	手足厥冷	眩，多涎唾
四逆散	手足厥冷	脉弦
白虎汤	手足厥冷	脉浮滑，烦躁，口渴
当归四逆汤	手足厥冷	静脉回血障碍
真武汤	手足厥冷	心下悸
吴茱萸汤	手足厥冷	干呕，吐涎沫
通脉四逆汤	手足厥冷	脉不出

茯苓四逆汤

（《伤寒论》）

【方剂组成】炙甘草 15g、生附子 15g、干姜 15g、茯苓 30g、人参 10g。

【服用方法】水煎服，日 1 剂。

【用于治疗】睡眠障碍、抑郁症、躁狂症、恐惧症、癔症、精神分裂症、癫痫、焦虑症、神经性耳鸣、目眶神经痛、视疲劳、视神经萎缩、过敏性鼻炎等疾病。

【运用口诀】烦躁，脉沉微或浮大而空。

【口诀图解】

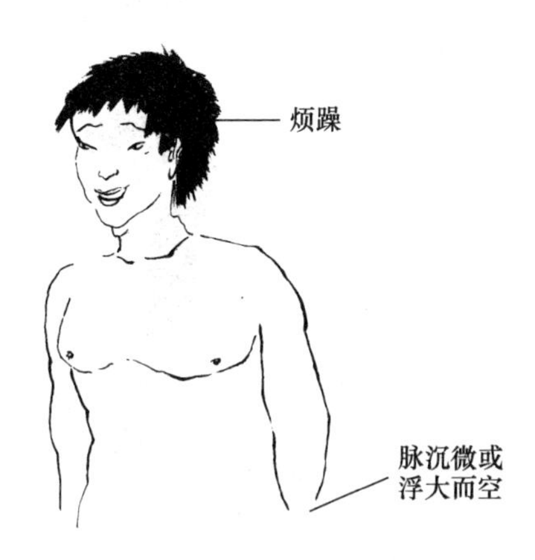

【治疗病例】

睡眠障碍 宋，女，青年。失眠，每夜因不能入睡而焦虑，烦躁，舌质淡，苔白润，脉微，与茯苓四逆汤，服用 30 日即能正常睡眠。数年之疾，今得以治愈，患者向我表示不胜感激。

目眶神经痛 赵，男，中年。自半年前目眶疼痛，某院眼科诊为目眶神经痛，治疗无效。诊之，脉微，烦躁，焦虑，失眠，与茯苓四逆汤，服 3 日显效，7 日治愈。

当归四逆加吴茱萸生姜汤

(《伤寒论》)

【方剂组成】当归 30g、芍药 30g、细辛 30g、炙甘草 20g、木通 20g、桂枝 20g、生姜 50g、吴茱萸 20g、大枣 25 枚。

【服用方法】用水 2500ml，煎取 800ml，分 5 次温服。

【用于治疗】雷诺病、雷诺现象、心功能不全、胃炎、胃与十二指肠溃疡、幽门痉挛、红斑狼疮、硬皮病、坐骨神经痛、肢端动脉痉挛病、血栓闭塞性脉管炎、疝气、痛经、月经不调、冻疮、阳痿、脑出血、脑梗塞、前列腺炎等疾病。

【运用口诀】手足冷，脉细欲绝。

【口诀图解】

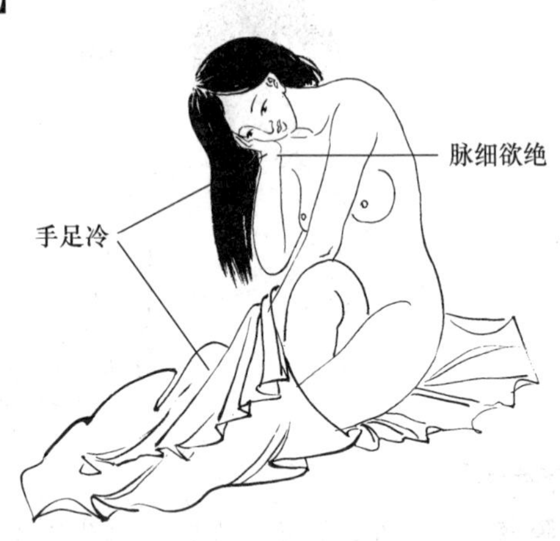

【治疗病例】

下肢浅静脉曲张 鲜，男，老年。下肢浅静脉造影示下肢浅静脉曲张，病程 10 余年。下肢静脉呈蚯蚓状蜿蜒迂曲，间有静脉球状结节，下肢憋胀酸痛，小腿水肿，行动后加剧，左侧下肢尤重，小腿内侧色素沉着，溃疡经久不愈。脉沉细，下肢冷，对此，与当归四逆加茱萸生姜汤。患者谓已经服用过这个方剂。问其药物剂量情况，回答前方每味药用量 10g，日服 1 次。方剂虽同而剂量不同，病重药轻，所以无效。于是径用已疏好的处方，嘱日服 3 次。服 7 日，下肢胀痛、小腿水肿消失，20 日后下肢静脉曲张消失，溃疡愈和。下肢温度正常，脉搏如常人。下肢静脉造影示痊愈。

下肢深静脉血栓形成 蒴，男，中年。小腿疼痛、肿胀，腓肠肌压痛，多普勒超声检查、下肢静脉造影示下肢深静脉血栓形成。住某院治疗近1年，不愈。诊之，脉微欲绝，手足冷，与当归四逆加吴茱萸生姜汤，25日治愈。

脑梗塞 龚，女，老年。右侧偏瘫，同向偏盲，头晕目眩，发音不清，反酸灼心，口角流涎，手足厥冷，胸闷腹满，触无抵抗，病发月余，输液惘效，脉象细微，与当归四逆加吴茱萸生姜汤，4日发音清楚，晕眩著减，口不流涎，烧心反酸消失，15日行走自如。

【类症鉴别】

方　剂	类　症	鉴别要点
失笑散	产后腹痛	腹无压痛
桂枝茯苓丸	产后腹痛	下腹压痛
大承气汤	产后腹痛	腹压痛抵抗
桃核承气汤	产后腹痛	少腹急结
当归四逆加吴茱萸生姜汤	产后腹痛	冷结在少腹
枳实芍药散	产后腹痛	心中痞，腹紧张
下瘀血汤	产后腹痛	脐下干血不下
小建中汤	产后腹痛	里急

青囊丸

（《韩氏医通》）

【方剂组成】 香附子（略炒）180g、乌药60g。

【服用方法】 粉碎成末，水醋煮和为丸，梧子大，每次服10g，日服3次。

【用于治疗】 经前期紧张症、神经官能症、乳腺增生等疾病。

【运用口诀】 乳房胀、痛，脉沉。

【口诀图解】 图见下页。

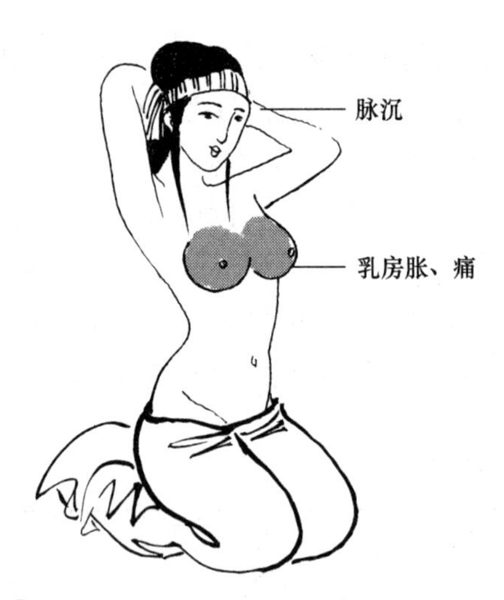

【治疗病例】

经前期紧张症 许，女，中年。经期后错。每当月经来潮前10余日，乳房作胀、微痛，精神紧张，气郁不舒，胸闷嗳叹，腹胀噫气，下腹阵痛，月经来潮，诸症旋解，如此反复发作一年余，与逍遥散，服30日无效，症状加剧。复诊，脉沉，与青囊丸，1个月痊愈。

背沉 高，女，青年。背沉难耐，经查脏腑功能、形态未见异常，脊柱呈正常生理状态。诊之，乳房微微作胀，脉沉，与青囊丸，10日治愈。

【类症鉴别】

方 剂	类 症	鉴别要点
青囊丸	经欲来而先乳胀	脉沉
丹栀逍遥散	经欲来而先乳胀	脉弦
栝蒌薤白半夏汤	经欲来而先乳胀	乳房疼痛
当归四逆加吴茱萸生姜汤	经欲来而先乳胀	脉微欲绝
小柴胡汤合桃核承气汤	经欲来而先乳胀	脉弦，少腹急结

桂枝附子汤

（《伤寒论》）

【方剂组成】桂枝40g、炮附子3枚、生姜30g、大枣12枚、炙甘草20g。

【服用方法】用水1400ml，煎取400ml，分3次温服。

【用于治疗】风湿性关节炎、类风湿关节炎、膝关节炎、腰椎退行性病变、糖尿病性神经病变、坐骨神经痛、强直性脊柱炎、大骨节病、肩周炎、肌营养不良症、三叉神经痛、性冷淡、阳痿、早泄、腹外疝、腹股沟疝等疾病。

【运用口诀】身体疼痛，脉浮虚，恶寒。

【口诀图解】

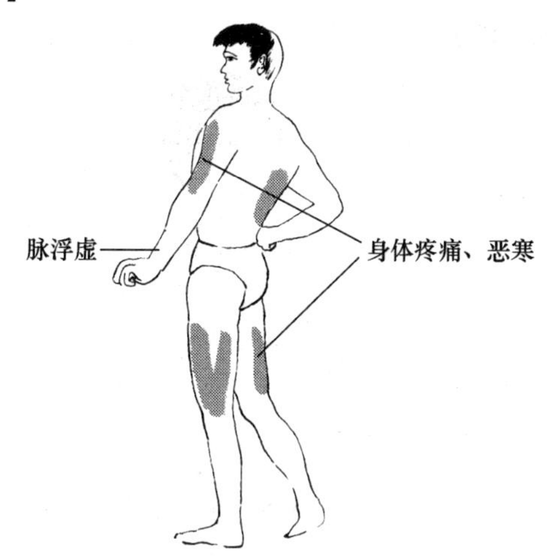

【治疗病例】

坐骨神经痛　葛，女，中年。坐骨神经痛约3个月，遇风寒潮湿即剧，跛行，脉浮大无力，舌苔白润，与桂枝附子汤，17日愈。

风湿性关节炎 毛，男，老年。四肢大关节疼痛，遇寒即痛剧，得热则痛缓，脉浮虚，与桂枝附子汤，34 日治愈。

桂枝加附子汤

（《伤寒论》）

【方剂组成】桂枝、芍药、炙甘草、生姜各 30g，大枣 12 枚，炮附子 1 枚（破为 8 片）

【服用方法】用水 1500ml，煎取 500ml，分 3 次温服。

【用于治疗】普通感冒、流行性感冒、支气管炎、支气管哮喘、肺炎、坐骨神经痛、风湿性关节炎、类风湿关节炎、过敏性鼻炎、冠心病、睾丸炎、骨髓炎等疾病。

【运用口诀】汗出不止，恶寒，脉沉或浮弱。

【口诀图解】

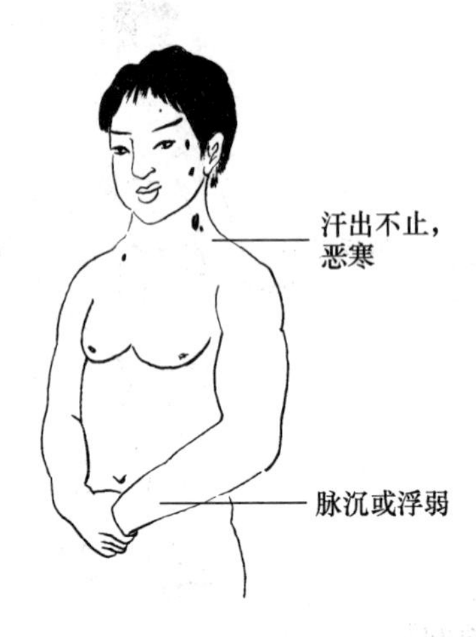

【治疗病例】

流行性感冒 赵，男，青年。有流感接触史，畏寒，下肢酸，乏力，头痛，鼻塞流涕，咽喉痛，脉沉，无汗，服麻黄细辛附子汤 1 剂出微汗而愈。因为服药后自我感觉身心舒适，未经医生诊断而复自购麻黄细辛附子汤1剂服下，致汗出不止，畏寒复作。这个患者，前服麻黄细辛附子汤1剂，得微汗出，病已痊愈，则不需要也不应该再服药，所以服第2剂导致出现汗出过多而亡阳的弊端。对此，与桂枝加附子汤，1剂治愈。

风湿性关节炎 郝，女，青年。产后患风湿病，服西药不愈。诊之，脉浮弱，汗出如水，畏寒，手足冷，舌质赭红，舌苔光滑，面部轻度水肿，四肢关节疼痛，与桂枝加附子汤，7日治愈。

【类症鉴别】

方剂	类症	鉴别要点
桂枝加附子汤	汗出	脉浮弱，恶寒
八味地黄丸	汗出	少腹不仁或拘急
桂枝加龙骨牡蛎汤	汗出	腹动悸
四逆汤	汗出	脉微，手足厥冷
补中益气汤	汗出	寸弱，脏器下垂
当归六黄汤	汗出	舌红脉数
瓜蒂散	汗出	寸脉微浮，胸中痞硬，气上冲咽

六、补益剂

四君子汤

(《太平惠民和剂局方》)

【方剂组成】人参、炙甘草、茯苓、白术各10g。

【服用方法】水煎服。

【用于治疗】低血糖、低血压、厌食症、胃炎、肠炎、肝炎、痔疾、月经不调等疾病。

【运用口诀】食欲不振，身体倦怠，懒言声微，面色苍白，脉弱。

【口诀图解】

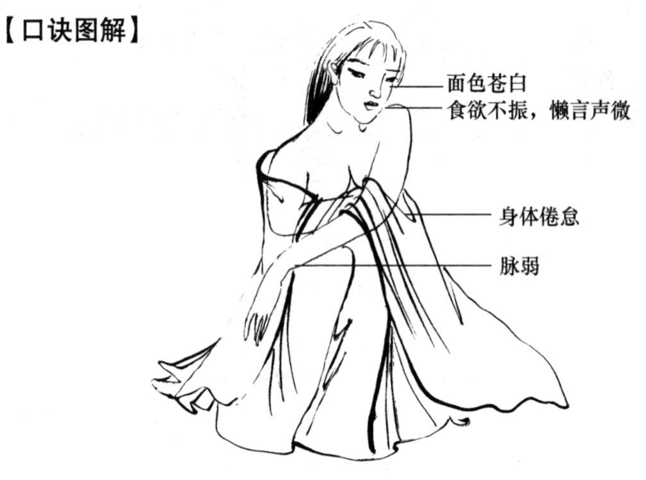

【治疗病例】

营养不良综合征 丁，女，青年。不思饮食，食后欲睡，食少便溏，消化不良，语音低微，懒言少动，精神淡漠，惊悸健忘，头发稀疏，面色㿠白，唇色淡白，颜面虚浮，月经失调，量少色淡，性欲减退，舌质淡嫩，舌苔淡白，脉象细微，与四君子汤，15 日病情好转，40 日治愈。

六君子汤

（《校注妇人良方》）

【方剂组成】人参、白术、茯苓各 12g，甘草、陈皮、半夏各 6g，生姜 2 片，大枣 3 个。

【服用方法】水煎服。

【用于治疗】胃炎、胃下垂、胃弛缓、胃癌、胃溃疡、子宫肌瘤、痔疾、肠炎、厌食症、妊娠呕吐、子宫出血等疾病。

【运用口诀】①心下痞硬，脉弱，口淡无味。

【口诀图解】

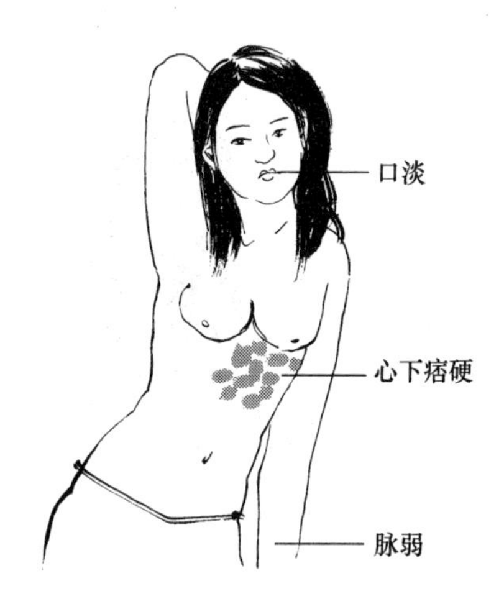

【治疗病例】

慢性胃炎　姜，男，青年。胃炎史已 6 年，曾服用中西药物，疗效欠佳。查所服用过的中药概属疏木培土、健脾养胃、补气化食、生津滋阴、甘淡渗湿、辛苦除痞、升清降浊等类方剂。诊之，体形瘦弱，倦怠嗜卧，面色苍白，口淡无味，呕恶纳呆，舌淡光滑，脉沉且细，心下痞满，时或便溏，与六君子汤，7 日病状好转，27 日食欲增进，坚持服用 3 个月诸症悉去，脉搏有神，胃镜和组织学活检示萎缩性胃炎痊愈。

慢性支气管炎 叶，女，中年。经年痰喘，久治不愈。西药控制，激素久服，岂是长计?! 骨质疏松，肾上腺萎缩，激素不可骤停，故当渐渐减去。面部虚浮，语微声低，舌苔白润，脉数无力，心下痞硬，胃有水气，口淡乏味，久病气虚，六君子汤，连进百剂。1 个月显效，激素撤毕，脉象沉弱，乃见本体（前之脉数，是激素所导致的药脉，而非本体的病脉，所以将激素撤完后，本体的病理的微弱脉象便呈现出来了），续进六君，脉徐趋起，服至百日，痼疾遂愈。再进百剂，固本强体。

【运用口诀】②出血，脉弱，面色无华，唇色淡白，手足倦怠，腹软弱。

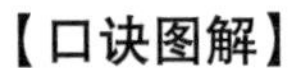
【口诀图解】

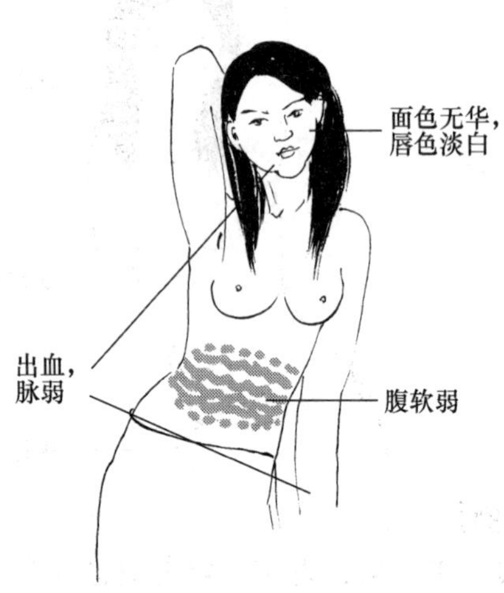

【治疗病例】

功能性子宫出血 万，女，中年。经事不止，将逾一月，脉象沉弱，舌淡无苔，腹力软弱，手足倦怠，面色萎黄，唇色苍白，动则心悸，与六君子汤，3 日出血减少，6 日出血停止，30 日面色红润，全身状况良好。

内痔便血 邢，男，老年。内痔便血，已经 3 个月，呈贫血貌，面部虚胖，下肢水肿，心悸气短，手足倦怠，脉细欲绝，与六君子汤，便血渐少，11 日后便血停止。连进百剂，诸症悉瘥。

【类症鉴别】

方剂	类症	鉴别要点
六君子汤	心下振水音	脉弱，易疲劳
半夏厚朴汤	心下振水音	咽中炙脔感
茯苓饮	心下振水音	心下满
小半夏加茯苓汤	心下振水音	眩、悸、渴
苓甘姜味辛夏仁汤	心下振水音	脉沉微，喘咳
苓桂术甘汤	心下振水音	脉沉紧，眩晕
泽泻汤	心下振水音	眩晕，头沉
人参汤合五苓散	心下振水音	脉弱，腹中冷

参苓白术散

(《太平惠民和剂局方》)

【方剂组成】莲肉、薏苡仁、茯苓、人参、白术、甘草各 10g，砂仁、桔梗各 6g，白扁豆 15g，山药 30g，大枣 1 枚。

【服用方法】水煎服。

【用于治疗】胃肠炎、肠内发酵性消化不良症、肠炎、肠结核、厌食症、胃下垂、阴道炎、子宫出血、痔疾等疾病。

【运用口诀】腹泻，食欲不振，脉弱，腹软弱，脘略满闷，咽干口淡。

【口诀图解】图见下页。

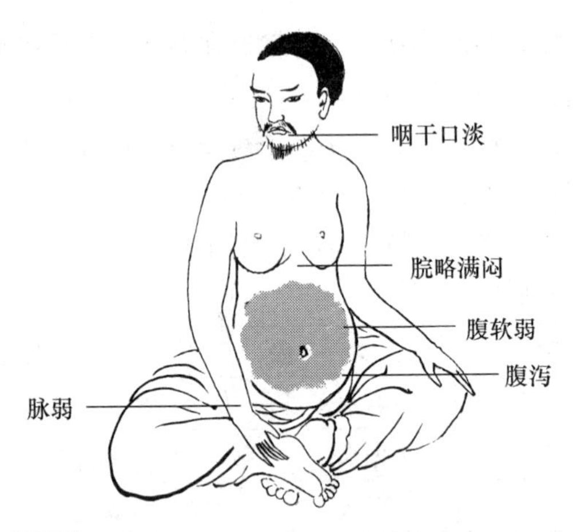

【治疗病例】

慢性肠炎 鲍，男，老年。连月腹泻，完谷不化，输液不愈，身体虚羸，倦怠嗜卧，面黄无泽，唇甲淡白，脉大而弱，舌质淡润，舌苔花剥，咽干口淡，腹微胀满，食欲不振，气短自汗，时或肠鸣，腹部软弱，与参苓白术散，6 日腹泻停止，20 日身体整体状况良好。

补中益气汤

（《脾胃论》）

【方剂组成】 人参、炙甘草、当归、白术各 10g，陈皮、升麻、柴胡各 5g，黄芪 15g。

【服用方法】 水煎服。

【用于治疗】 感冒、痔疾、脱肛、子宫脱垂、肾下垂、膀胱下垂、肺结核、肠结核、肾结核、淋巴结核、阳痿、早泄、遗精、遗尿等疾病。

【运用口诀】 ①自觉腹部或腰部等部位坠重，脉弱，腹无抵抗。

【口诀图解】

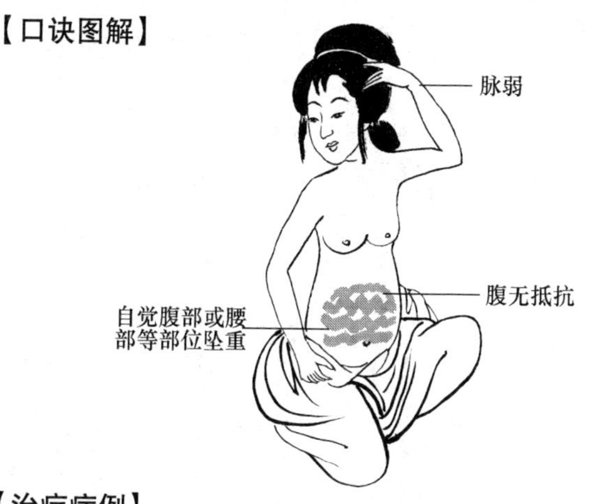

【治疗病例】

膀胱下垂 曹，女，青年。下腹部坠胀不适，小便不利，脐左压痛，大便日1次，排便时里急后重，左手脉弦紧，面色黄，体瘦，与活血化瘀、疏肝理气、宣中导下之剂无效，于是依据经验"看似实证而按实证治疗无效的病例，当考虑按虚证治疗"，改用补中益气汤，7日症状好转，30日治愈。

肾、膀胱、子宫下垂 董，女，老年。下腹部、腰臀部坠重不适，CT、扫描示肾、膀胱、子宫下垂。身体肥胖，舌质色淡，舌苔微黄，食欲不振，脉沉弱，乏力，便秘，精神不振，容易疲劳，腹无抵抗，与补中益气汤，20日治愈。

【运用口诀】②寸脉弱，手足、言语无力，食欲不振，腹部软弱。

【口诀图解】图见下页。

【治疗病例】

肛管直肠脱垂 王，男，中年。脱肛史6年。开始一段时间，每当排便时黏膜脱出肛门，便后即自行回缩，如此反复发作5年余。近来，黏膜脱出后不能自行回缩，需用手将脱出部分推

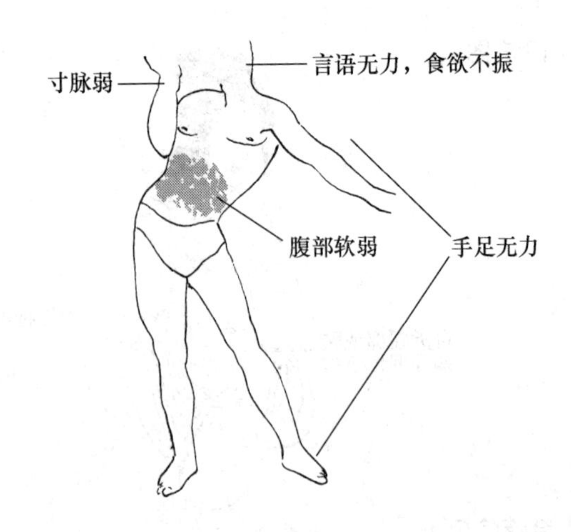

入肛门。脱垂物红色、球状、壁皱，垂出肛门5.3cm。寸脉弱不应指，少气懒言，语音低弱，腹部无力，食欲减退，与补中益气汤，日2剂，6日显效，30日治愈。

飞蚊症 张，男，中年。自觉时而有黑点或丝网状物在眼前飘动，眼科诊为飞蚊症，治疗无效。诊之，寸脉弱，舌质淡，无舌苔，腹部软弱，与补中益气汤，21日治愈。

重症肌无力 严，男，青年。手足无力，说话无力，容易疲劳，肌肉松弛，眼睑下垂，斜视复视，晨轻暮重，活动加剧，休息好转，脉象虚大，寸不应指，腹部软弱，饮食无味，喜热畏寒，口苦咽干，时常自汗。疲劳试验阳性，肌电图阳性，血清AchR抗体阳性，胸部CT检查胸腺未见异常，甲状腺功能正常。与补中益气汤，日2剂，15日治愈。

【运用口诀】③胸胁满，腹部软弱，脉弱。

【口诀图解】图见下页。

【治疗病例】

乙型肝炎 夏，女，中年。乙肝史11年，近日血清学检测结

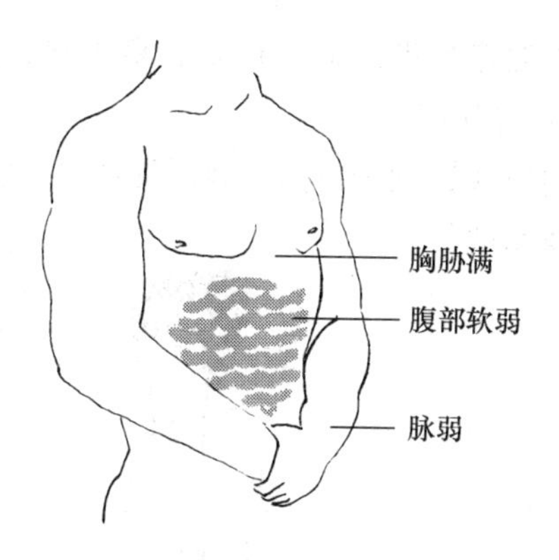

果：HBsAg（+）、HBsAb（-）、HBeAg（-）、HBeAb（+）、HBcAb（+）。刻诊，面黄身瘦，神疲体倦，舌苔薄黄，舌边齿痕，脉数而弱，腹部软弱，胸胁胀满，不思饮食，喘气叹息，与补中益气汤，15日病情好转，70日各种症状消失，面色、神情焕然一新。共服300日停药，血清学检测结果：HBsAg（-）、HBsAb（+）、HBeAg（+）、HBeAb（-）、HBcAb（-）。信访数载，没有复发。

【类症鉴别】

方　剂	类　症	鉴别要点
补中益气汤	脱肛	寸脉弱
白头翁汤	脱肛	脉滑盛
四逆汤加味	脱肛	脉沉微
小建中汤	脱肛	里急

生脉散

（《千金要方》）

【方剂组成】人参、麦冬各14g，五味子6g。

【服用方法】水煎服。

【用于治疗】糖尿病、疰夏、夏季热、休克、心功能不全、咽炎、喉炎等疾病。

【运用口诀】咽干口渴，脉微细欲绝，腹软弱。

【口诀图解】

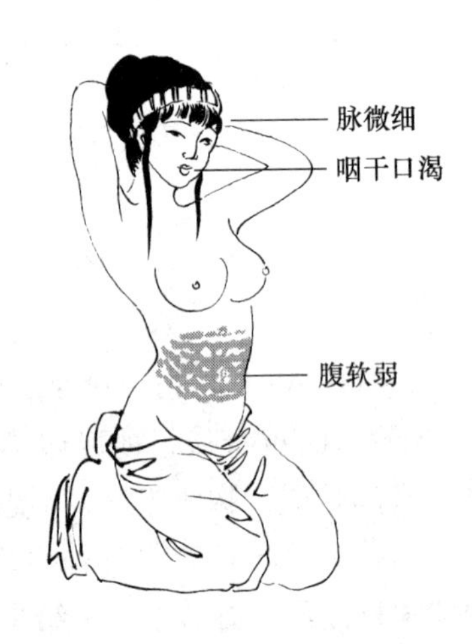

【治疗病例】

尿崩症　尚，女，中年。多饮多尿，某研究所诊为尿崩症，治疗不愈。诊之，脉微弱腹软弱，舌淡苔干，咽干口渴，乏力，心悸，与生脉散，30日治愈。

疰夏　黄，女，青年。每到夏季乏力，心悸，厌食，咽干，消瘦，头昏，气短。诊之，脉微细欲绝，腹部软弱，舌质淡，舌苔花剥，面色萎黄，与生脉散，嘱坚持用至秋季。服后不久，诸症若失，身体渐渐康强。来年夏季没有出现疰夏症状。

【类症鉴别】

方　　剂	类　　症	鉴别要点
生脉散	消渴	脉微，腹软弱
五苓散	消渴	小便不利
八味丸	消渴	少妇软弱或拘急
白虎加人参汤	消渴	脉洪大
三黄泻心汤	消渴	心下痞，按之濡

续表

方　剂	类　症	鉴别要点
小柴胡汤加地黄	消渴	胸胁苦满
六味地黄丸	消渴	尺脉虚大
真武汤	消渴	脉微，舌润
栝蒌瞿麦丸	消渴	小便不利，腹中冷

益气聪明汤

（《兰室秘藏》）

【方剂组成】黄芪、人参各10g，葛根、蔓荆子各6g，白芍、黄柏各4g，升麻、炙甘草各2g。

【药物加减】如果恶寒、脉沉细者，加炮附子10g，干姜10g，肉桂10g。

【服用方法】水煎服。

【用于治疗】视疲劳症、飞蚊症、白内障、神经性耳聋耳鸣等疾病。

【运用口诀】视物昏花，耳鸣耳聋，脉虚弱，腹软弱。

【口诀图解】

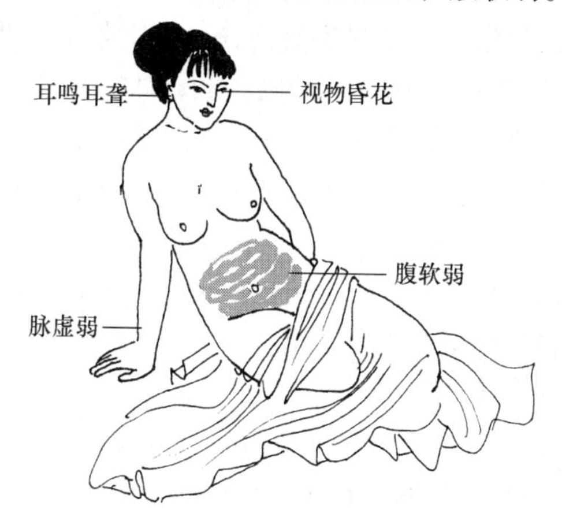

【治疗病例】

神经性耳鸣 宋，女，青年。视物昏花，耳鸣难耐，久治无效，病程四年余。诊之。脉弱，腹力弱，与益气聪明汤，2 个月痊愈。

【类症鉴别】

方　　剂	类　　症	鉴别要点
益气聪明汤	翳	脉弱
三黄泻心汤	翳	面赤
苓桂术甘汤	翳	脉沉紧，舌苔水滑
八味丸	翳	小腹拘急或软弱
四逆汤	翳	脉微，厥冷

人参汤

（《金匮要略》）

【方剂组成】人参、炙甘草、白术、干姜各 50g。

【服用方法】用水 1500ml，煎取 500ml，分 3 次温服，日服 3 次。

【药物加减】如果手足冷甚，加炮附子 1 枚；如果心动悸，胸满，加桂枝 30g；如果小便不利，加茯苓 60g。

【用于治疗】胃炎、肠炎、婴儿腹泻、肝炎、胃下垂、胃弛缓、霍乱与副霍乱、感染性腹泻、食物中毒、冠心病、病态窦房结综合征等疾病。

【运用口诀】脉沉、迟、弦或浮，但按之皆无力，心下痞硬。

【口诀图解】图见下页。

【治疗病例】

霍乱 曹，男，中年。从霍乱疫区回家后，发生剧烈呕吐、腹泻、喷射性呕吐，水注样腹泻，吐泄物中检测出霍乱弧菌，腓

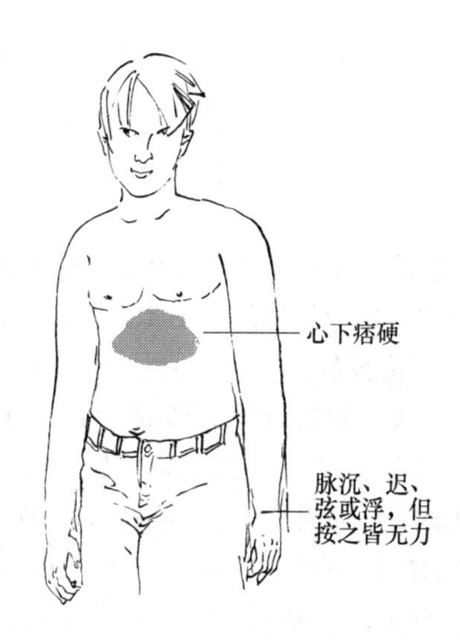

肠肌、腹直肌痛性痉挛，脉浮大，按之无力，腹软弱，腹直肌紧张无抵抗，心下痞硬，急投人参汤，1剂治愈。

冠状动脉粥样硬化性心脏病 葛，男，老年。有冠心病史，平日服用西药控制病情，近日来心前区疼痛，时而向左肩左臂放射，胸满，心动悸，脉沉弱，心下痞硬，心下振水音，腹壁紧张，畏寒，与人参汤加桂枝，1剂症状悉解。

【类症鉴别】

方　剂	类　症	鉴别要点
人参汤	呕吐下利	心下痞硬，脉微弱
半夏泻心汤	呕吐下利	心下痞硬，口苦
五苓散	呕吐下利	渴，小便不利
四逆汤	呕吐下利	脉沉微，四肢冷
大柴胡汤	呕吐下利	发热，心下痞硬
黄芩加半夏生姜汤	呕吐下利	腹痛，发热，脉紧
白虎加人参汤	呕吐下利	烦渴，口干苦燥

资生丸

(《兰台轨范》)

【方剂组成】人参、白术各90g，茯苓、山药、莲肉、陈皮、麦芽、神曲各60g，薏苡仁、芡实、砂仁、白扁豆、山楂各45g，甘草、桔梗、藿香各30g，白豆蔻24g，黄连20g。

【服用方法】粉碎成末，炼蜜为丸，弹子大，每次服2丸，米汤送服，日服3次。儿童用量酌减。

【药物加减】如果口干，小便黄赤，加北沙参100g。

【用于治疗】冻疮、厌食症、十二指肠炎、低热、地图舌、舌乳头炎、肝炎、肝硬化、食管炎、肾炎、肠炎、习惯性便秘、口腔炎、糖尿病等疾病。

【运用口诀】消瘦，面色萎黄，手心烦热，食欲不振，舌质淡红，舌苔少或花剥，脉细数或虚软数。

【口诀图解】

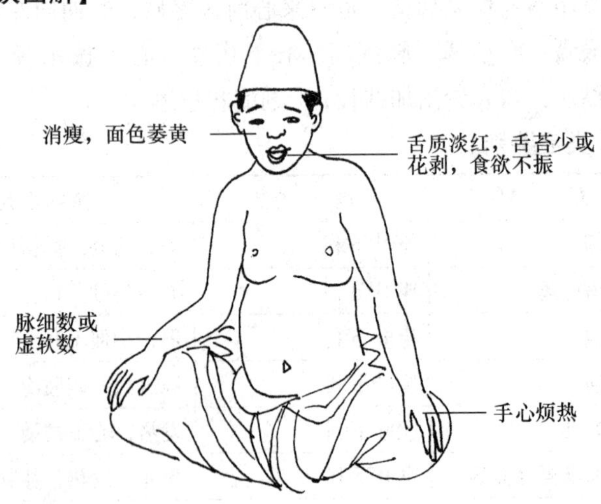

【治疗病例】

地图舌 李，女，儿童。舌面丝状乳头减少，表面光滑，状如地图，某院治疗 8 个月无效。诊之，右手脉弦数，左手脉虚软，体瘦，食欲不振，面色萎黄，皮肤干燥，口苦咽干，手足心烦热，低热，体温 37.3℃，口渴不欲饮，大便先硬后溏，小便黄，与资生丸加沙参，20 日各种症状悉瘥。

儿童厌食症 董，男，儿童。每日不吃面食，只吃些水果。诊之，脉细数，舌质淡红，舌苔花剥，消瘦，面色萎黄，口唇干燥，手心发热，便溏，尿少而脓，每年冬季手足生冻疮。服资生丸 30 日，各种症状消失，脉象转变良好，饮食正常，冬季再没有出现冻疮。

厌食症 卓，女，老年。不饥不食，面色萎黄，形体干瘦，口干，咳嗽气短，大便困难，小便黄赤，脉虚大数，腹部软弱，与资生丸加沙参，服 1 个月而愈。

【类症鉴别】

方　剂	类　症	鉴别要点
资生丸	低热	脉弱
桂枝汤	低热	脉弱，汗出
小建中汤	低热	脉弱，腹拘急
小柴胡汤	低热	胸胁苦满
柴胡姜桂汤	低热	渴，心下悸
丹栀逍遥散	低热	胸胁微满，脐左压痛
补中益气汤	低热	寸脉微
四君子汤加山药沙参	低热	脉虚细，唇舌红
大承气汤	低热	腹压痛拒按
全真一气汤	低热	舌淡苔剥
藿朴夏苓汤	低热	舌苔白腻，胸脘痞闷

保元汤

（《博爱心鉴》）

【方剂组成】 黄芪、人参各9g，甘草3g，肉桂1.5g，生姜1片。

【服用方法】 水煎服。

【用于治疗】 水痘、单纯性疱疹、水痘性疹、脓疱疮、疖、化脓性汗腺炎、脓皮病、湿疹等疾病。

【运用口诀】 皮肤病，有分泌物，脉微弱，腹软弱。

【口诀图解】

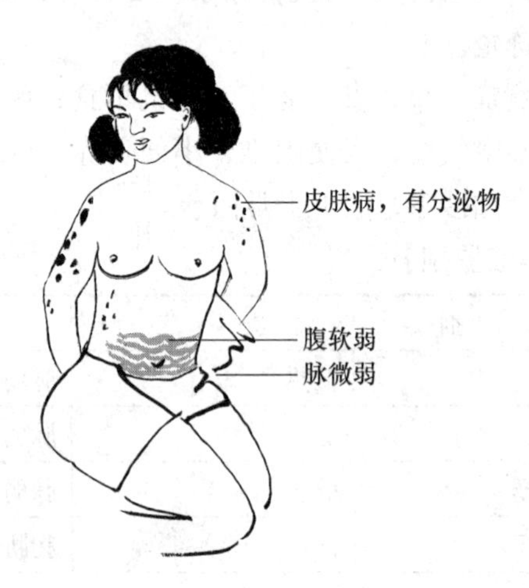

【治疗病例】

湿疹 孟，女，青年。上肢湿疹，黏液淋漓，瘙痒，病程已十余年之久。脉象沉微，腹部软弱，舌质淡嫩，舌苔光滑，面色不华，乏力，与保元汤，1个月治愈。

脂溢性皮炎 窦，女，青年。头皮、耳部、背部、臀部、腿弯等处红斑瘙痒，搔抓后渗液，经输液、封闭、口服西药等治疗不愈，病程将近1年。诊之，脉微弱，腹软弱，与保元汤，2个月治愈。

【类症鉴别】

方　　剂	类　　症	鉴别要点
保元汤	瘙痒	分泌物多，脉弱腹软
四物消风汤	瘙痒	分泌物少
薏苡附子败酱散	瘙痒	分泌物黄臭
附子泻心汤	瘙痒	心下痞
大青龙汤	瘙痒	脉浮紧，无汗
麻黄细辛附子汤	瘙痒	脉沉

蛤蚧散

（《普济方》）

【方剂组成】蛤蚧1对、人参60g。

【服用方法】粉碎成末，每次服6g，日服3次。

【用于治疗】支气管炎、肺气肿、哮喘、肺心病、特发性肺纤维化、矽肺、通气功能调节异常、先天性肺发育障碍、肺结核、病态窦房结综合症等疾病。

【运用口诀】喘、咳，年久不愈，动则心悸，呼吸困难，脉虚弱，腹软弱。

【口诀图解】

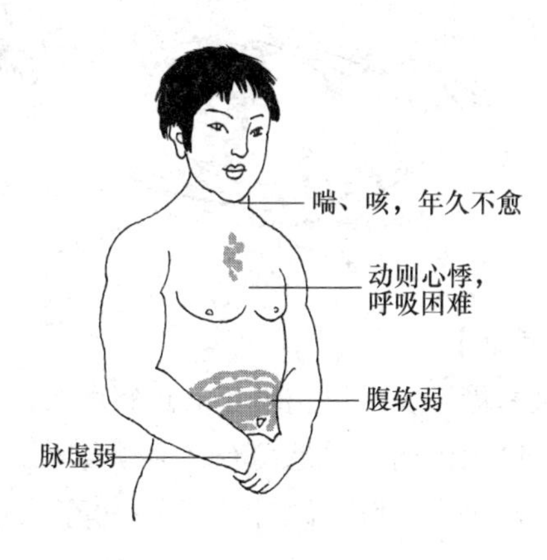

【治疗病例】

肺气肿 查，男，老年。肺气肿病史约 7 年，每到冬季喘咳严重。面色无华，桶状胸，动则心悸，呼吸困难，脉沉微，腹软弱，与蛤蚧散，30 余日见效，150 余日治愈。寻访数年，没有复发。

慢性支气管炎 解，女，中年。慢性支气管炎史约 5 年，诊之，面色无华，身体瘦弱，唇甲色淡，脉象细弱，腹部软弱，咳嗽痰白，动则心悸，与蛤蚧散，1 年治愈。

甘草干姜汤

（《金匮要略》）

【方剂组成】炙甘草 40g、干姜 20g。

【服用方法】用水 1000ml，煎取 300ml，分 2 次温服。

【用于治疗】胃肠炎、胃痉挛、各种出血病、过敏性鼻炎、支气管炎、肺炎、口腔炎、遗尿、痛经等疾病。

【运用口诀】脉沉弱，多尿，多睡。

【口诀图解】

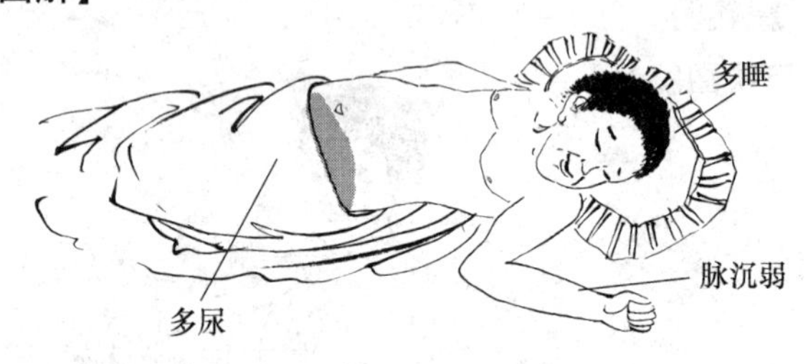

【治疗病例】

排尿性晕厥 安，男，中年。1 个月来，排尿时发生晕厥 3 次。诊之，脉象沉弱，手足发冷，神颓目闭，多唾多尿。因惧怕排尿晕厥，故卧床小解，同时家属在一旁谨慎护理。对此，与甘草干姜汤治愈。

前庭神经元炎 纪，女，青年。眩晕史年余，某院诊为前庭神经元炎，治疗不愈。刻诊，脉细微，头部活动时眩晕尤剧，怠惰嗜卧，口中多唾，小便次数多，咽干，与甘草干姜汤，8 日治愈。

慢性支气管炎 管，男，老年。慢性支气管炎史 10 余年，每于冬季发病。咳嗽，咳痰白稀夹带泡沫，喘急，脉沉细，乏力，手足冷，面晦黄无泽，小便次数多，与甘草干姜汤，10 日显效，70 日治愈。

【类症鉴别】

方剂	类症	鉴别要点
甘草干姜汤	遗尿	多涎唾，手足冷
白虎汤	遗尿	脉洪大，渴
麻黄汤	遗尿	脉浮紧
麻杏石甘汤	遗尿	渴，汗出
麻黄附子汤	遗尿	脉沉
缩泉丸	遗尿	无他证
八味肾气丸	遗尿	少腹不仁

白术散

（《金匮要略》）

【方剂组成】白术、芎䓖、蜀椒、牡蛎各等量。

【服用方法】粉碎成末，每次服 3g，白天服 3 次，夜晚服 1 次。

【用于治疗】习惯性流产。

【运用口诀】习惯性流产，体质虚弱。

【口诀图解】图见下页。

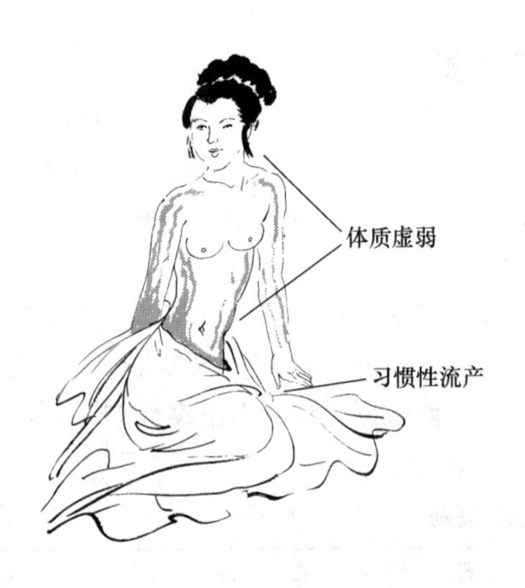

【治疗病例】

习惯性流产 高，女，中年。结婚以来，怀孕十余次皆流产。诊之，体质虚弱，与白术散，服用5个月，怀孕，继服5个月停药，足月顺产一男婴。

人参蛤蚧汤

（《卫生宝鉴》）

【方剂组成】 蛤蚧120g，杏仁、炙甘草各100g，人参、茯苓、贝母、桑白皮、知母各60g。

【药物加减】 脉微、恶寒者，去知母，加炮附子、干姜各60g。

【服用方法】 粉碎成末状，每次服9g，日服3次。

【用于治疗】 慢性支气管炎、支气管哮喘、肺气肿等疾病。

【运用口诀】 喘，咳，日久年远，脉虚弱。

【口诀图解】 图见下页。

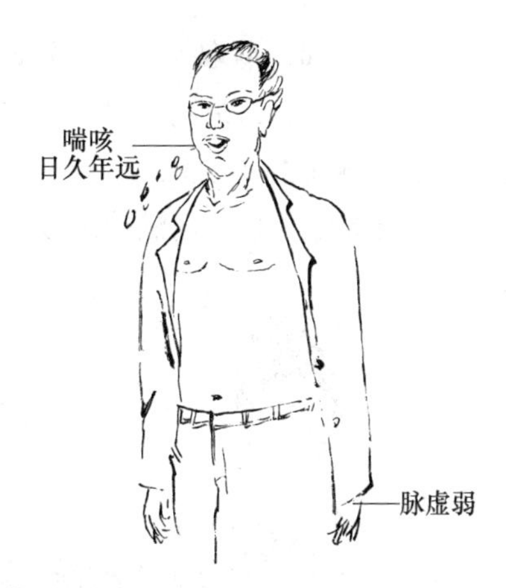

【治疗病例】

慢性支气管炎 左，女，老年。喘咳数年，冬季尤重，少气懒言，面色萎黄，脉微，服人参蛤蚧散2个冬季，愈。

慢性支气管炎合并肺气肿 辛，男，老年。喘咳多年，身体羸瘦，倦怠乏力，面目浮肿，胸如桶状，脉浮大数。服人参蛤蚧散1个月显效，坚持服用，3年痊愈。

【类症鉴别】

方　剂	类　症	鉴别要点
人参蛤蚧散	咳嗽吐痰	痰白量少
二母散	咳嗽吐痰	痰黄量少
清气化痰丸	咳嗽吐痰	痰黄稠黏量多
小青龙汤	咳嗽吐痰	痰白清稀量多
排脓汤加味	咳嗽吐痰	有脓血

茯苓饮

（《外台秘要》）

【方剂组成】茯苓、人参、白术各30g，枳实20g、橘皮25g、生姜40g。

【服用方法】用水1500ml，煎取400ml，分3次温服。

【用于治疗】胃炎、胃与十二指肠溃疡、十二指肠炎、胃下垂、胃弛缓、食管炎、妊娠呕吐等疾病。

【运用口诀】心下振水音，心下痞满或胸满。

【口诀图解】

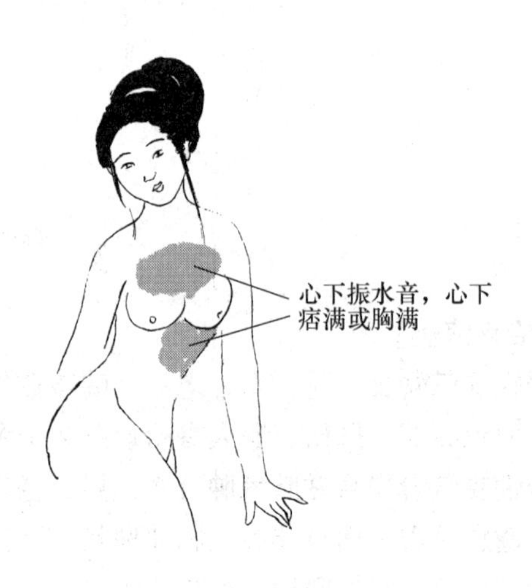

【治疗病例】

胃下垂 徐，女，青年。某院诊为胃下垂，久治不愈。诊之，肤色白晰，形体纤瘦，舌淡苔白，脉象沉微，上腹胀满，嗳气呕恶，吞酸嘈杂，心下振水音，胸满，乏力，食欲不振，偶尔头晕，活动后则病状加重。与茯苓饮，5日奏效，15日治愈。

慢性胃炎 朱，女，中年。萎缩性胃炎史已数年，服西药已失去效果。诊之，呕吐，不能食，胸满，面色萎黄，胃脘胀满，上腹部叩诊振水音，脉弱，舌质湿润，舌苔光滑，消瘦，乏力，与茯苓饮，3日显效，10日治愈。

食管炎 杨，女，青年。胸骨后不适、灼热感，反酸，低头、弯腰即剧，某院诊为反流性食管炎、食管消化性溃疡、十二指肠球部溃疡并发病，治疗数月不愈。诊之，胸满，胃脘满，上腹部振水音，脉微细，与茯苓饮，14日治愈。

八味肾气丸

（《金匮要略》）

【方剂组成】干地黄 80g、山茱萸 40g、山药 40g、泽泻 30g、茯苓 3og、牡丹皮 30g、桂枝 10g、炮附子 10g。

【服用方法】粉碎成末、炼蜜调和为丸，每丸重 10g，每次服 1 丸，日服 2 次。

【用于治疗】感冒、低热、流行性出血热、黄疸、咽炎、口腔炎、糖尿病、低血糖症、骨质疏松综合征、硬皮病、支气管炎、高血压病、肾炎、肾盂肾炎、肾病综合征、肾衰竭、肾积水、肾硬化、肾萎缩、肾下垂、糠尿病肾病、妊娠与肾损害、尿毒症、遗尿、尿失禁、尿崩症、乳糜尿、阳痿、早泄、遗精、精子缺乏症、下丘脑综合征、肾上腺皮质功能减退症、肾淀粉样变、肾动脉栓塞、肾静脉血栓形成、前列腺炎、前列腺肥大、腰椎管狭窄、坐骨神经痛、功能性腰痛、白内障、视神经萎缩、视神经乳头水肿、眼底出血、月经不调、盆腔炎、附件炎、肝炎、胃癌、失眠症、荨麻疹、皮肤瘙痒症、肾上腺皮质激素药物所致并发症等疾病。

【运用口诀】尺脉无力，下腹部软弱或紧张。

【口诀图解】

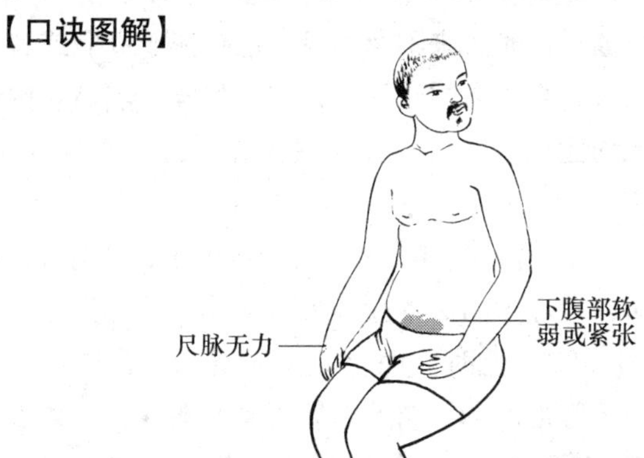

【治疗病例】

慢性前列腺炎 王，男，中年，尿路感染，反复发作。前列腺指诊扪及前列腺稍大而硬，表面有不规则结节，轻度压痛。精液检查见脓细胞、细菌。脉大，尺脉无力，舌质红，苔薄津少，咽干口渴，尿频尿急尿滴沥，肛管、睾丸坠胀不适，腰酸，下肢乏力，下腹部紧张，性功能减退，与八味肾气丸，7 日见效，30 日痊愈。

糖尿病 王，男，老年。口渴，多尿，消瘦，食欲亢进，面赤，皮肤瘙痒，腰痛肢麻，便秘，视力弱，舌质红，苔薄白，舌体胖大，舌边左侧锯齿状痕，脉数、尺弱，下腹部软弱。空腹血糖 9.6mmol/L。与八味肾气丸，4 日显效，9 日诸症著减，30 日空腹血糖 5.9mmol/L。嘱坚持服用。

流行性出血热 肖，女，中年。1 周前高热，血清中特异性 IgM 抗体阳性，经输液治疗，热退，进入多尿期。刻诊，舌淡苔白腻，皮肤无光泽，小便频数且量多，腰痛，乏力，食欲不振，精神委靡，脉微弱，下腹部软弱，与八味肾气丸，6 日治愈。

痴呆综合征 方，男，老年。进行性痴呆史 3 年，智力、性格、行为、运动等方面的紊乱与障碍，家属早已习之为常，唯一让家属不能忍受的是患者的小便失禁问题。每日小便 10 余次，尿频尿急，每当欲小便时，来不及动身，已排尿于衣服或者被褥之中，搞得一家人昼夜为之忙碌不安，屋子里臊气熏鼻。曾经过几个医生诊治，均无效。诊之，脉寸关大虚弱，与八味肾气丸，10 余日小便正常。

长期低热 张，男，青年。低热已经数年，体温在 37 ~ 37.8℃之间波动，曾经中西医治疗不愈。刻诊，面无光泽，头昏耳鸣，体温至 37.3℃以上时则面色如妆而身倦，舌质淡，苔薄黄，脉数无力，下腹部软弱，与八味肾气丸，服 3 日，体温控制在 36.7 ~ 37.3℃范围之内，7 日，体温下降至 36.7℃以下，同时身体种种不适症状旋失。寻访3年，没有复发。

慢性支气管炎 武，女，中年。病毒性感冒愈后，遗留慢性支气管炎，咳嗽则遗尿，服多种中西药无效。诊之，尺脉微弱，下肢浮肿，腰膝酸软，舌质淡嫩，舌苔薄白，下腹部紧张，与八味肾气丸遂愈。

【类症鉴别】

方剂	类症	鉴别要点
八味肾气丸	皮肤甲错	少腹软弱
大黄䗪虫丸	皮肤甲错	两目黯黑，羸瘦，腹满
薏苡附子败酱散	皮肤甲错	腹皮急，按之濡，身无热，脉数
四逆汤	皮肤甲错	脉微，四肢逆冷
四妙勇安汤	皮肤甲错	脉洪大

四物汤

（《太平惠民和剂局方》）

【方剂组成】当归、川芎、白芍药、熟地黄各16g。

【服用方法】水煎服。

【用于治疗】月经不调、痛经、不孕症、习惯性流产、子宫出血、低血糖、低血压、高血压、心律失常、视神经乳头水肿、眼底出血等疾病。

【运用口诀】面色无华，脐上动悸，脉弱腹软。

【口诀图解】图见下页。

【治疗病例】

便秘 邬，女，青年。产后便秘，面色不华，食欲虽好，岂敢进食，脉弱，腹软，舌淡苔少，脐上动悸显著，与四物汤治愈。

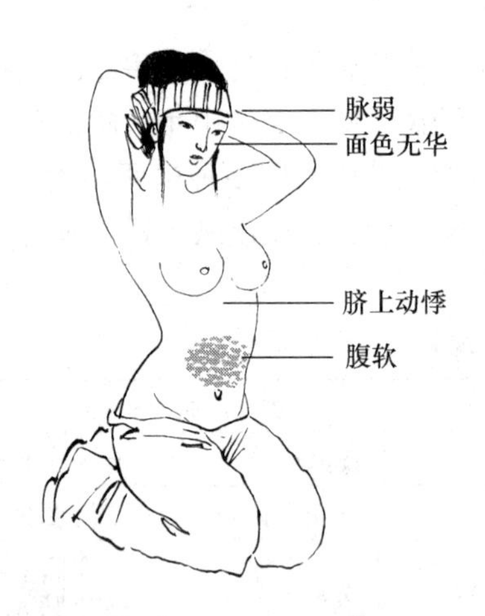

【类症鉴别】

方　剂	类　症	鉴别要点
四物汤加鹿角红花	乳汁不通	乳房胀有血络怒张
十全大补汤加鹿角屑	乳汁不通	乳房不胀
桃核承气汤	乳汁不通	少腹急结
麻黄汤	乳汁不通	脉浮紧，发热恶寒无汗

胶艾汤

（《金匮要略》）

【方剂组成】 芎䓖20g、阿胶（后下）20g、甘草20g、艾叶30g、当归30g、芍药40g、干地黄60g。

【服用方法】 用水2000ml，清酒1000ml，煎取500ml，加入阿胶，再微煎至阿胶烊化，分3次温服，日服3次。

【药物加减】 如果服后出现腹满，食欲减退，加砂仁20g。

【用于治疗】 子宫出血、月经过多、月经不调、先兆流产、完全性流产、各种贫血病等疾病。

【运用口诀】阴道出血，腹部软弱或腹直肌紧张，下腹部疼痛，但无抵抗、压痛。

【口诀图解】

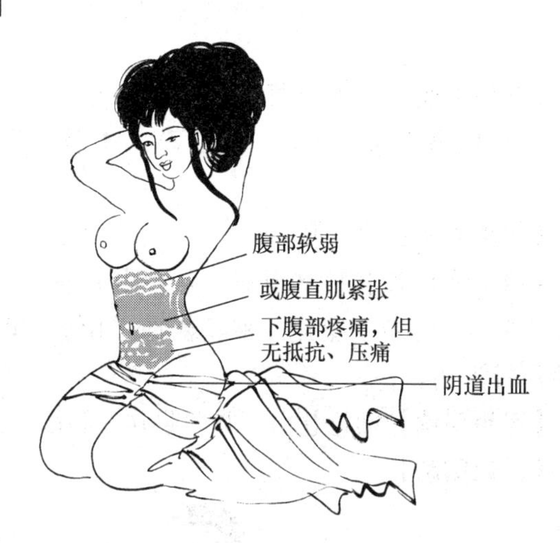

【治疗病例】

功能性子宫出血　侯，女，青年。经期延长，量多，腹直肌紧张，下腹疼痛，腹无抵抗、压痛，与胶艾汤，2 日血止。

先兆流产　徐，女，青年。妊娠 3 个月，因跌撞致阴道出血，下腹部疼痛，腹部软弱、无压痛，与胶艾汤，出血停止，疼痛消失，遂安。

【类症鉴别】

方　　剂	类　　症	鉴别要点
胶艾汤	产后下腹痛	下腹压痛、无抵抗
失笑散	产后下腹痛	下腹无压痛
桂枝茯苓丸	产后下腹痛	下腹压痛
桃核承气汤	产后下腹痛	少腹急结
当归四逆加吴生汤	产后下腹痛	下腹压痛，脉微，恶寒
下瘀血汤	产后下腹痛	脐下干血

归脾汤

（《校注妇人良方》）

【方剂组成】 人参、黄芪、白术、茯苓、酸枣仁（炒）、龙眼肉、当归各10g，远志、炙甘草、木香、生姜各5g，大枣1枚。

【服用方法】 水煎服。

【用于治疗】 各种贫血病、各种出血病、白血病、肾囊肿、心律失常、厌食症、癔病，神经衰弱、阳痿、早泄、遗精、习惯性流产等疾病。

【运用口诀】 面色苍白，脉弱腹软，心悸乏力，健忘失眠。

【口诀图解】

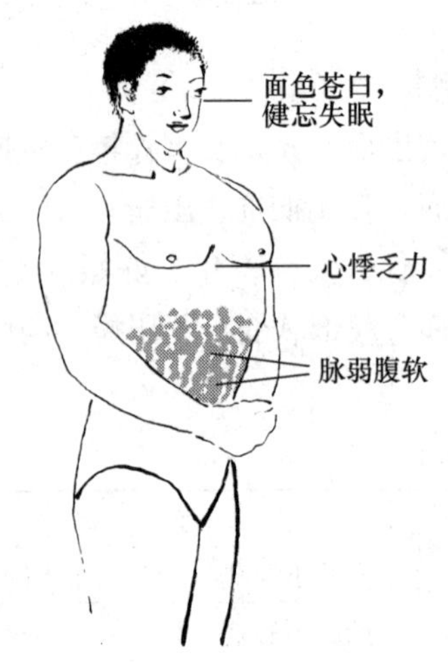

【治疗病例】

低热 姚，女，青年。低热年余，体温波动在37.1～37.8℃，心悸，心电图示窦性心动过速，头晕，乏力，失眠，腰酸痛，面色苍白，唇、甲色淡，脉微弱，腹部软弱，食欲不振，怔忡不安，用归脾汤治之，30 日愈。

胃切除后营养不良 周，男，中年。因患胃癌，3 个月前将全胃切除。诊之，面色萎黄，心悸怔忡，纳呆口酸，头晕腿软，失眠健忘，消瘦乏力，毛发黄疏，腹部软弱，舌淡苔少，脉象芤虚，与归脾汤，30 日症状渐次消失。连续服药 1 年，身体健康。

【类症鉴别】

方剂	类症	鉴别要点
归脾汤	面色萎黄，唇苍白	健忘失眠
六君子汤	面色萎黄，唇苍白	脉弱，食欲不振
当归建中汤	面色萎黄，唇苍白	虚羸
苓桂术甘汤加人参当归	面色萎黄，唇苍白	心动悸或水肿
桃红四物汤	面色萎黄，唇苍白	舌有瘀斑
四逆加人参汤加阿胶	面色萎黄，唇苍白	脉微，手足厥冷

当归芍药散

（《金匮要略》）

【方剂组成】 当归 30g、芍药 100g、芎䓖 50g、白术 40g、茯苓 40g、泽泻 50g。

【服用方法】 粉碎成末，每次用黄酒冲服 6g，日服 3 次。

【用于治疗】 月经不调、不孕症、习惯性流产、痛经、闭经、先兆性流产、子宫出血、胎位异常、妊娠坐骨神经痛、妊娠腹泻、妊娠水肿、妊娠眩晕、子宫发育不全、卵巢囊肿、经行腹泻、更年期综合征、胃痉挛、过敏性鼻炎、眼充血、眼底出血、耳源性眩晕、肾炎、特发性水肿、早产、难产、输尿管结石、输尿管积水、肾积水等疾病。

【运用口诀】 脉弱，腹直肌松弛或紧张无抵抗。

【口诀图解】

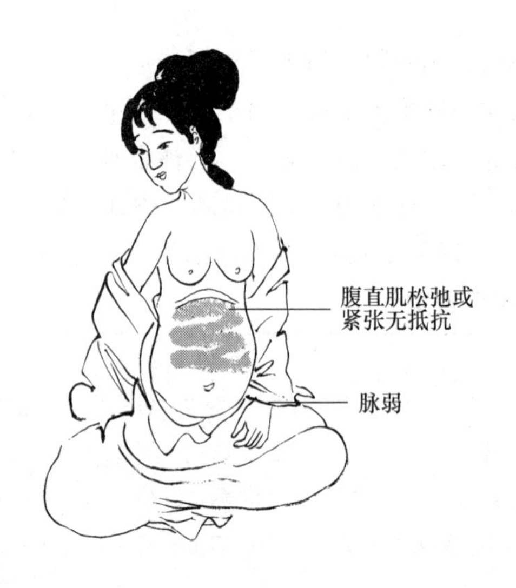

【治疗病例】

特发性水肿 薛，女，中年。水肿2年余，面色、唇色、甲色淡白，乏力，偶尔心悸，脉弱，便秘，腹直肌松弛，与当归芍药散，13日治愈。

痛经、不孕 巩，女，青年。婚后5年不孕，月经来潮时下腹部疼痛，皮肤白皙，舌质淡红，舌苔白润，脉沉微，腹直肌紧张，腹部无抵抗，与当归芍药散，服39日，月经来潮，下腹痛没有发作。继续服30余日，怀孕，停药。

【类症鉴别】

方　　剂	类　　症	鉴别要点
桂枝茯苓丸	子宫肿块	下腹压痛
抵当汤或丸	子宫肿块	下腹胀满压痛抵抗
当归芍药散	子宫肿块	脉弱，腹直肌松弛
四逆汤合桂茯丸	子宫肿块	脉微，厥冷

回乳四物汤

（《疡医大全》）

【方剂组成】熟地黄、当归、白芍药各6g，炒麦芽60g。

【服用方法】水煎服。

【运用口诀】回乳。

【口诀图解】

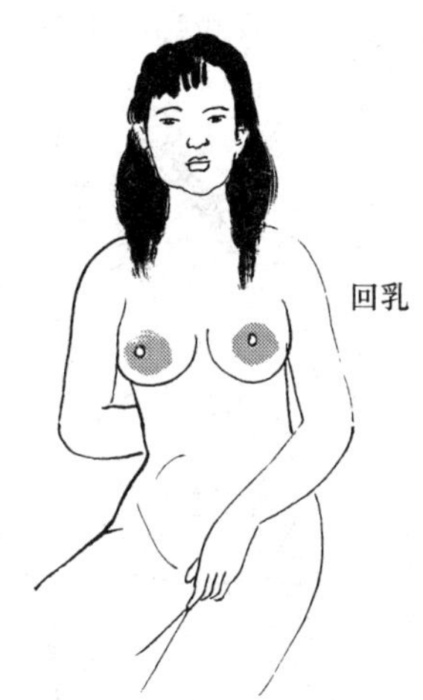

【治疗病例】

乳腺炎 吴，女，青年。产后10日，婴儿夭折，无儿食乳，以致乳房肿胀疼痛，妇产科诊为乳腺炎治疗不愈。与回乳四物汤，5日痛减，11日治愈。

十全大补汤

（《太平惠民和剂局方》）

【方剂组成】人参、肉桂、川芎、熟地黄、茯苓、白术、炙甘草、黄芪、当归、白芍药各10g，生姜3片，大枣2枚。

【服用方法】水煎，不拘时服。

【用于治疗】放射病、低血糖、心律失常、胃切除后营养不良、胃下垂、胃癌、各种贫血、低血压症、重症肌无力、肌营养不良、脊柱结核、宫腔积脓、子宫发育不全、输卵管发育不全、习惯性流产、子宫出血、闭经、卵巢功能早衰、不孕症、乳腺癌、希恩综合征、白血病、甲状旁腺功能减低症、泪腺萎缩等疾病。

【运用口诀】贫血貌，脉微弱，腹软弱。

【口诀图解】

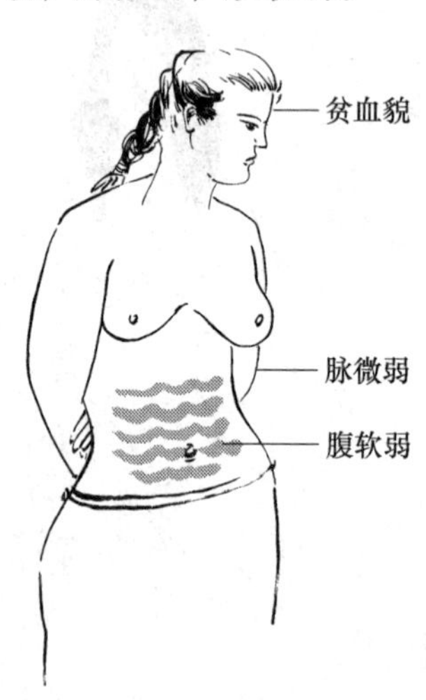

【治疗病例】

脊椎化脓性骨髓炎　周，女，青年。背部疼痛，遍寻名医，久治无效。某院检查，诊为第3、4胸椎旁脓肿。诊之，脊背疼痛，面色萎黄，唇、甲色白，舌质淡白，舌苔光滑，脉象沉微，触腹柔软，时发低热，瑟然畏寒，自汗盗汗，饮食少进，心悸气短，形消骨立，状若佝偻，腰膝无力，步履维艰，困倦嗜卧，与十全大补汤。服49日，背痛已失，面色红润，舌上苔生，诸症旋退，食欲既旺，形体渐丰，胸背挺直，行走自如。X线检查：脓肿消失。

【类症鉴别】

方剂	类症	鉴别要点
葛根汤加白芷石膏	耳中痛，流脓液	脉浮紧，发热，项背强
小柴胡汤加白芷	耳中痛，流脓液	口苦
大柴胡汤加白芷	耳中痛，流脓液	胸胁苦满抵抗
麻黄细辛附子汤加白芷	耳中痛，流脓液	脉沉
十全大补汤加白芷	耳中痛，流脓液	面色萎黄，脉弱
排脓汤	耳中痛，流脓液	无特殊脉舌证

炙甘草汤

（《伤寒论》）

【方剂组成】 炙甘草 40g、生姜 30g、人参 20g、阿胶 20g、生地黄 100g、桂枝 30g、麦门冬 50g、麻子仁 50g、大枣 30 枚。

【服用方法】 用清酒 2000ml，先煎 11 味，取 500ml，加入阿胶，煎至阿胶烊消，分 3 次温服，日服 3 次。

【用于治疗】 心律失常、病态窦房结综合征、心肌炎、冠心病、心绞痛、风心病、心力衰竭、胃炎、支气管炎、肺炎、哮喘、甲状腺功能亢进、更年期综合征、失眠症、青光眼、白内障、干燥综合征、红斑性肢痛症、大动脉炎、子宫出血、先兆流产、习惯性流产、月经不调等疾病。

【运用口诀】 脉结代，心动悸，腹部软弱。

【口诀图解】 图见下页。

【治疗病例】

慢性支气管炎 苏，女，老年。咳喘持续 5 个月，多方求治无效。诊之，咳嗽，痰黏，喘息，低热，瘦弱，舌红无苔，脉结代，心动悸，腹部软弱，与炙甘草汤，1 日奏效，6 日治愈。

习惯性便秘 蔡，女，中年。便秘已数年，久治不愈。诊之，皮肤干燥，舌质红，苔薄津干，咽干，脉结代，腹软弱，大

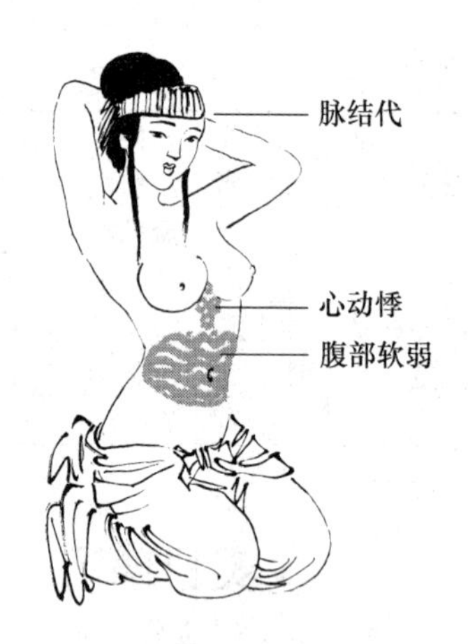

便数周1次，排便困难，每排便后心动悸，乏力。对此，与炙甘草汤愈。

【类症鉴别】

方　剂	类　症	鉴别要点
炙甘草汤	心动悸	脉结代
真武汤	心动悸	脉沉微，下肢水肿
抵当汤去大黄	心动悸	脉沉结
清暑益气汤	心动悸	疰夏
抵当汤	心动悸	脉沉结，便秘
桂枝甘草汤	心动悸	叉手自冒心
黄连解毒汤	心动悸	脉有力，面潮红
木防己汤	心动悸	心下痞硬
血府逐瘀汤	心动悸	舌有瘀点
黄连阿胶汤	心动悸	舌绛脉数

保产无忧散

（《傅青主女科》）

【方剂组成】当归8g、川芎8g、荆芥穗（炒黑）4g、炙黄芪 4g、艾叶 4g、厚朴 3g、枳壳（麸炒）3g、菟丝子 7g、川贝 5g、白芍药 5g、羌活 3g、甘草 3g、生姜片 3 片。

【服用方法】水煎，空腹温服。

【用于治疗】先兆性流产、难免流产、习惯性流产、早产、难产、胎位异常、宫内婴儿生长迟缓症等疾病。

【运用口诀】流产，早产，难产，妊娠胎动不安，胎位不正，胎儿宫内生长迟缓。

【口诀图解】

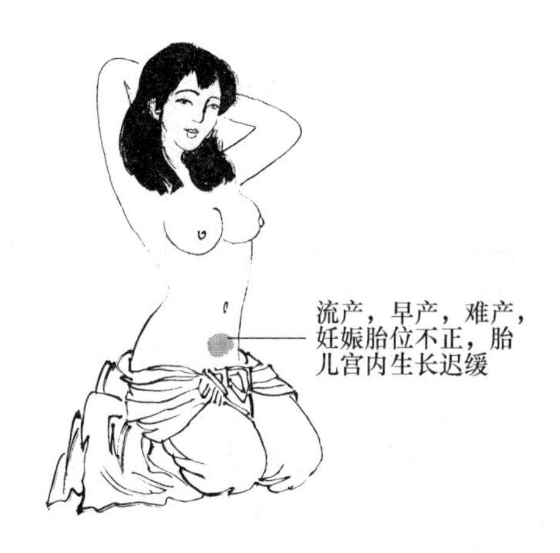

【治疗病例】

胎儿宫内生长迟缓 陈，女，青年。妊娠 5 个月，于妇产科作孕期检查时，发现胎儿宫内生长迟缓，服保产无忧散 2 个月，经妇产科检查胎儿生长迟缓被纠正。妊娠足月顺产一男婴，男婴体重 3100g。

胎位下垂 岑，女，青年。妊娠 4 个月，下腹重坠不适，腰酸腹痛，胎动不安。妇产科诊为胎位下垂，与保产无忧散，5 日症状消失，12 日后超声检查示胎位上升至正常位置。

【类症鉴别】

方　　剂	类　　症	鉴别要点
保产无忧散	妊娠下腹痛	下重
当归芍药散	妊娠下腹痛	腹拘急
桂枝茯苓丸	妊娠下腹痛	下腹压痛充实
芎归胶艾汤	妊娠下腹痛	下血
当归四逆加吴生汤	妊娠下腹痛	脉微，恶寒

续命汤

(《古今录验方》)

【方剂组成】麻黄、桂枝、当归、人参、干姜、甘草各 30g，芎藭 10g，杏仁 40 枚，石膏 50g。

【服用方法】用水 2500ml，煎取 700ml，分 3 次温服。

【用于治疗】脑出血、脑梗塞、高血压、面神经麻痹、支气管炎、肺炎、眼肌麻痹、多发性神经病、脊髓炎、脑性瘫痪、运动神经病、红斑性肢痛症、周期性麻痹、多发性肌炎、风湿热、风湿病等疾病。

【运用口诀】①脉浮大，出现神经、精神症状或出现运动障碍、语言障碍。

【口诀图解】图见下页。

【治疗病例】

脑梗塞　马，男，老年。有高血压病史，2 个月前发生脑梗塞。刻诊，脉浮弦数，头痛头晕，项背酸痛，上腹胀满，右半身麻痹，瘫卧不起，语言不清，痰声辘辘，投续命汤，10 日显效，30 日治愈。

高血压脑病　恽，男，中年。有高血压病史，突然头痛，呕

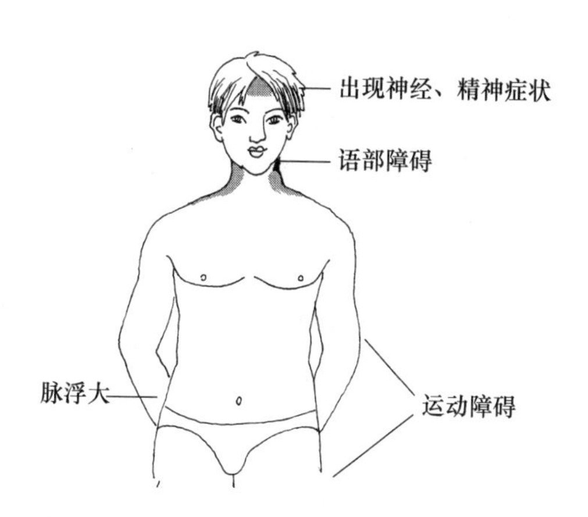

吐，失语，意识模糊，抽搐。脉浮大，发热，体温38℃，血压32/18kPa。投续命汤，同时急以三棱针于百会、素髎、人中、十宣等穴放血，意识很快恢复正常，能说话，抽搐停止，遗留运动障碍，半小时后，将煎好的汤药服下，1日后各种症状完全消失，血压15/10.5kPa。

【运用口诀】②忽然出现运动障碍而意识正常。

【口诀图解】

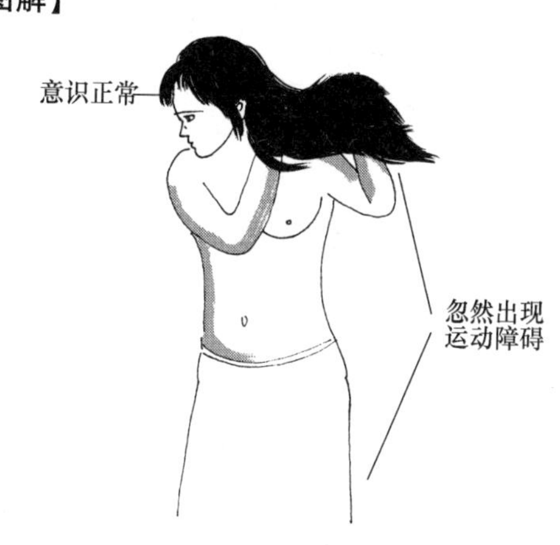

【治疗病例】

急性感染性多神经根神经炎 胡，男，青年。数日来身酸乏力，忽然下肢瘫痪，呈上行性对称性弛缓性麻痹，腱反射减弱，意识清楚，与续命汤，3 日治愈。

弛缓性麻痹 马，女，老年。忽然下肢瘫痪，2 个月来先后在两家医院诊治，均未查出原因，所用种种治疗方案，都没有效果。诊之，脉、舌、腹证未见异常，意识没有障碍，与续命汤，1 日奏效，2 日治愈。

【类症鉴别】

方　　剂	类　　症	鉴别要点
续命汤	半身不遂	脉浮滑
地黄饮子	半身不遂	脉弱腹软
三黄泻心汤	半身不遂	面赤，便秘
黄连解毒汤	半身不遂	面赤
通窍活血汤	半身不遂	舌、爪、甲有瘀斑
大活络丹	半身不遂	肢体麻痹
桂枝茯苓丸	半身不遂	左下腹压痛
桃核承气汤	半身不遂	少腹急结
起废神丹	半身不遂	脉洪数
乌头桂枝汤	半身不遂	身疼痛，逆冷

混元散

（《证治准绳》）

【方剂组成】紫河车 1 具。

【服用方法】用水淘净，焙干，粉碎为末，每次服 3g，日服 3 次。

【运用口诀】产后乳少。

【口诀图解】

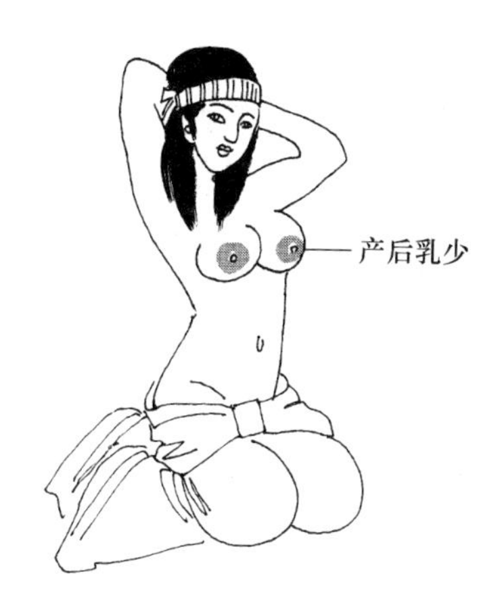

【治疗病例】

产后缺乳 费，女，青年。产后乳汁不足，服中西药无显效，与混元散，遂愈。

【类症鉴别】

方　剂	类　症	鉴别要点
混元散	乳汁清稀、不足	无特殊脉、舌、腹证
桂枝汤加黄芪	乳汁清稀、不足	脉浮弱，汗出
补中益气汤加味	乳汁清稀、不足	乳头萎缩

六味地黄丸

（《小儿药证直诀》）

【方剂组成】熟地黄 80g、山萸肉 40g、山药 40g、泽泻 30g、茯苓 30g、丹皮 30g。

【服用方法】粉碎为末，炼蜜为丸，梧桐子大，儿童每次服 6 丸，成人每次服 20 丸，日服 3 次。

【药物加减】如果咳、喘，加五味子 80g：如果尺脉洪盛，加黄柏、知母各 30g；如果眼睛视物昏花，迎风流泪，加枸杞子、菊花各80g。

【用于治疗】糖尿病、低血糖症、骨质疏松症、精子缺乏症、阳痿、早泄、遗精、神经衰弱、红斑狼疮、干燥综合征、支气管炎、高血压病、肾炎、肾盂肾炎、肾衰竭、肾病综合征、遗尿、肾硬化、肾结核、肾积水、肾静脉血栓形成、尿崩症、抗利尿激素分泌异常综合征、甲状腺炎、口腔炎、腰椎管狭窄症、软骨发育不全等疾病。

【运用口诀】尺脉数大，食辛辣病状即重。

【口诀图解】

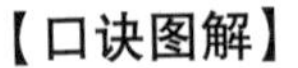

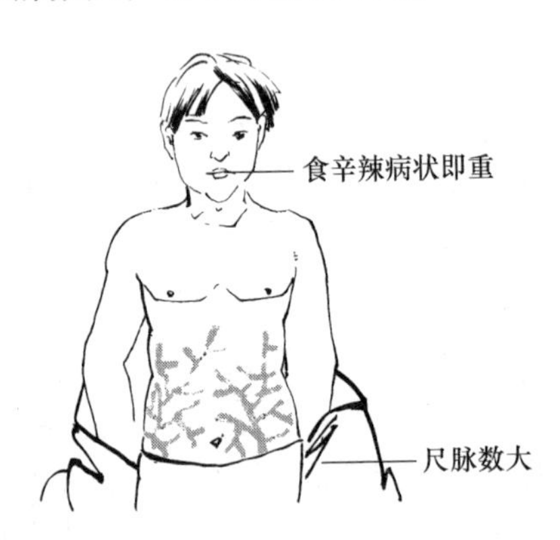

【治疗病例】

口腔慢性萎缩型念珠菌病 夏，男，中年。义齿承托部位黏膜斑状鲜红色皮损，口腔科诊为白色念珠菌病。两手脉数，尺脉大，舌质红，苔薄黄，时饥，饥则不安，得食则减，畏热，易感冒，咽痛，口渴，腰酸腿软，食辛辣病即加重，与六味地黄丸，10日显效，100日痊愈。

【类症鉴别】

方　　剂	类　　症	鉴别要点
六味地黄丸	易饥	食亢
抵当汤或丸	易饥	食亢，健忘，烦躁
栀子豉汤	易饥	心中懊憹
柴胡桂枝干姜汤	易饥	渴，心下悸

续表

方　剂	类　症	鉴别要点
栀子干姜汤	易饥	懊侬，脉沉微
瓜蒂散	易饥	脉促，胸中痞硬，气上冲咽
乌梅丸	易饥	消渴，不欲食
栀子豉汤	易饥	懊侬，不能食

二至丸

（《医方集解》）

【方剂组成】 女贞子、旱莲草各等量。

【服用方法】 粉碎成末，用桑椹熬膏调药末和为丸，每次服9g，日服3次。

【用于治疗】 白发、脱发、白细胞减少症和粒细胞缺乏症、白癜风等疾病。

【运用口诀】 头发早白，无特殊腹证。

【口诀图解】

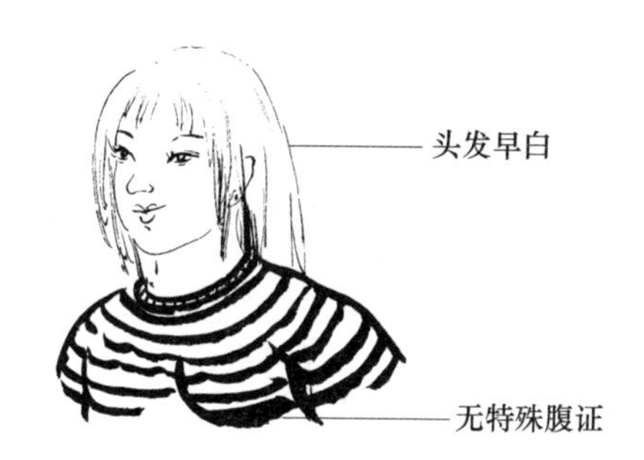

【治疗病例】

少年白发　曹，男，少年。头发早白，别无他症，与二至丸，170日变黑。

青年白发　蔡，女，青年。未老发白，腰膝酸软，形体纤瘦，因白发而看上去颇显憔悴，脉象正常，腹力中等。与二至丸，坚持服用300日，长成一头乌亮的秀发，昔日憔悴的模样，如过眼云烟，一去不复返了。

六子丸

（《杂病源流犀烛》）

【方剂组成】菟丝子、蛇床子、覆盆子、沙苑子、韭子、五味子各等量。

【服用方法】粉碎为末，鳇鱼胶为丸，梧子大，每次服20丸，日服3次。

【用于治疗】精子缺乏症、功能性腰痛、阳痿、早泄、遗精、遗尿、神经衰弱、抑郁症、更年期综合征等疾病。

【运用口诀】精子数少，脉微弱。

【口诀图解】

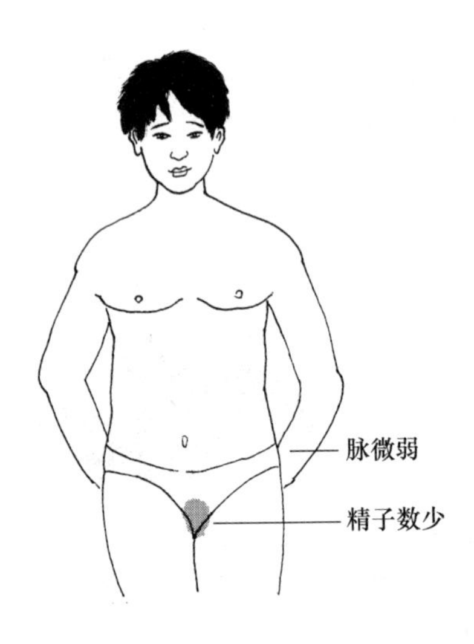

【治疗病例】

男性不育症　秦，男，青年。婚后3年未育，实验室检查：精液量 <1ml，精子数量 100×10^4/ml，精子存活率30%，精子

畸形率 50%。与六子丸，服 30 日，复查：精液量 3ml，精子数量 630×10^4/ml，精子存活率 70%，精子畸形率 10%。继续服药。不久，其妻出现恶心呕吐，超声检查：早孕。

更年期综合征 翁，男，53 岁。自去年始出现情绪烦乱，失眠健忘，精神消沉，食欲减退，忐忑不安，眩晕耳鸣，性欲淡漠，阳痿早泄，腰膝酸痛，饮食不进，独避静处，不愿见人，终日惶惶，如履薄冰，如临悬崖，如热锅上蚁，哀叹抽泣，自谓生不如死。诊其脉微，舌苔白腻。实验室检查：精液清稀，精子数极少，与六子丸，30 日情绪得安，食欲增进，90 日各种症状消失，身体渐渐恢复未病前的丰满形象。

【类症鉴别】

方　　剂	类　　症	鉴别要点
六子丸	男性不育	精子数少、精子弱
六味地黄丸	男性不育	尺脉虚大
右归丸	男性不育	尺脉微
八味地黄丸	男性不育	少腹软弱或拘急
六味地黄丸加黄柏知母	男性不育	口苦，脉数
通窍活血汤	男性不育	舌有瘀血征

滋肾通关丸

(《兰室秘藏》)

【方剂组成】 黄柏、知母各 30g，肉桂 1.5g。

【服用方法】 水煎服。

【用于治疗】 肾炎、肾盂肾炎、尿道炎、膀胱炎、前列腺炎、前列腺肥大、口腔炎、高血压等疾病。

【运用口诀】 小便闭，不渴，尺脉洪盛。

【口诀图解】

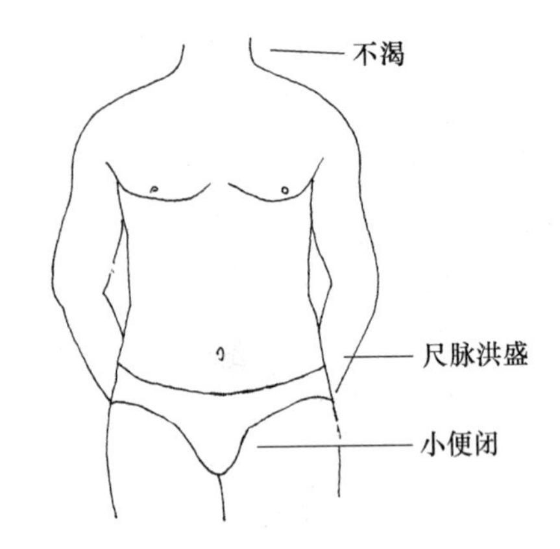

【治疗病例】

前列腺肥大　彦，男，老年。小便点滴不通，某中心诊为前列腺肥大，已导尿，服药数日，不愈。诊之，尺脉盛，不渴，与通关丸，治愈。

【类症鉴别】

方　剂	类　症	鉴别要点
滋肾通关丸	小便闭	口渴，尺脉洪盛
大黄甘遂汤	小便闭	少腹满
真武汤	小便闭	脉沉微
八味肾气丸	小便闭	少腹不仁

芍药甘草汤

（《伤寒论》）

【方剂组成】芍药、炙甘草各40g。

【服用方法】用水1000ml，煎取400ml，分2次温服。

【药物加减】如果恶寒，手足冷，加附子1枚。

【用于治疗】三叉神经痛、坐骨神经痛、带状疱疹后神经痛、小舞蹈病、不安腿综合征、腓肠肌痉挛、面肌痉挛、膈肌痉挛、股骨头软骨病、化脓性髋关节炎、肩胛肋骨综合征、腰椎间盘突出症、习惯性便秘、百日咳、哮喘、泌尿系结石症、糖尿病、痛风、血小板减少性紫癜、红斑性肢痛症、高睾酮血症、排卵功能障碍性不孕症、痛经等疾病。

【运用口诀】①腹直肌紧张，或腹壁弛缓但腹底紧张。

【口诀图解】

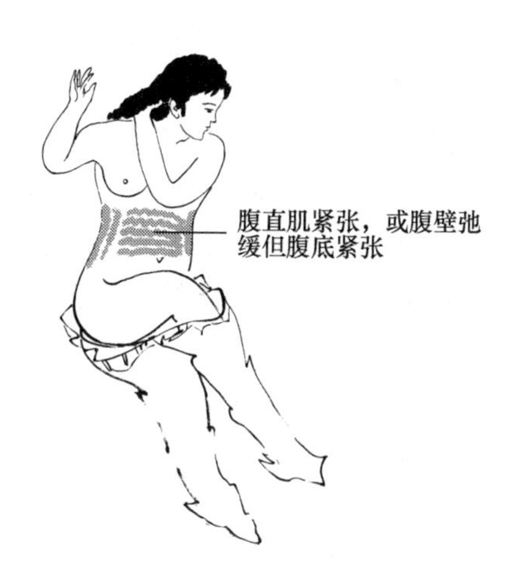

【治疗病例】

呃逆 安，女，青年。近来呃逆频繁，脉细，腹直肌紧张，与芍药甘草汤，1日愈。

小舞蹈病 毕，女，青年。易于激动，情绪不稳，时而舞蹈样不自主运动，每发病则各关节交替出现快速、不规则、不自主的伸展、扭转动作，同时挤眉弄眼，努嘴吐舌。肌张力低下，腱反射减弱，肢体肌肉收缩力降低。腹壁弛缓，腹底紧张，与芍药甘草汤治愈。

【运用口诀】②肌肉紧张，疼痛。

【口诀图解】图略。

【治疗病例】

三叉神经痛 薄，女，中年。1个月来，面部左侧三叉神经分布区反复性阵发性剧烈疼痛，唇、口角、颊部有触发点，不敢进食，不敢说话，稍微刺激触发点即诱发疼痛。诊之，面部患侧肌肉异常紧张，脉疾，与芍药甘草汤，1 日奏效，3 日治愈。

坐骨神经痛 耿，男，青年。腰腿疼痛，腰肌紧张，其痛始自腰臀部，向大腿后侧、小腿后外侧放射。沿坐骨神经通路有压痛，患肢肌力减弱，直腿抬高试验阳性，脉紧如转索，与芍药甘草汤，1 日奏效，3 日治愈。

腰椎间盘突出 吴，男，中年。2 周前因举重突然发生腰痛，1 周后，腰痛向大腿后侧、小腿外侧及足面放射，刀割样灼痛，不能安睡，间歇性跛行，卧床休息时保持侧卧下肢屈曲位，伸踇肌力、跖屈伸肌力减弱。腰椎生理向前弯曲度呈变直、侧弯、后突的畸形状态。腰部一侧肌肉紧张，椎旁有压痛点，直腿抬高试验呈阳性。膝腱反射异常。CT 检查见腰 4、腰 5 间盘突出。与芍药甘草汤，2 日显效，17 日治愈。

【运用口诀】③习惯性便秘。

【口诀图解】图略。

【治疗病例】

便秘 仁，女，青年。数日排便 1 次，粪便干结，排便困难，头痛昏沉，食欲不振，脉沉细微，服泻药后大便虽易排下，但出现严重乏力，而且下次大便秘结反重，排便更加困难，所以不敢再服用泻药。对此，与芍药甘草汤合吴茱萸汤，3 日，便秘、头痛昏沉、乏力治愈。继续用药 10 日，以巩固疗效。

肠道易激综合征 郑，女，中年。便秘约 4 年，X 线钡剂灌肠检查示为肠道易激综合征，久治不愈。诊之，大便数日甚至半月左右 1 次，腹胀，有时下腹部绞痛，粪便呈羊粪状，排便费力，与芍药甘草汤，3 日便畅腹舒，15 日治愈。

【类症鉴别】

方　　剂	类　　症	鉴别要点
芍药甘草汤	身疼痛	肌肉拘急
四逆汤	身疼痛	吐利，烦躁，四肢冷
白虎加桂枝汤	身疼痛	脉洪大
甘草附子汤	身疼痛	恶风，汗出，小便不利
桂枝芍药知母汤	身疼痛	关节肿大
麻黄加术汤	身疼痛	脉浮紧，无汗，小便不利
桂枝加附子汤	身疼痛	脉浮虚，恶寒
麻杏薏甘汤	身疼痛	发热，日晡剧者

补阴汤

（《万病回春》）

【方剂组成】人参、芍药、熟地黄、陈皮、牛膝、补骨脂、杜仲、当归、茯苓、小茴香各10g，黄柏、知母、甘草各5g。

【服用方法】水煎服。

【用于治疗】腰肌劳损、肾炎、腰椎间盘突出症、腰椎小关节紊乱等疾病。

【运用口诀】早晨醒后腰痛，起床活动后即不痛。

【口诀图解】

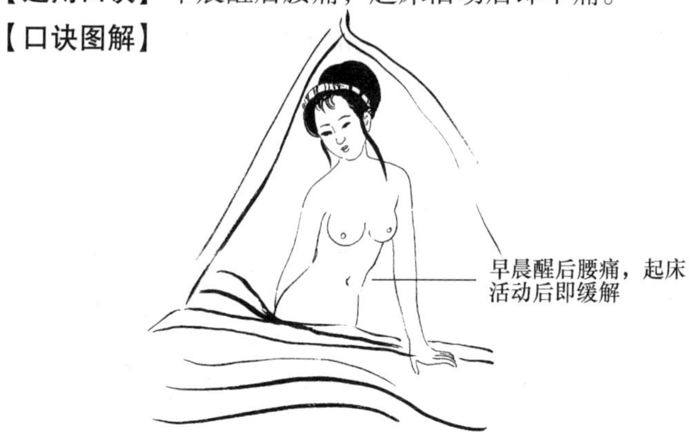

【治疗病例】

腰椎小关节紊乱 仲，女，青年。每天早晨醒来腰痛，起床之后稍事活动则疼痛消失，如此反复发作，服补阴汤，愈。

【类症鉴别】

方剂	类症	鉴别要点
补阴汤	静则腰痛，动则缓解	脉弱
指迷茯苓丸	静则腰痛，动则缓解	脉弦滑
轻腰汤	静则腰痛，动则缓解	腰重
禹功散	静则腰痛，动则缓解	水肿

起废神丹

（《串雅》）

【方剂组成】 麦门冬250g、熟地黄500g、玄参100g、五味子30g。

【服用方法】 水煎，分3次服，日服3次。

【用于治疗】 脊髓灰质炎、多发性神经病、吉兰-巴雷综合征、运动神经元病、周期性麻痹、多发性肌炎、周围神经炎等疾病。

【运用口诀】 弛缓性软瘫，脉洪数。

【口诀图解】

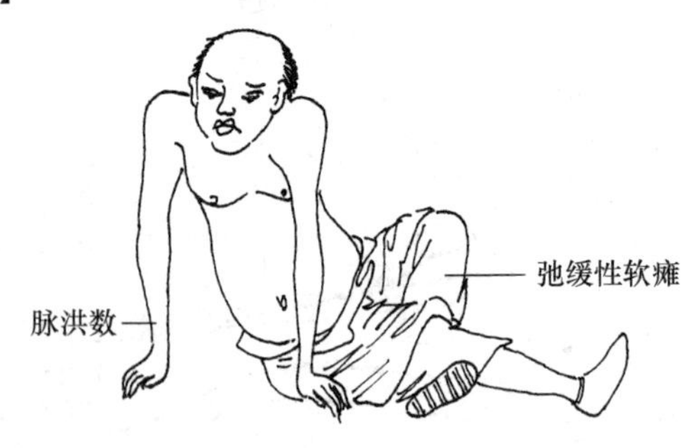

【治疗病例】

急性感染性脱髓鞘性多发性神经根神经炎 张，男，青年。上午感到乏力，中午突然下肢瘫痪，某市医院诊为吉兰-巴雷综合征，治疗约60日无效。刻诊，四肢对称性松弛性瘫痪，四肢肌张力显著减低、肌肉萎缩，自觉四肢发冷，腱反射消失，脉洪数，烦渴，先后与白虎加人参汤、续命汤、加味二妙丸等治疗无效，改投起废神丹，服药后腹泻严重，但未停药而腹泻自然变为正常便，患者自觉病情好转，5日后第一次不需他人搀扶而能够站立，7日后自己能够吃饭穿衣，10日行走自如。这种良好的治疗效果，使医患双方都感到出乎意料。后来，市医院来信询问患者生死与否等情况，患者回信将服用起废神丹治愈的过程如实作了叙述。

【类症鉴别】

方　剂	类　症	鉴别要点
起废神丹	弛缓性瘫痪	脉洪数
养血壮筋健步丸	弛缓性瘫痪	日久年远
通窍活血汤	弛缓性瘫痪	舌有瘀斑
真武汤	弛缓性瘫痪	脉伏，恶寒，口渴
当归四逆加吴生汤	弛缓性瘫痪	脉细欲绝，恶寒

沙参麦冬饮

（《温病条辨》）

【方剂组成】沙参、麦冬各15g，玉竹10g，扁豆、冬桑叶、天花粉各7.5g，甘草6g。

【服用方法】水煎服。

【用于治疗】支气管炎、肺炎、肺气肿、咽炎、喉炎、舌乳头炎、低热等疾病。

【运用口诀】干咳少痰，咽干口渴，或低热，或音哑，舌光绛而干。

【口诀图解】

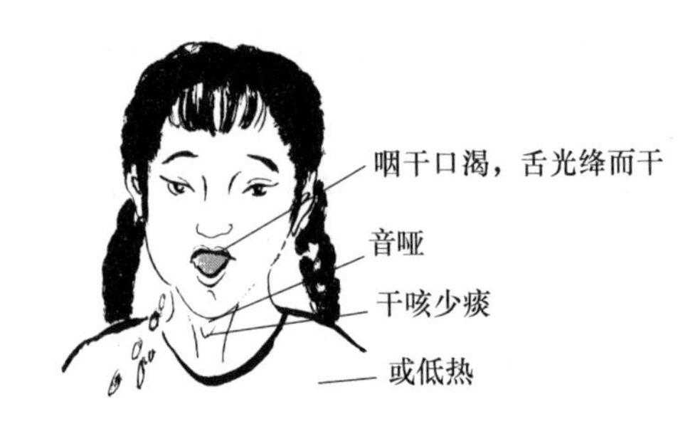

【治疗病例】

慢性气管炎　过，女，中年。感冒愈后，干咳，低热，咽干、口渴、舌质光绛、舌无苔干燥，进食舌痛，与沙参麦冬饮，6 日治愈。

慢性咽喉炎　陈，男，青年。声音嘶哑，咽喉异物感，久治不愈。诊之，脉细数，舌光绛而干，咽干口渴，与沙参麦冬饮，2 周治愈。

【类症鉴别】

方　　剂	类　　症	鉴别要点
沙参麦冬饮	咳嗽	干咳
清气化痰丸	咳嗽	吐黄稠痰
麦门冬汤	咳嗽	面潮红，干咳
竹叶石膏汤	咳嗽	渴，脉数
小陷胸汤	咳嗽	胸满，脉滑
栝蒌薤白半夏汤	咳嗽	胸满彻背
小青龙汤	咳嗽	心下有水气
麻杏石甘汤	咳嗽	无大热
桂枝加厚朴杏子汤	咳嗽	脉浮弱，汗出
苓甘五味姜辛半夏杏仁汤	咳嗽	脉沉微
人参蛤蚧散	咳嗽	日久虚羸
小柴胡汤	咳嗽	脉弦，口苦咽干
麻黄细辛附子汤	咳嗽	脉沉，发热恶寒

指甲尽脱汤

（《串雅》）

【方剂组成】熟地黄15g，山萸肉、山药、泽泻、茯苓、丹皮、柴胡、白芍、骨碎补各10g。

【服用方法】水煎服。

【运用口诀】指甲剥离。

【口诀图解】

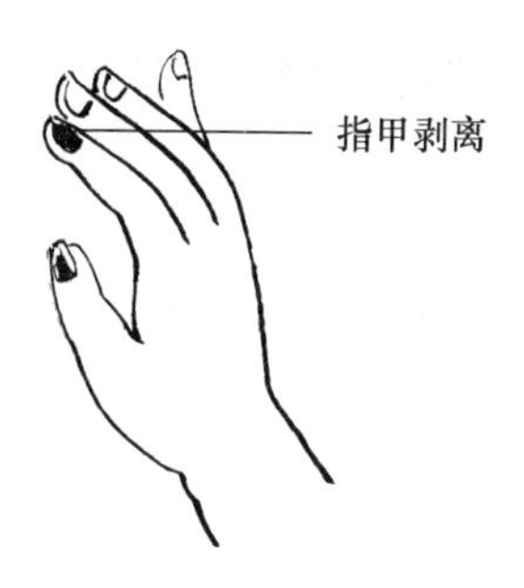

【治疗病例】

指甲剥离症　杜，女，老年。左手指甲碎、裂、剥脱、疼痛，与指甲尽脱汤，3剂显效，22剂治愈。

右归丸

（《景岳全书》）

【方剂组成】熟地黄80g，制附子60g，山药、枸杞子、鹿角胶（炒珠）、制菟丝子、杜仲（姜汁炒）、肉桂各40g，山茱萸、当归各30g。

【服用方法】后9味药粉碎成末，熟地黄蒸烂杵膏，炼蜜为丸，弹子大，每次服3丸。

【药物加减】 如果便溏，去当归，加补骨脂（酒炒）30g；如果五更腹泻或者食后即腹泻，加五味子，煨肉豆蔻各 30 克；如果腰膝酸痛，加胡桃肉 40g；如果阳痿，加巴戟天 40g，肉苁蓉 30g。

【用于治疗】 风湿性关节炎、类风湿关节炎、股骨头骨软骨病、坐骨神经痛、阳痿、早泄、腰肌劳损、肾淀粉样变、肾上腺皮质功能减退症、腺脑垂体功能减退症、醛固酮缺乏症、甲状腺功能减退症、自身免疫性多发性内分泌腺病综合征、再生障碍性贫血、白血病、精子缺乏症、不孕症等疾病。

【运用口诀】 尺脉沉弱，怯寒怕冷。

【口诀图解】

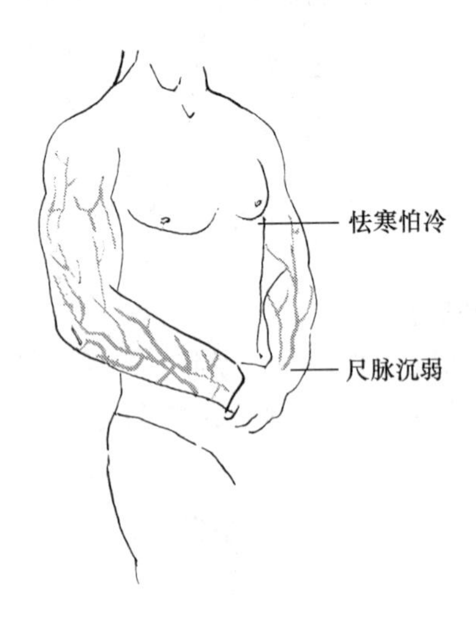

【治疗病例】

原发性垂体功能减退症 项，男，青年。阳痿严重，畏寒怕冷，夏着冬装，轻微着凉，即易感冒，怠惰乏力，面无光泽，毛发脱落，心动过缓，忧思惊虑，愁眉不展，眩晕耳鸣，饮食少进，腰膝酸痛，五更腹泻，脉弱，尺沉细。服激素，先有效，但时间既久，渐渐无效。与右归丸，服至 1 个月，功效乃见，服至

2 年，病乃得痊。功能试验，腺体激素水平恢复正常值。

股骨头骨软骨病 栾，女，青年。右侧髋部痛、膝关节痛，X 线检查示股骨头股骺无菌性坏死。病程已 3 年。诊之，患侧髋部，腹股沟膝关节疼痛，遇寒尤剧，患肢短，跛行，髋关节外展后伸功能受限，左尺脉细，右尺脉沉微，与右归丸加胡桃肉，嘱服 100 日。复诊，尺脉已有力，疼痛消失，肌力恢复，嘱再服 100 日。三诊，双腿等长，髋关节外展后功能恢复，精神振奋，食欲旺盛，面色红润，再不畏寒，自服药至今从没有感冒过，嘱续服 100 日。X 线摄片示痊愈。

脊椎裂 莫，男，少年。腰痛，遗尿，某院诊为隐性脊椎裂，治疗多年不愈。刻诊，下肢麻木，腰痛颇甚，行走困难，小便失禁，自汗盗汗，面色苍白，畏寒肢冷，脉象微弱，尺脉不应指，与右归丸，30 日显效，90 日后各种症状消失，磁共振示脊椎裂痊愈。继续用药，以巩固疗效。

腰肌劳损 孙，女，中年。3 年来反复发作性腰痛，活动则加重，直腿抬高试验及腱反射正常，放射线检查无异常。尺脉沉微，怯寒怕冷，与右归丸，14 日愈。

【类症鉴别】

方　剂	类　症	鉴别要点
桂枝加龙骨牡蛎汤	阳痿、早泄	脉弱，汗出，动悸
柴胡加龙骨牡蛎汤	阳痿、早泄	胸胁苦满，动悸
右归丸	阳痿、早泄	尺脉微
六味地黄丸	阳痿、早泄	尺脉微数
八味丸	阳痿、早泄	少腹拘急或软弱
通窍活血汤	阳痿、早泄	舌有瘀斑
小建中汤	阳痿、早泄	里急
天雄散	阳痿、早泄	脉微，手足厥冷

桂枝龙骨牡蛎汤

（《金匮要略》）

【方剂组成】桂枝、芍药、生姜、龙骨、牡蛎各 30g，甘草 20g，大枣 12 枚。

【服用方法】用水 2000ml，煎取 500ml，分 3 次温服，日服 3 次。

【用于治疗】心律失常、多汗症、阳痿、早泄、遗精、遗尿、早秃、斑秃、脱发、神经衰弱、神经官能症等疾病。

【运用口诀】腹部动悸，多汗，阳痿，早泄，梦多，遗精，脱发。

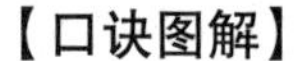

【口诀图解】

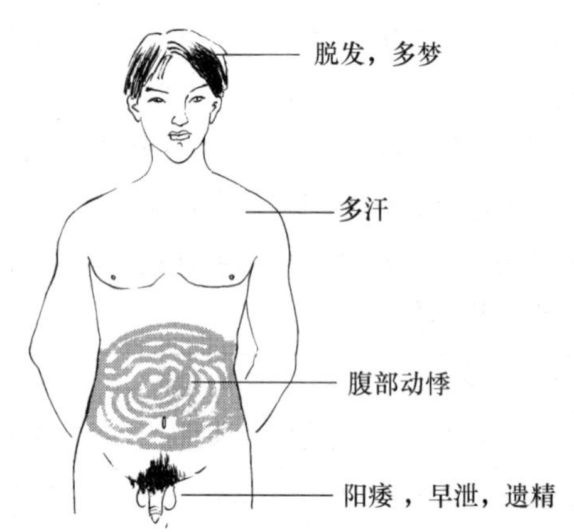

【治疗病例】

性功能衰弱　张，男，青年。婚后，欲性交时而阴茎勃起无能。脉芤大，多汗，脱发，疾行则心下动悸，治以桂枝龙骨牡蛎汤，2 日显效，6 日愈。

神经衰弱　泮，男，青年。面黄，体瘦，神情恍惚，目光痴迷，多卧喜寐，目合则梦与女子相交，于是遗精而醒，体倦，活动则出汗，脐上动悸亢进，与桂枝龙骨牡蛎汤，10 日治愈。

【类症鉴别】

方　　剂	类　　症	鉴别要点
桂枝龙骨牡蛎汤	小腹弦急	早泄，遗精
八味丸	小腹弦急	腰痛，小便不利

调经促孕丸

（《经验方》）

【方剂组成】紫河车 500g、鹿茸 150g、菟丝子 150g、枸杞 150g、续断 100g、炒杜仲 100g、淫羊藿 300g、桃仁 100g、红花 100g、仙茅 150g。

【服用方法】为末，炼蜜为丸，每丸重 9g。每次服 1 丸，日服 3 次。

【用于治疗】性幼稚、性冷淡、闭经、经期推迟、希恩综合征、子宫发育不全、输卵管发育不全、卵巢发育异常、垂体前叶功能减退症、卵巢功能早衰等疾病。

【运用口诀】闭经或迟经，不孕，脉沉微。

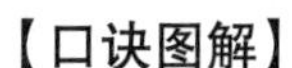

【口诀图解】

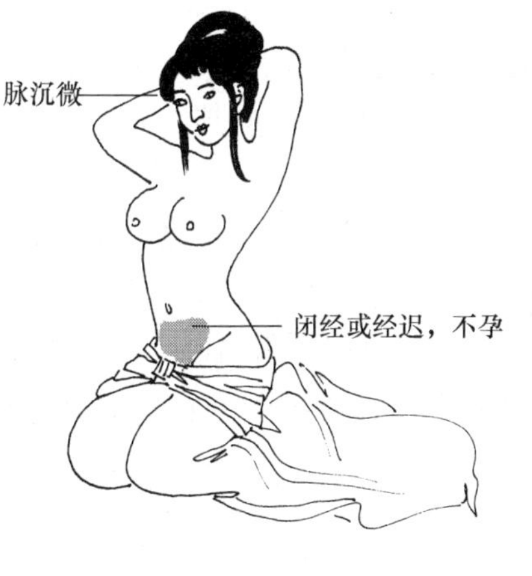

【治疗病例】

不孕 朱，女，青年。婚后3年未孕，其丈夫经某院检查未见异常。刻诊，脉沉细，月经期间隔长，经来量少色淡，与调经促孕丸。服至30日，经期恢复正常，经量增多色红，后不久即怀孕。

【类症鉴别】

方剂	类症	鉴别要点
调经促孕丸	闭经	脉弱
抵当汤	闭经	下腹硬满，脉沉结
桃核承气汤	闭经	少腹急结
桂枝茯苓丸	闭经	下腹压痛
大黄甘遂汤	闭经	小便不利，臌胀
四物汤加黄芪二丑	闭经	肥胖
下瘀血汤	闭经	脐下有干血

地黄饮子

（《宣明论方》）

【方剂组成】熟地黄、巴戟天、山茱萸、石斛、肉丛蓉（酒浸、焙）、炮附子、五味子、官桂、茯苓、麦冬门、菖蒲、远志各等量。

【服用方法】粉碎成末，每次服10g，日服3次。

【用于治疗】脊髓灰质炎、吉兰-巴雷综合征、高血压脑病、脑梗塞、脑出血、蛛网膜下腔出血、视神经脊髓炎、脑白质营养不良、脑性瘫痪、老年痴呆综合征、运动神经元病等疾病。

【运用口诀】语言、运动障碍，痴呆，尺脉虚，腹部软弱。

【口诀图解】

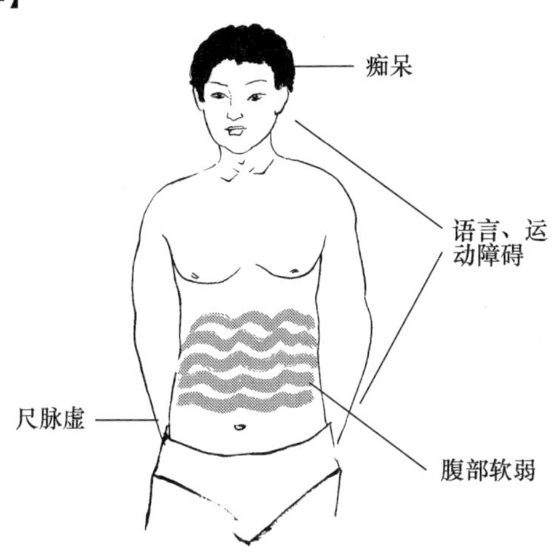

【治疗病例】

痴呆综合征 陈，男，老年。本来是一位通情达理、善理人事、日常生活井然有序的令人尊敬的长者，但近年来做事却丢三落四，近事遗忘，思维迟钝，注意力不能够集中，有时焦虑，渐渐变如另外一个人，不修边幅，言语啰嗦，语无伦次，甚至暴躁易怒，自私多疑，病情日益加重，竟致感情淡漠，表情幼稚，处事愚蠢，时或痴笑，不知饥饱，好吃贪喝，说大便立刻排便，欲小便立刻小便，否则稍迟即会便之于裤中，日常生活不能自理，饮食起居需人助理。脉虚大，舌质淡红，舌苔略黄，腹部软弱，与地黄饮子，30 日病情好转，150 日饮食起居可基本自理，730 日日常生活完全能够自理，终于又恢复成为身心双重健康的老人。

脑梗塞 张，男，中年。脑梗塞史约 1 年，先后在 3 家医院疗治不愈，病情逐日加剧。诊之，脉数大，舌质红，苔薄黄，说话不清楚，左侧上下肢运动障碍，乏力，腹部软弱，与地黄饮子，21 日显效，60 日说话清楚，90 日行走自如。

龟鹿二仙胶

（《兰台轨范》）

【方剂组成】 鹿角 5000g、龟板 2500g、枸杞子 450g、人参 230g。

【服用方法】 先将前 2 味药熬成膏，然后同后 2 味药一起熬炼成胶，每次服 10g，日服 3 次。

【用于治疗】 血色病、骨质疏松症、肾炎、肾病综合征、肾结核、各种贫血病、白细胞减少症、粒细胞缺乏症、白血病、骨髓增生异常综合征、血小板减少性紫癜、肾上腺皮质功能减退症、醛固酮缺乏症、遗传性共济失调、颅裂、脊柱裂、乳腺结核、乳腺肿瘤、脊椎畸形、强直性脊柱炎、大骨节病、骨与软骨发育障碍、关节弹响症、腰肌劳损、第 3 腰椎横突综合征、腰椎峡部与脊椎滑脱症、韧带损伤、半月板损伤、腰椎管狭窄症等疾病。

【运用口诀】 血髓不足，脉弱。

【口诀图解】

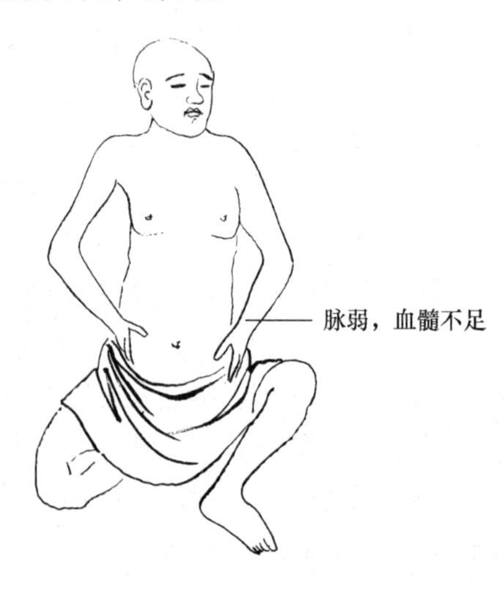

【治疗病例】

再生障碍性贫血　麴，男，青年。贫血，疲惫无力，某院诊为再障，治疗 1 年不愈。诊之，面无光泽，头晕目眩，腰膝酸软，精神萎靡，怠惰懒言，舌质淡白，舌苔津干，脉细而弱。骨髓活检示造血细胞减少，非造血细胞增多。与龟鹿二仙胶，坚持服用 1 年，症状消失，面色红润，脉缓有力。骨髓活检示造血细胞恢复正常，实验室检查血红蛋白 140g/L、白细胞 8×10^9/L、血小板 170×10^9/L。

【类症鉴别】

方　　剂	类　　症	鉴别要点
龟鹿二仙胶	手足厥冷，但欲寐	血髓不足
四逆加人参汤	手足厥冷，但欲寐	脉微细欲绝
四逆散	手足厥冷，但欲寐	脉弦，舌苔薄黄
麻黄细辛附子汤	手足厥冷，但欲寐	脉沉，恶寒，无汗

五食丸

（《太医院秘藏膏丹丸散方剂》）

【方剂组成】狗宝 9g、母丁香 5g、硼砂 3g、乌梅肉 18g、黑豆 98 粒。

【服用方法】粉碎成末，炼蜜为丸，分作 8 丸，用朱砂（研末）为衣。每次服 1 丸，日服 2 次。

【用于治疗】食管癌、食道狭窄、咽与食管憩室、贲门癌、幽门梗阻等疾病。

【运用口诀】咽下困难或食后胀满而不久即呕吐，便秘。

【口诀图解】图见下页。

【治疗病例】

幽门梗阻　沙，男，老年。进食后上腹部胀满不适，约 30

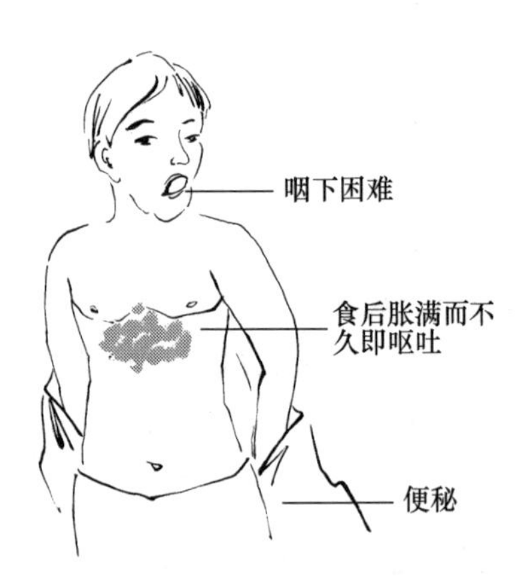

分钟即呕吐，呕吐后胀满即缓解，如此反复发作，因而不敢进食，大便干结难通，某院 X 线钡餐检查诊为幽门梗阻，治疗 2 个月不愈。诊之，脉弦，舌质黯，舌苔薄黄，与五食丸，4 日大便通畅，进食后不胀不呕。X 线钡餐复查汇报痊愈。

食管癌 郭，女，老年。咽下困难，食物反流、呕吐，消瘦，贫血，胸骨后疼痛，脉细如丝，腹软弱，大便形如羊矢，排便困难，各种仪器检查确诊为食管鳞状上皮细胞癌。与五食丸，兼服十全大补汤，10 日咽下困难消失，且易饥善食，服至 20 日，停服五食丸，但服十全大补汤善后。

【类症鉴别】

方　剂	类　症	鉴别要点
五食丸	咽喉痞塞	咽下困难
癫狂梦醒汤	咽喉痞塞	烦躁郁闷
桂苓味甘汤	咽喉痞塞	头如物裹
苏子降气汤	咽喉痞塞	足冷
茯苓四逆汤	咽喉痞塞	烦躁，脉微
大承气汤	咽喉痞塞	舌苔黄厚腻
桔梗汤	咽喉痞塞	咽痛
半夏散及汤	咽喉痞塞	咽中痛
苦酒汤	咽喉痞塞	咽中伤，生疮

养血壮筋健步丸

（《沈氏尊生书》）

【方剂组成】熟地120g，牛膝、杜仲（姜汁炒断丝）、当归、黄柏、苍术各60g，白芍药45g，黄芪、补骨脂、山药、五味子、甘枸杞、人参、菟丝子、白术、虎胫骨、龟板各30g，猪脊髓7条、防己15g、防风18g、羌活9g。

【服用方法】粉碎成末，炼蜜成丸，如梧桐子大，每次服25丸，日服3次。

【用于治疗】脑梗塞、脑出血、脑性瘫痪、重症肌无力、周期性麻痹、多发性神经病、多发性肌炎、肌营养不良症等疾病。

【运用口诀】弛缓性瘫痪，年久不愈。

【口诀图解】

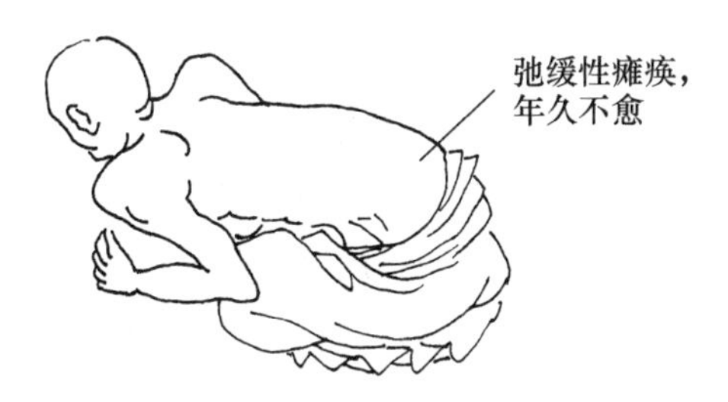

【治疗病例】

周围神经炎　范，男，中年。某院诊为痢特灵中毒致周围神经炎，治疗2年不愈。四肢末端麻木、窒憋，时或钝痛，皮肤发冷发红，四肢无力，肌肉弛缓，下肢远端不完全性瘫痪，肌张力减弱，腱反射消失，肌电图见神经源性损害，电测验呈变性反应，脉濡缓，服养血壮筋健步丸4个月痊愈。

神应养真丹

（《医宗金鉴》）

【方剂组成】当归、天麻、川芎、羌活、熟地黄、木瓜、菟丝子各等量。

【服用方法】粉碎成末，炼蜜为丸，鸡子黄大，每次服 1 丸，日服 3 次。

【用于治疗】早秃、斑秃、脱发等疾病。

【运用口诀】秃，腹部软弱。

【口诀图解】

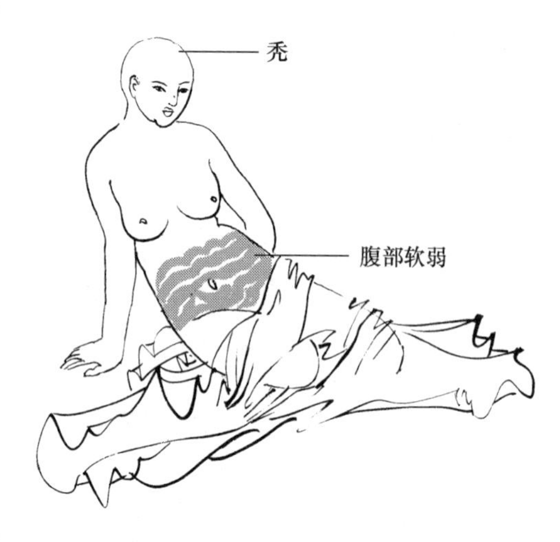

【治疗病例】

斑秃　刁，女，青年。3 年前出现斑秃，外用药内服药，久治不愈。其斑秃数目由 1 块渐增为 3 块，呈圆形，每块直径约 3cm。无特殊腹证，服神应养真丹 2 个月，头发长出。

全秃　皮，男，少年。1 年前头发脱落，形成全秃，各种方法治疗均无显效。头皮光滑，脉左沉细右浮弱，腹软弱，服神应养真丹，3个月长成一头乌黑明亮的秀发。寻访6年，再没有脱落。

【类症鉴别】

方　剂	类　症	鉴别要点
神应养真丹	秃	腹无抵抗
桂枝茯苓丸	秃	下腹压痛充实
苦参汤加蒿本	秃	头部瘙痒
防风通圣丸	秃	腹压痛抵抗
桂枝加龙骨牡蛎汤	秃	脉虚，动悸
柴胡加龙骨牡蛎汤	秃	胸胁苦满

滋肾通耳丸

（《万病回春》）

【方剂组成】当归、川芎、白芍药、生地黄、黄柏（酒炒）、黄芩（酒炒）、柴胡、白芷、香附各10g。

【服用方法】水煎服。

【用于治疗】神经性耳鸣、外耳道炎、中耳炎、传音性耳聋、感应神经性聋、混合性聋、精神性聋等疾病。

【运用口诀】耳聋、耳鸣、舌红、脉弦数。

【口诀图解】

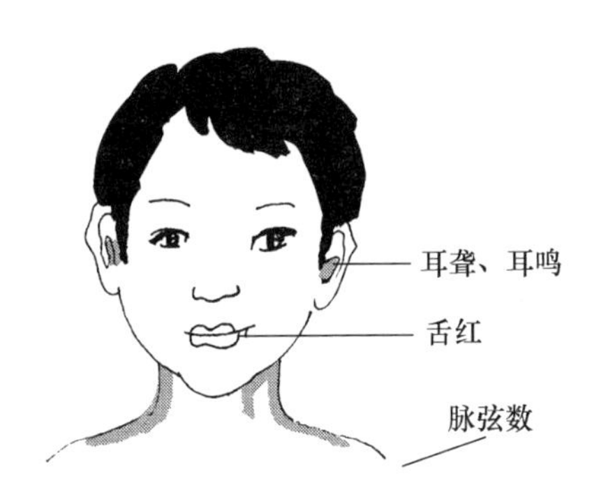

【治疗病例】

神经性耳聋耳鸣 蔺，男，青年。耳聋耳鸣约 5 年，耳科诊为药物中毒致听神经损伤，久治无效。诊之，脉弦数，舌质红，苔微黄，因耳鸣而情绪不稳定，因耳聋而说话重复啰嗦。与滋肾通耳丸，30 日显效，60 日治愈。

【类症鉴别】

方　剂	类　症	鉴别要点
滋肾通耳丸	耳聋	舌赤，脉弦数
麻黄细辛附子汤	耳聋	脉沉，初起
通气散	耳聋	脉沉，日久
龙胆泻肝汤	耳聋	口苦，脉弦紧
四逆汤	耳聋	脉沉微，手足冷
益气聪明汤	耳聋	脉虚弱，腹软弱
通窍活血汤	耳聋	舌有瘀斑

七、固涩剂

四神丸

（《校注妇人良方》）

【方剂组成】炒补骨脂 120g、吴茱萸 120g、肉豆蔻 60g、五味子 60g、大枣 49 枚、生姜 120g。

【服用方法】将前四味药粉碎成末；大枣和生姜，用水煮，待大枣熟透，去生姜，取枣肉，和药末为丸，梧桐子大，每次服 50 丸，空腹时淡盐水送服。

【用于治疗】肠炎、肠结核、肠道息肉病、结肠炎等疾病。

【运用口诀】①五更腹泻或久泻，腹痛，肢冷，脉沉弱。

【口诀图解】

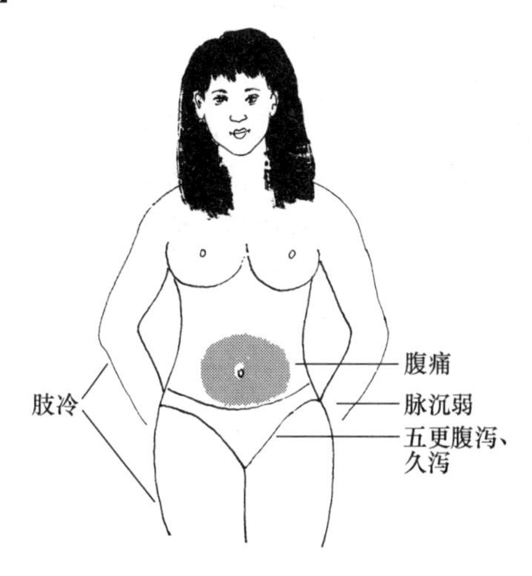

【治疗病例】

慢性肠炎 米，男，青年。每天黎明前，即腹痛欲泄而醒，需起床去厕所腹泻，然后才能够上床安卧。诊之，脉沉弱，腹无压痛，肢冷，与四神丸，15 日愈。

【运用口诀】②肠道息肉，腹泻，脉沉弱。

【口诀图解】

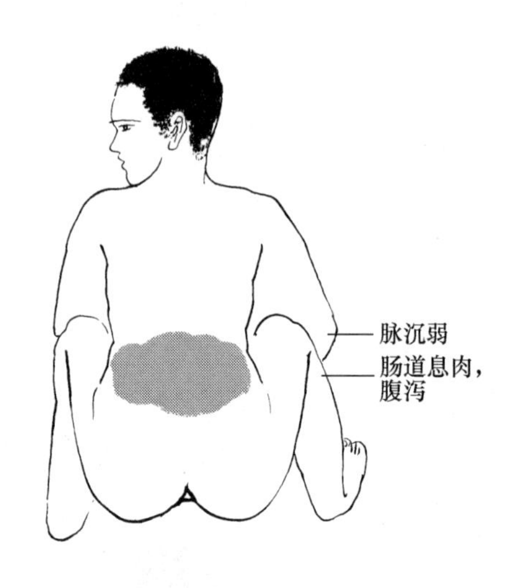

【治疗病例】

肠道息肉 张，男，中年。腹泻年余，久治不愈，纤维镜检查示为乙状结肠腺瘤样息肉。日腹泻 4 次左右，粪便混有血液，形体消瘦，面色发黄，四肢疲倦，腹痛，脉象微弱，与四神丸，1 日显效，30 日治愈。纤维内镜复查，示息肉消失。

【类症鉴别】

方　剂	类　症	鉴别要点
四逆汤	手足厥冷，下利	汗出
白通加猪胆汁汤	手足厥冷，下利	面赤
吴茱萸汤	手足厥冷，下利	烦躁
四神丸	手足厥冷，下利	五更腹泻
真武汤	手足厥冷，下利	舌苔润滑
桃花汤	手足厥冷，下利	便脓血

桃花汤

（《伤寒论》）

【方剂组成】赤石脂 100g（一半生用，一半研末）、干姜 20g、粳米 100g。

【服用方法】用水 1500ml，煎至米熟汤成，去药渣，分 3 次温服，日服 3 次，每次冲服赤石脂末 10g。

【用于治疗】痢疾、胃与十二指肠溃疡、肠伤寒出血、宫颈糜烂、肠炎、结肠炎、直肠溃疡等疾病。

【运用口诀】腹泻，无里急后重，不发热，腹部软弱。

【口诀图解】

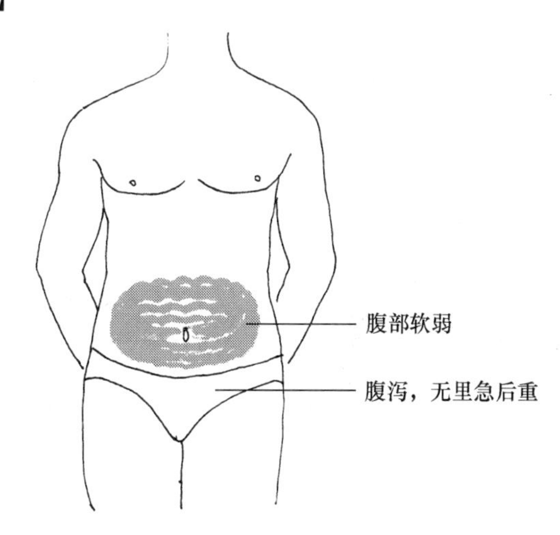

【治疗病例】

直肠癌 华，男，中年。腹泻年余，某院诊为直肠癌，治疗不愈。诊之，消瘦，排黏液脓血便，小便排尿不畅，腹痛，无里急后重，脉微，腹软弱，与桃花汤，3 日收效，15 日各种症状消失，续以六君子汤调理 30 日。寻访数年，没有复发，身体健康。

【类症鉴别】

方　　剂	类　　症	鉴别要点
桃花汤	下利，便脓血	腹软弱，无里急后重
真武汤	下利，便脓血	脉沉微，渴，舌上苔滑
葛根汤	下利，便脓血	发热恶寒，脉浮紧，里急后重
黄芩汤	下利，便脓血	发热，口苦咽干，或里急后重
大黄牡丹汤	下利，便脓血	下腹部压痛、抵抗，里急后重

刺猬皮散

（《医林改错》）

【方剂组成】 刺猬皮 1 张。

【服用方法】 焙干，粉碎为末，早晨空腹时用黄酒冲服，1 次服完。

【运用口诀】 遗精。

【口诀图解】

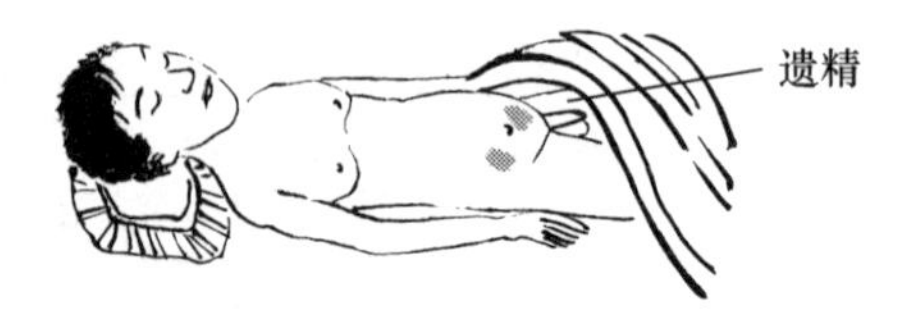

【治疗病例】

梦遗　易，男，青年。一年来入睡则梦见与妇女嬉戏，于是遗精而醒，遍访名医治疗不愈。面黄体瘦，目光游离，与刺猬皮散，1 次治愈。

遗精　石，男，青年。每周遗精 3、4 次，梦遗，不梦亦遗，服刺猬皮散愈。

【类症鉴别】

方　剂	类　症	鉴别要点
刺猬皮散	遗精	脉、舌、腹无异常
桂枝加龙骨牡蛎汤	遗精	动悸，汗出
柴胡加龙骨牡蛎汤	遗精	口苦咽干
小建中汤	遗精	腹拘急
八味肾气丸	遗精	小腹弦急
六味地黄丸	遗精	舌质红，脉数
滋肾通关丸加泽泻	遗精	口苦，小便不利

金刚丸

（《素问病机气宜保命集》）

【方剂组成】萆薢、杜仲（炒去丝）、肉苁蓉（酒浸）、菟丝子（酒浸）各等量。

【服用方法】上4味粉碎成细末，加酒煮猪肾同捣为丸，丸如梧桐子大，每次服50丸，日服2次。

【用于治疗】腰肌劳损、多发性神经病、下肢肌萎缩、下肢神经麻痹等疾病。

【运用口诀】①腰痛，劳动则痛重。

【口诀图解】

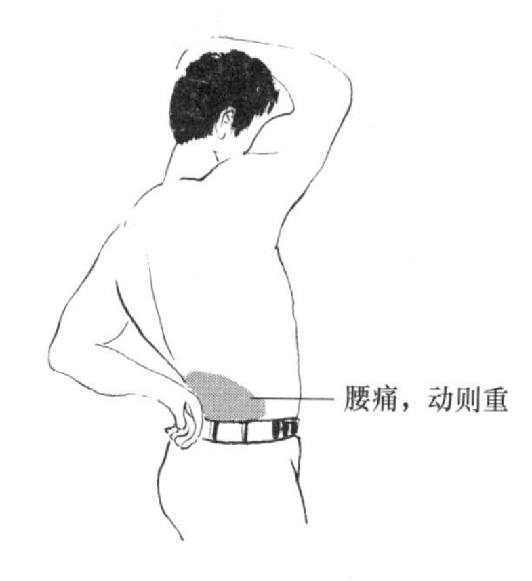

【治疗病例】

腰肌劳损 唐，男，青年。腰痛，每劳动则疼痛加重，CT检查未见异常，服金刚丸，20 日愈。

【运用口诀】②下肢瘦弱，甚者瘫痪不能行动。

【口诀图解】

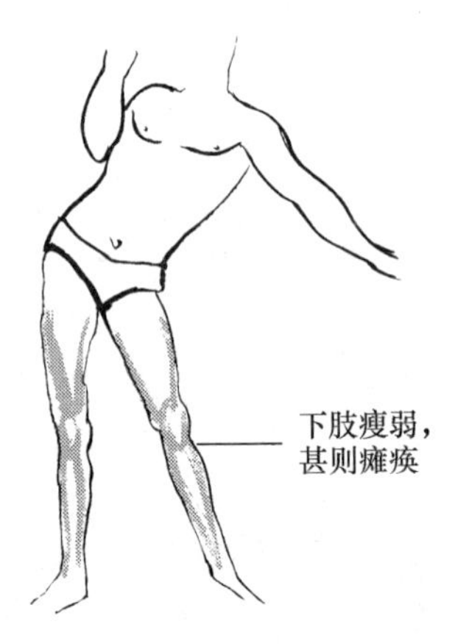

【治疗病例】

下肢神经麻痹 柳，女，儿童。下肢软弱，不能行走，求治多处，不见疗效，诊之，脉弱，与金刚丸，服用 30 日，下肢有力，行走如常。

【类症鉴别】

方　剂	类　症	鉴别要点
金刚丸	滑胎	脉弱
当归芍药散	滑胎	脐旁拘急
桂枝茯苓丸	滑胎	下腹压痛
白头翁汤	滑胎	脉滑数
补中益气汤	滑胎	脉弱，腹软，易汗

八、安神剂

柴胡加龙骨牡蛎汤

（《伤寒论》）

【方剂组成】柴胡 40g，半夏 30g，黄芩、人参、龙骨、牡蛎、茯苓、桂枝、生姜各 15g，大枣 6 枚，大黄 20g（后下）。

【服用方法】用水 2000ml，煎取 600ml，再加入大黄，煎取 500ml，分 3 次温服。

【用于治疗】神经衰弱、阳痿、早泄、早秃、斑秃、脱发、癔症、失眠症、神经官能症、精神分裂症、更年期综合征、癫痫、高血压、心律失常、脑出血、子宫出血、肝硬化、肝炎、胆囊炎、冠心病、心脏瓣膜病、巴塞杜病、肺结核、胸膜炎、肾炎、甲状腺功能亢进、耳源性眩晕、胃炎、胸锁乳突肌痉挛、小舞蹈病、肝豆状核变性、神经性呕吐等疾病。

【运用口诀】胸胁苦满，腹动悸，腹部有抵抗。

【口诀图解】

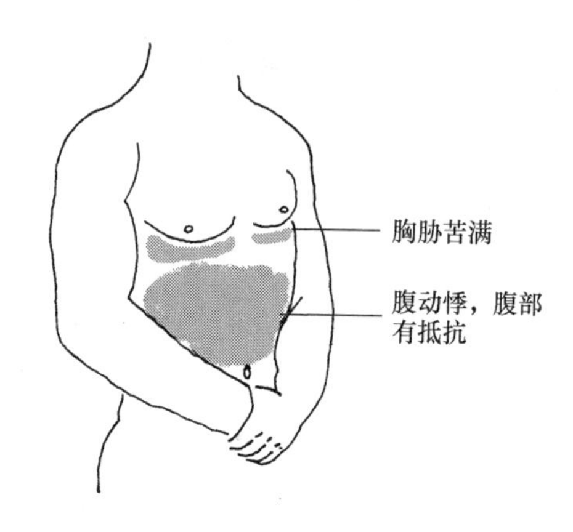

【治疗病例】

癫痫 郑，男，青年。自少年患癫痫，一直服西药控制病情，但近来发作频繁，虽未停西药而控制作用不佳。刻诊，脉洪，苔腻，目光痴呆却异常明亮，面殷红，时喃喃自语、窃笑，乏力，多卧，胸胁苦满，腹部动悸、有抵抗，与柴胡加龙骨牡蛎汤，服后病情逐渐缓解。服药200剂，治愈。

更年期综合征 张，男，老年。脉沉弱，消瘦，口苦咽干，眩晕，不思饮食，精神抑郁，独居静室，少言多虑，失眠多梦，阳痿早泄，胸胁苦满，腹部充实，腹左、脐上动悸，服柴胡加龙骨牡蛎汤，7日显效，30日痊愈。

【类症鉴别】

方剂	类症	鉴别要点
柴胡加龙骨牡蛎汤	癫	胸胁苦满，腹动
桂苓五味甘草汤	癫	冒
癫狂梦醒汤	癫	烦躁郁闷
柴胡桂姜汤	癫	胸胁苦满，渴，心下悸
百合地黄汤	癫	脉数
茯苓四逆汤	癫	脉微，恶寒
瓜蒂散	癫	气上冲咽不得息，脉促

酸枣仁汤

（《金匮要略》）

【方剂组成】酸枣仁100g、甘草10g、知母20g、茯苓20g、芎䓖20g。

【服用方法】用水1500ml，煎取500ml，分3次温服。

【用于治疗】失眠症、神经衰弱、神经官能症、精神分裂症、遗精等疾病。

【运用口诀】失眠，腹部软弱，心下悸动。

【口诀图解】

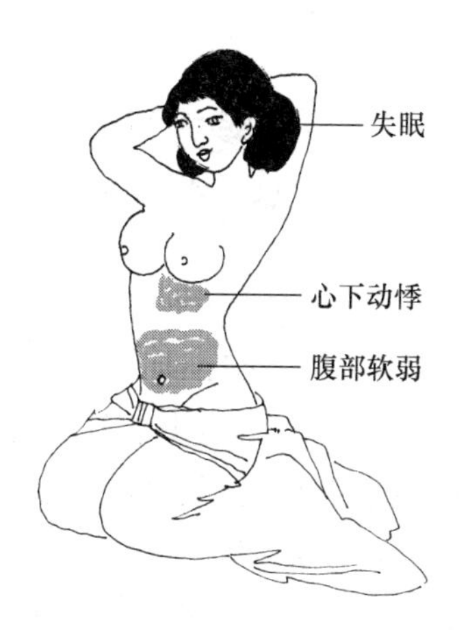

【治疗病例】

失眠症 阎，女，中年。倦倦思寐，不能入眠，日夜呆坐，时而幽叹，精神委靡，容色惨淡，身体瘦削，心悸惊颤，腹部软弱，心下动憺，舌质微红，苔白津干，寸脉牢弦，关尺散软，与酸枣仁汤，5剂得眠，续服半月，尽舒容颜。

【类症鉴别】

方　剂	类　症	鉴别要点
酸枣仁汤	不眠	疲乏
栀子豉汤	不眠	心中懊侬
温胆汤	不眠	舌苔厚腻，呕
黄连解毒汤	不眠	面赤
三黄泻心汤	不眠	面赤，便秘
甘草泻心汤	不眠	心下痞硬
归脾汤	不眠	脉弱舌淡，面色萎黄
苏子降气汤	不眠	足冷
抑肝散加陈皮半夏	不眠	腹软弱，脐左动悸
癫狂梦醒汤	不眠	郁闷烦躁
四逆汤	不眠	脉微，肢冷
真武汤	不眠	脉微，舌润
黄连阿胶汤	不眠	舌赤少津
乌梅丸	不眠	脉微，肢冷，心中疼热

甘麦大枣汤

（《金匮要略》）

【方剂组成】 甘草 30g、小麦 100g、大枣 10 枚。

【服用方法】 用水 1200ml，煎取 500ml，分 3 次温服。

【用于治疗】 癔病、神经衰弱、神经官能症、震颤麻痹、癫痫、精神分裂症、夜游症、神经性厌食症、失眠症、心律失常、经前期紧张症、更年期综合征等疾病。

【运用口诀】 悲伤、哭、笑，频频呵欠，脉数而弱，腹肌紧张。

【口诀图解】

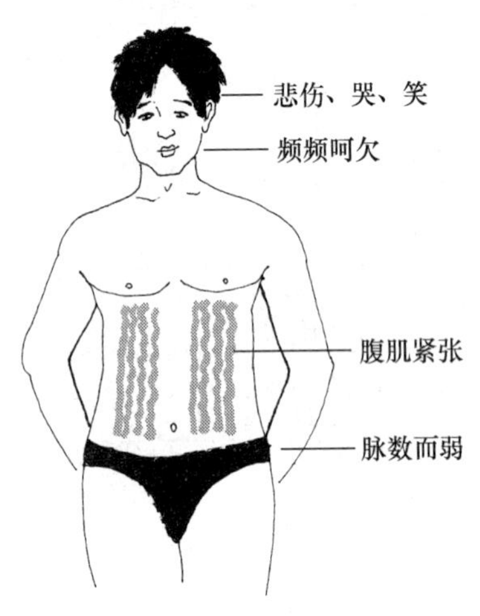

【治疗病例】

癔症 刘，女，中年。因夫妻关系不和致情绪极度波动，哭笑无常，手舞足蹈，甚则突然倒地屏气，双目紧闭，不言不动，呼唤不应，拨开眼睑查眼球活动自如而游走不定，脉细数，腹肌紧张，与甘麦大枣汤，数日痊愈。

抑郁症 魏，女，青年。孕后，时悲伤哭泣，呵欠频作，舌质淡苔白而舌中心无苔，脉数大无力，腹肌紧张，与甘麦大枣汤，1 剂而愈。

【类症鉴别】

方　剂	类　症	鉴别要点
甘麦大枣汤	阵热、汗出	舌红苔少，脉数
三黄泻心汤	阵热、汗出	面赤
三物黄芩汤	阵热、汗出	手足烦热
调经促孕丸	阵热、汗出	脉微弱
桂枝茯苓丸	阵热、汗出	舌上瘀斑
黄芪建中汤合四逆汤	阵热、汗出	脉弱，手足冷

百合地黄汤

（《金匮要略》）

【方剂组成】百合 100g、生地黄 30g。

【服用方法】用水煎，分 2 次温服。

【用于治疗】癔病、神经衰弱、神经官能症、癫痫、夜游症、发作性睡病、糖尿病等疾病。

【运用口诀】恍惚，咽干或口苦，小便赤，脉微而数。

【口诀图解】

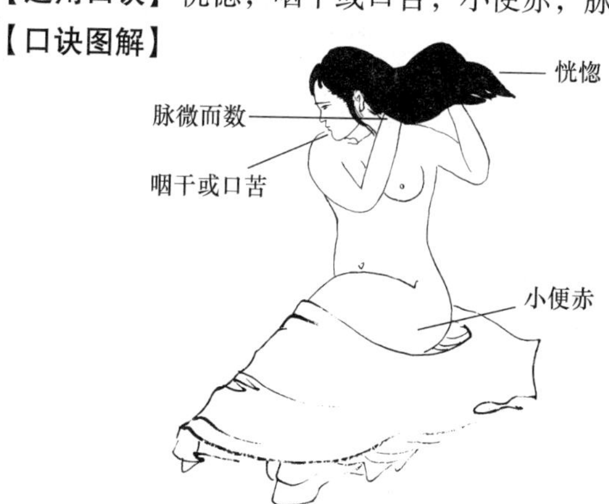

【治疗病例】

抑郁症 仁，女，中年。5个月来，精神恍惚，沉默少言，长夜独坐，唉声叹气，时或数日不食，时或食欲正常，西医药治疗无效。诊之，舌红无苔，脉微而数，咽干，与百合地黄汤，3日治愈。

【类症鉴别】

方剂	类症	鉴别要点
百合地黄汤	抑郁	脉数，咽干，舌质红
茯苓四逆汤	抑郁	脉微，恶寒
栀子干姜汤	抑郁	懊侬
陈皮半夏抑肝散	抑郁	腹软弱，左腹动甚
麻黄附子甘草汤	抑郁	发热恶寒，脉沉
小柴胡汤加羌活	抑郁	发热恶寒，舌苔白腻

九、开窍剂

紫雪

（《千金翼方》）

【方剂组成】金500g，石膏、寒水石、磁石各1500g，犀角屑、羚羊角屑、青木香、沉香各150g，玄参、升麻各500g，炙甘草240g，丁香120g，朴硝、硝石各2000g，麝香粉30g，朱砂粉90g。

【服用方法】用水煎12味，去渣；加入朴硝、硝石，微火煎至消熔；再加入麝香、朱砂混匀。将药锅离火，放置于冷水盆中，待药冷凝如雪状即成。每次服3g。

【用于治疗】流行性脑脊髓膜炎、乙型脑炎、中毒性痢疾、猩红热、高血压、癫痫、神经官能症、精神分裂症等疾病。

【运用口诀】发热，烦躁，昏迷，谵语，抽搐，唇赤而燥。

【口诀图解】

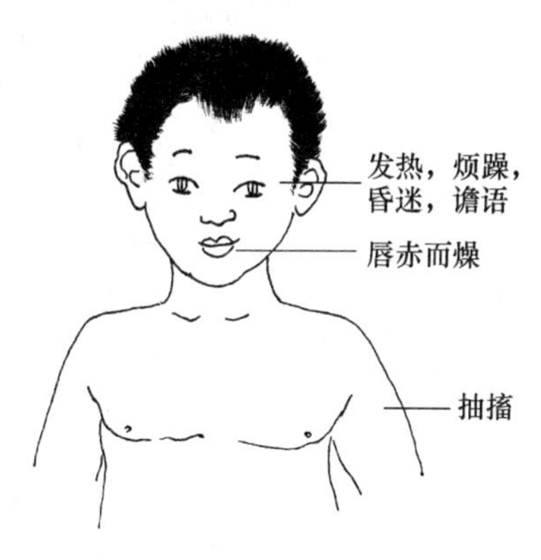

【治疗病例】

流行性乙型脑炎 田，男，儿童。发热，体温41℃，头痛，呕吐，突然昏迷，项强，抽搐，唇赤而燥，脑脊液穿刺测定示为乙脑。急投紫雪，取6g，用冷水溶化后频频灌服，意识迅速恢复正常，1小时后高热著减、抽搐停止、项强消失。续服3日，热退身凉而愈。

紫金丹

（《普济本事方》）

【方剂组成】砒石1g（研成粉）、豆豉50g（用水略加湿润，研成膏）。

【服用方法】将2味药同杵极匀，丸如麻子大，每晚睡前服1g，用冷水送下。

【运用口诀】哮喘，遇寒冷季节即发作，脉沉缓，舌苔白腻。

【口诀图解】

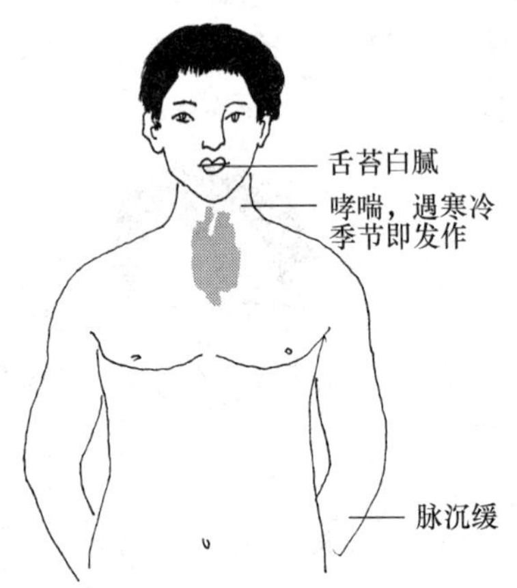

【治疗病例】

哮喘 许，男，中年。每年冬季即哮喘，治疗多年不愈。今值深秋，天气已凉，哮喘复发，脉沉缓，舌淡苔白，喉中喘鸣，呼吸困难，不能平卧，与紫金丹，1 日显效，10 日治愈。

【类症鉴别】

方剂	类症	鉴别要点
紫金丹	喉中哮鸣	冬季发作
沙参麦冬汤	喉中哮鸣	夏季发作
栝蒌薤白半夏汤加减	喉中哮鸣	四季发作
射干麻黄汤	喉中哮鸣	脉浮紧
小青龙汤	喉中哮鸣	心下有水气
小续命汤	喉中哮鸣	水肿

十、理气剂

柴胡疏肝散

（《景岳全书》）

【方剂组成】 陈皮、柴胡各15g，川芎、枳壳、芍药、香附各10g，炙甘草5g。

【服用方法】 水煎服。

【运用口诀】 左侧胸胁痛，脉弦。

【口诀图解】

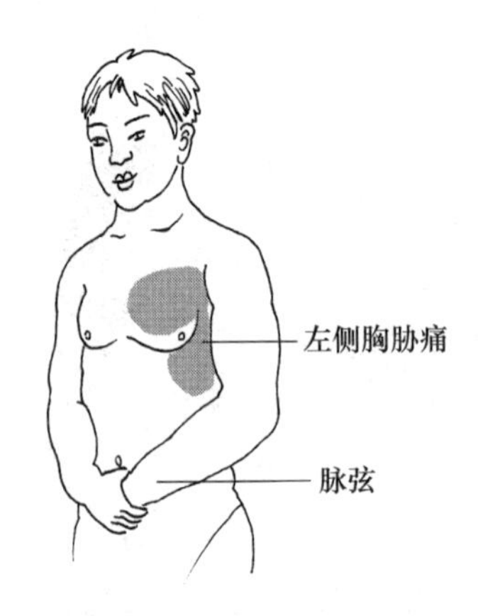

【治疗病例】

肋间神经痛　柴，男，青年。左侧肋间神经痛，诊之，脉弦，别无他症，与柴胡疏肝散，治愈。

【类症鉴别】

方　剂	类　症	鉴别要点
柴胡疏肝散	肋间疼	左侧
枳壳汤	肋间疼	右侧

半夏厚朴汤

（《金匮要略》）

【方剂组成】 半夏100g、厚朴30g、茯苓20g、苏叶20g、生姜50g。

【服用方法】 用水1500ml，煎取800ml，分4次温服，白天服3次，夜晚服1次。

【用于治疗】 咽异感症、神经官能症、咽炎、喉炎、支气管炎、哮喘、癔病、震颤麻痹、胃炎、特发性水肿、喉肌麻痹等疾病。

【运用口诀】 咽异物感，心下振水音，或气上冲咽。

【口诀图解】

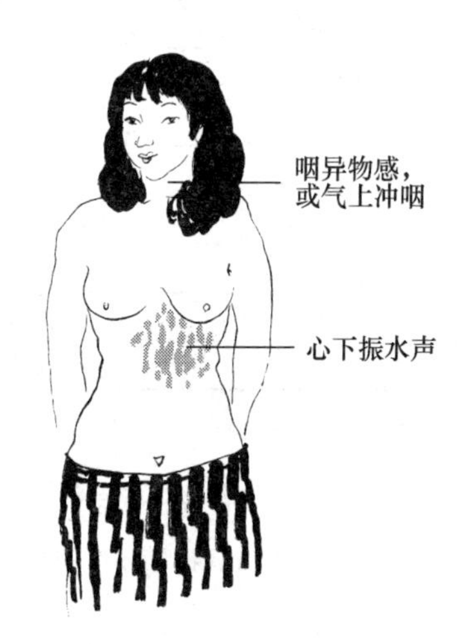

【治疗病例】

神经官能症 樊，女，中年。头目晕眩，心悸失眠，唉声叹气，抑郁寡欢，微咳胸闷，食量迅减，焦虑健忘，气急身颤，剧则猝倒，呼吸困难，双目紧闭，不动不言，拨开眼睑，眼球动转，移时方醒，一声长叹，胃有停水，咽异物感，苔白斑驳，脉象滑弦，与半夏厚朴汤，8 日遂安。

急性肾小球肾炎 管，女，青年。经某研究所诊为急性肾小球肾炎，治疗 1 周无效。尿常规检查：尿蛋白（＋＋）、红细胞（＋＋）、白细胞（略见）、细胞管型（＋）。刻诊，全身水肿，尿量减少，身酸腰痛，气上冲咽，胸闷喘息，不能平卧，咽喉异物感，头晕目眩，恶心呕逆，舌苔白腻，脉左濡右滑，与半夏厚朴汤，1 日显效，5 日诸症消失，尿液检查正常，复以渗湿益肾之品调理善后。

【类症鉴别】

方剂	类症	鉴别要点
半夏厚朴汤	梅核气	心下停水
癫狂梦醒汤	梅核气	抑郁烦躁
桂枝茯苓丸	梅核气	下腹压痛
葛根汤	梅核气	脉浮紧，项背强
选奇汤	梅核气	脉沉，项背强
指迷茯苓丸	梅核气	肩臂沉重
大承气汤	梅核气	腹压痛抵抗
苏子降气汤	梅核气	足冷
桔梗汤	梅核气	咽痛或微痛
茯苓四逆汤	梅核气	脉微，抑郁烦躁

金铃子散

（《素问病机气宜保命集》）

【方剂组成】川楝子、延胡索各等量。

【服用方法】粉碎成末，每次服 10g，日服 3 次。

【用于治疗】胃痉挛、肠痉挛、胆囊炎、胃炎、肋间神经痛、胃黏膜脱垂、十二指肠壅积症、胰腺炎、肋软骨炎、子宫内膜炎、子宫扭转、卵巢炎、痛经等疾病。

【运用口诀】胸胁、胃脘、腹部疼痛，口苦，脉紧。

【口诀图解】

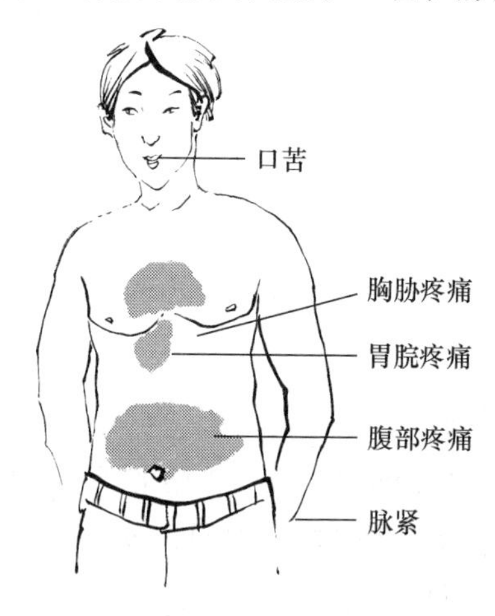

【治疗病例】

胃痉挛 贾，男，青年。胃脘疼痛，反复发作已年余。脉强紧，口苦咽干，无其他症状，与金铃子散，5 日得瘳。

痛经 孟，女，青年。月经来潮即下腹疼痛，口苦，脉弦紧，无其他症状，与金铃子散治愈。

良附丸

（《良方集腋》）

【方剂组成】高良姜、香附各等量。

【服用方法】粉碎成末，米汤加生姜汁适量、盐少许调和为丸，每次服 6g。

【用于治疗】胃痉挛、肠痉挛、胃炎、胃与十二指肠溃疡、痛经、月经不调等疾病。

【运用口诀】胃脘、腹部之疼痛，无口苦咽干，无其他症状。

【口诀图解】

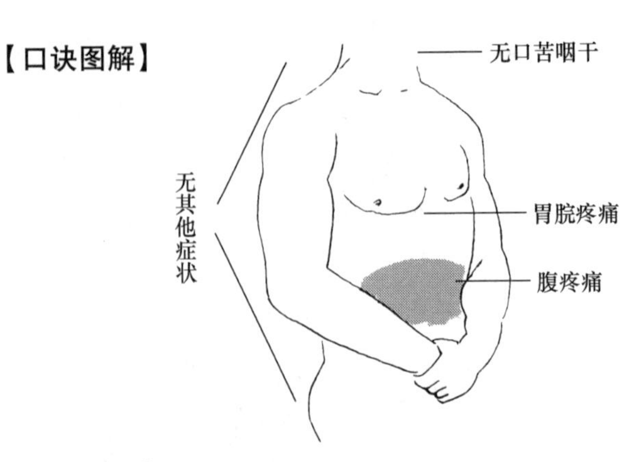

【治疗病例】

肠痉挛 和，女，儿童。3 年来反复发作性脐周疼痛，求治多方无效，每发作时呻吟、哭叫，脉沉，与良附丸，7 日治愈。

【类症鉴别】

方　　剂	类　　症	鉴别要点
良附丸	胃脘、腹部之疼痛	脉沉
金铃子散	胃脘、腹部之疼痛	脉弦，口苦
失笑散	胃脘、腹部之疼痛	脉涩

八痞膏

（《十一师秘要》）

【方剂组成】栀子、杏仁、白胡椒各 14 枚，芒硝 30g，葱茎大者 1 枚，大枣（去核）3 枚，鸡蛋（用白）1 个，蜂蜜 50ml。

【运用方法】将前 4 味药，粉碎成末，同后 4 味药混和在一起，看稀稠加面粉适量，一同捣至黏膏状，摊在干净的布上，贴敷于患部。每日换药 1 次。

【用于治疗】肝炎、感染性腹泻、食物中毒、痢疾、肠炎、胃炎、厌食症、黄疸、肝硬化、肝脾肿大、腹膜炎、腹膜后血肿、阑尾炎、子宫内膜炎、子宫囊肿、输卵管卵巢炎等疾病。

【运用口诀】腹部凹凸不平，抵抗或压痛。

【口诀图解】

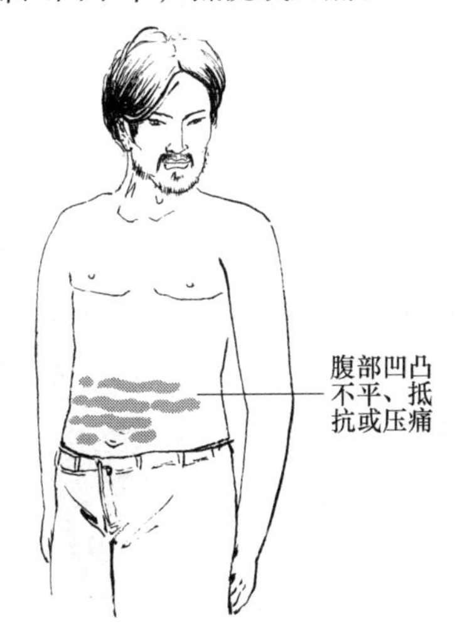

【治疗病例】

小儿厌食症 王，男，小儿。食欲不振、厌食、拒食，前医诊为脾阴虚，治疗无效，疗程约6个月。诊之，面色萎黄，体瘦，头发黄疏，皮肤干燥，精神如常，腹部凹凸不平、抵抗，舌苔光剥，脉细，与八痞膏，2日食欲振，进食量增，腹部变平坦。7个月后寻访，进食正常，面色红润，身体强健。

慢性肠炎 张，女，儿童。腹泻，完谷不化，病程4个月，曾求治多处不愈。诊之，面色不华，精神差，乏力，低热，腹部凹凸不平、抵抗、压痛，舌质红，舌苔黄腻，脉弦细数，与八痞膏，10日治愈。

脾肿大 蓟，男，中年。食欲不振，身体消瘦，齿龈渗血，腹胀纳差，乏力，口渴，某院诊为单纯性脾肿大，治疗2个月不愈。诊之，面色苍黄，舌质黯黑，舌苔黄白夹杂，脉右寸左关滑，右关右尺左寸左尺沉弦，腹部凹凸不平、抵抗，脾触痛，与八痞膏，5日后各种症状消失，超声复查报告：脾肿大痊愈。

钱氏白术散

（《小儿药证直诀》）

【方剂组成】 葛根 15g、茯苓、人参、藿香各 7g、木香、甘草各 1.5g。

【服用方法】 水煎服。

【用于治疗】 胃肠炎、厌食症、低热、糖尿病等疾病。

【运用口诀】 腹泻、低热，口渴，或呕吐。

【口诀图解】

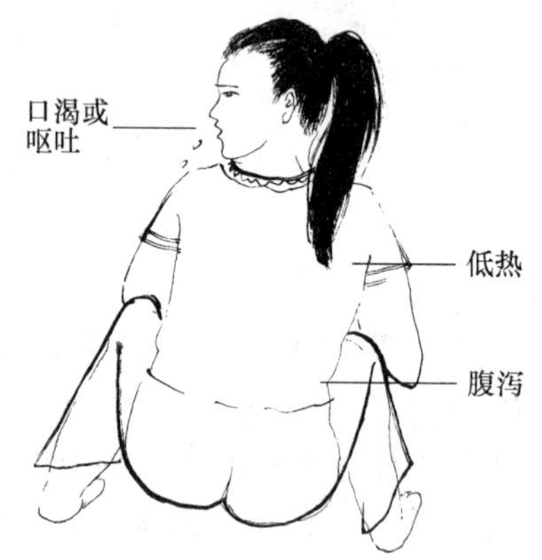

【治疗病例】

慢性胃肠炎 舒，女，少年。腹泻经日，四肢怠惰，时呕时吐，咽干口渴，形体消瘦，低热频作，胃脘痞满，脉象微弱，唇色苍白，面无光泽，舌质淡嫩，舌苔腻浊，与白术散，吐泻俱辍。

【类症鉴别】

方剂	类症	鉴别要点
钱氏白术散	腹泻	低热，渴
五苓散	腹泻	矢气
痛泻要方	腹泻	脉弦，痛则泻

栝蒌薤白半夏汤

（《金匮要略》）

【方剂组成】栝蒌100g、薤白30g、半夏60g。

【服用方法】用白酒2000ml，煎取400ml，分4次温服，日服3次。

【用于治疗】冠心病、心绞痛、风心病、支气管炎、肺心病、胆囊炎、食管癌、乳腺增生、咽异感症、肋软骨炎、肋间神经痛、失眠症等疾病。

【运用口诀】胸痛彻背。

【口诀图解】

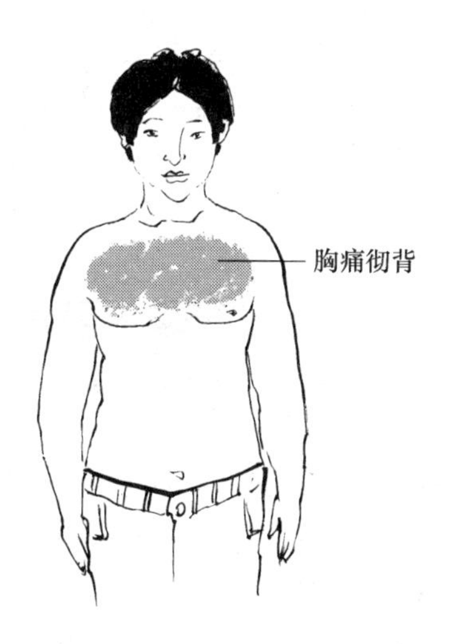

【治疗病例】

心绞痛 黎，男，老年。有冠状动脉粥样硬化性心脏病史，今频发心绞痛，每发作时胸骨后、心前区疼痛，向左侧背部、左上肢放射，历时3～6分钟，口含硝酸甘油即缓解，但体力活动后即复发作。对此，用栝蒌薤白半夏汤治之，始停止发作。

急性气管-支气管炎 段，男，老年。轻度发热畏寒，咳嗽，喘急，西医治疗不效。刻诊，脉结代，舌质黯，苔黄腻，胸痛背疼，拟活血化瘀、清热渗湿、宽胸降气、逐痰止咳法治之，药选丹参、赤芍、元胡、栝蒌、薤白、桔梗、川贝、苏子、薏苡仁、杏仁、菊花、桑叶等味，服后病情旋剧。复诊，诸症如前，呼吸困难，喘咳更甚，沉思良久，确认病属栝蒌薤白半夏汤证，于是疏方治之，服一剂诸症缓解，再服治愈。

【类症鉴别】

方　剂	类　症	鉴别要点
栝蒌薤白半夏汤	胸痛	胸痛彻背
大陷胸汤	胸痛	胸满，心下硬，肩背强
大建中汤	胸痛	脉微，手足冷
栀子豉汤	胸痛	心中懊侬
十枣汤	胸痛	喘咳，心下硬满
五食丸	胸痛	饮食噎塞
抵当汤去大黄	胸痛	脉沉结代

陈皮半夏抑肝散

（《浅井腹诊录》）

【方剂组成】当归、白术、茯苓、钩藤、川芎、柴胡、甘草各10g，陈皮、半夏各15g。

【服用方法】水煎服。

【用于治疗】癫痫、神经官能症、神经衰弱、失眠症、不名热、经前期紧张症、更年期综合征、癔病、小舞蹈病、震颤麻痹、脑梗塞、脑出血、佝偻病、妊娠呕吐、阳痿等疾病。

【运用口诀】①腹软弱，左腹动悸显著，有时脐旁紧张、压痛。

【口诀图解】

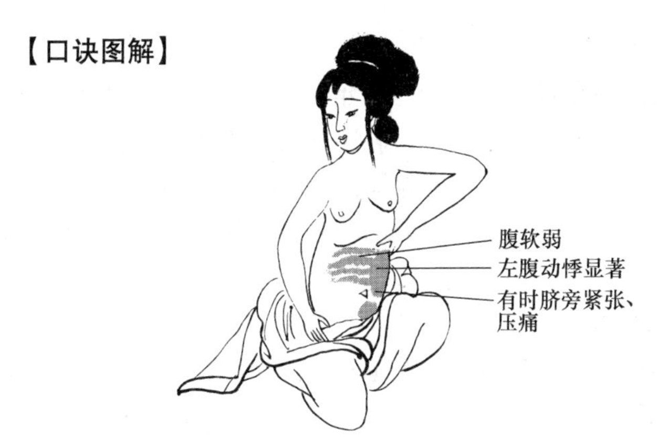

【治疗病例】

神经衰弱 汪，女，青年。失眠多梦，惊悸烦乱，精神紧张，独处幽居，捶头打脸，多疑多虑，愁思长叹，头昏脑胀，手足微颤，脘闷嗳气，肠鸣纳呆，月经失调，面色青黯，舌边齿痕，舌左有苔，舌右无苔，哭笑无常，脉象沉牢，腹部软弱，左腹动甚，与陈皮半夏抑肝散，3 日奏效，13 日治愈。

神经性呕吐 费，女，老年。食后呕吐，量少数频，久治不愈，体渐消瘦，面黄皮薄，失眠多虑，心悸忐忑，烦忧不安，急躁易怒，双手振颤，眩晕耳鸣，上腹胀满，腹部软弱，脉象紧弦，脐左动剧，触之冲手，与陈皮半夏抑肝散，2 日奏效，29 日康复如常人。

【运用口诀】②睡觉鼾声如雷。

【口诀图解】

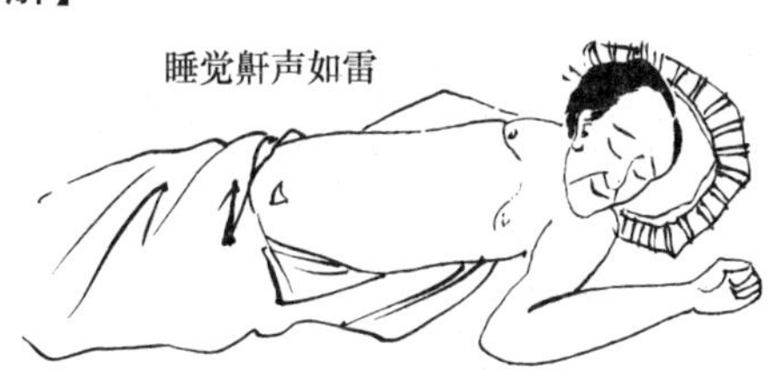

【治疗病例】

下丘脑综合征 宋，男，中年。多食，肥胖，嗜睡，健忘，头昏，话音低闷，舌难伸出，乳房胖大，阳痿早泄，走动气短，睡觉鼾声如雷，面色萎黄，脉伏，某院诊为下丘脑综合征，治疗年余无效，对此，予陈皮半夏抑肝散，30 日效，100 日显效，600 日症状尽消，与前判若两人。

心律失常 阎，女，中年。时感心悸，头晕耳鸣，精神紧张，身体倦怠，面色枯黄，不易入睡，睡觉鼾声如雷，心脏听诊提前搏动，心电图检查示为室性期前收缩，脉沉且涩，偶尔间歇，予陈皮半夏抑肝散，8 日显效，28 日痊愈。

抑肝散

（《保婴撮要》）

【方剂组成】当归、白术、茯苓、钩藤、柴胡各 10g，川芎、甘草各 8g。

【服用方法】水煎服。

【用于治疗】神经官能症、失眠症、癔病、小儿痉挛症等疾病。

【运用口诀】①左腹直肌紧张，烦躁。

【口诀图解】

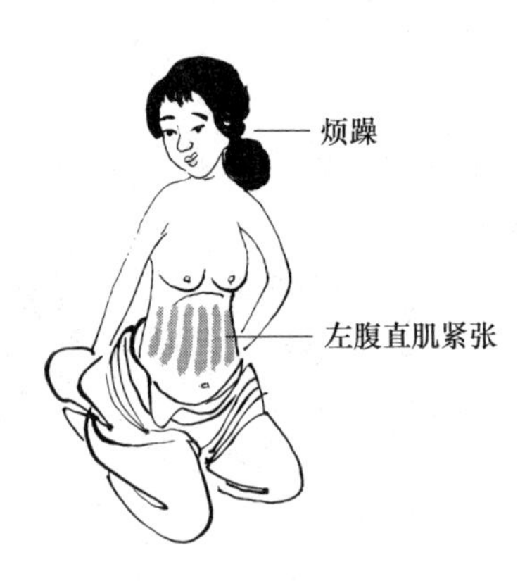

【治疗病例】

癔病 李，女，中年。癔症性昏厥，反复发作，求治于数家医院，治疗不愈，病程年余，病情日益增剧。不发作时脉弦细，手时振颤，情绪紧张，焦躁易怒，每发作时脉弦紧，突然倒地屏气，呼吸困难，双目紧闭，手足抽搐。左腹直肌紧张，与抑肝散，6 日治愈。

【运用口诀】②心下痞硬、紧张、动悸。

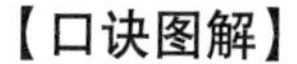

【口诀图解】

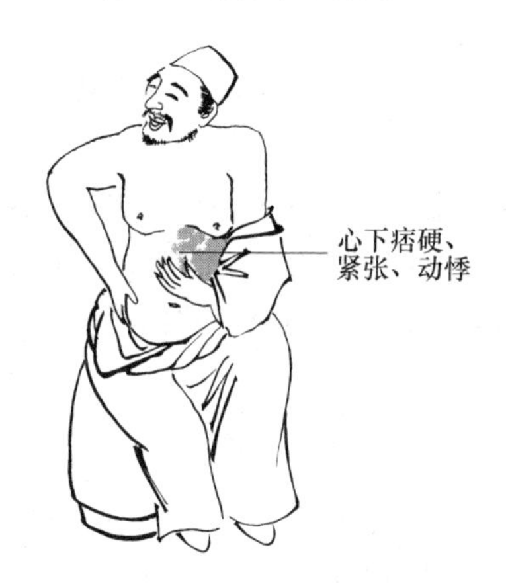

【治疗病例】

失眠症 洪，男，中年。失眠严重，服西药有效，但时间既久，西药失去效果。心下痞满、紧张，心下动悸，多梦，晕眩，舌质淡红，舌苔白润，脉弦大，与抑肝散治愈。

通气散

（《医林改错》）

【方剂组成】柴胡 30g、香附 30g、川芎 15g。

【服用方法】粉碎成末，每次服 9g，日服 2 次。

【药物加减】 器质性聋，加全蝎30g。

【用于治疗】 传音性耳聋、感应神经性聋、混合性聋、精神性聋等疾病。

【运用口诀】 耳聋。

【口诀图解】

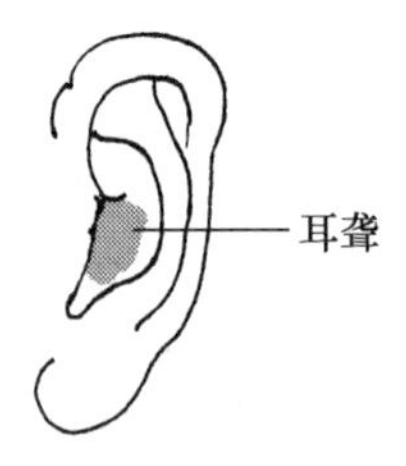

【治疗病例】

功能性聋 马，男，老年。耳聋数载，经查为功能性聋，与通气散治愈。

器质性聋 张，女，青年。耳聋数载，经查为鼓膜穿孔，与通气散加全蝎，1年后听觉有所改善，3年后听觉恢复正常，复查鼓膜穿孔已愈合，医患俱叹疗效出乎意料。

【类症鉴别】

方剂	类症	鉴别要点
通气散	耳鸣耳聋	脉弦或沉
益气聪明汤	耳鸣耳聋	脉弱
龙胆泻肝汤	耳鸣耳聋	脉紧，口苦
六味地黄丸	耳鸣耳聋	脉细数
八味丸	耳鸣耳聋	少腹不仁
通窍活血汤	耳鸣耳聋	舌有瘀斑点

香苏散

（《太平惠民和剂局方》）

【方剂组成】 炒香附20g、紫苏叶20g、陈皮10g、炙甘草5g。

【服用方法】 水煎服，早晚各1剂。

【用于治疗】 感冒、神经衰弱、癔症、食鱼中毒症、神经性腹痛、经前期紧张症、痛经等疾病。

【运用口诀】发热恶寒，脉沉，手足微冷，胸膈满或痛，舌苔白薄、白腻或兼淡黄。

【口诀图解】

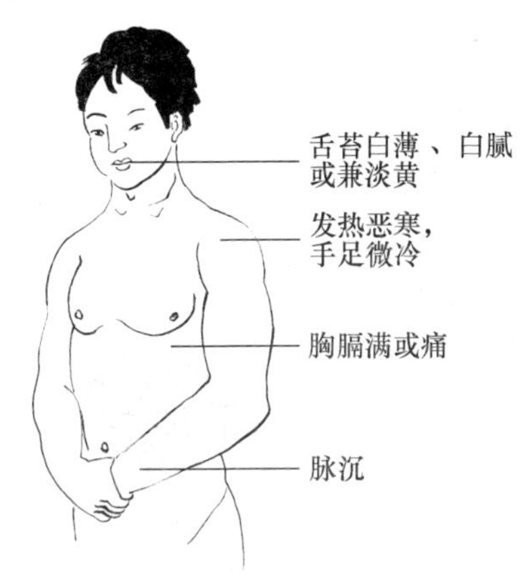

【治疗病例】

流行性感冒 郑，女，中年。有流感接触史，发热畏寒，手足微冷，不思饮食，身酸乏力，胸膈闷满，舌苔白薄，脉沉，与香苏散，3日治愈。

流行性感冒 邹，女，老年。有流感接触史，畏寒，手足冷，胸满，胃脘微痛，不进饮食，呕逆，身酸，乏力，舌苔白腻间淡黄，脉沉，与香苏散，2日治愈。

【类症鉴别】

方　剂	类　症	鉴别要点
香苏散	发热恶寒	脉沉，痞闷
麻黄细辛附子汤	发热恶寒	脉沉
补中益气汤	发热恶寒	脉弱，汗出
小建中汤	发热恶寒	尺脉微
桂枝汤	发热恶寒	汗出，脉浮弱
再造散	发热恶寒	脉弱，无汗，贫血貌
麻黄汤	发热恶寒	脉浮紧，无汗
当归四逆汤	发热恶寒	脉细，汗出

柿蒂散

（《十一师秘要》）

【方剂组成】柿蒂 7 枚。

【服用方法】在砂锅中焙至微黄，粉碎成末，备用。当月经刚净后，空腹时用温黄酒送服，可避孕 1 年。

【运用口诀】避孕。

【口诀图解】

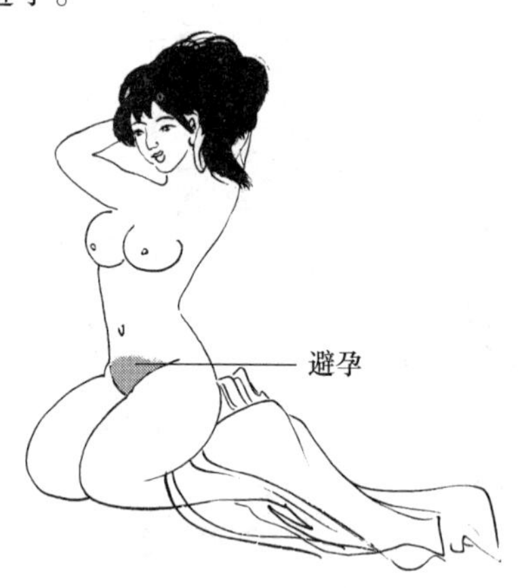

【运用验例】周，女，老年。自青年时代开始服用柿蒂散避孕，每年服 1 次，到绝经后停止服用，从未怀孕。

良枳汤

（《疗治大概》）

【方剂组成】茯苓、桂枝、半夏、枳实、良姜、甘草各 10g，大枣 3 枚。

【服用方法】水煎服。

【用于治疗】胃炎、胰腺炎、胆囊炎、胆石症、胃扩张、胃下垂、胃痉挛、游走肾、痛经、不孕症等疾病。

【运用口诀】①腹痛或左胁下痛，左腹动悸。

【口诀图解】

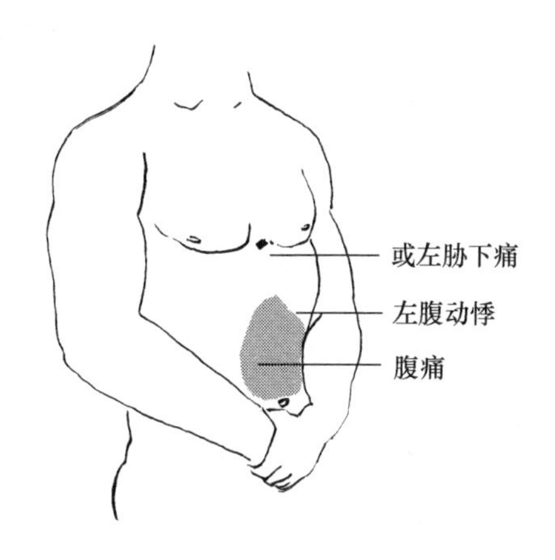

【治疗病例】

急性胰腺炎 张，男，青年。上腹疼痛，某院诊为急性胰腺炎，治疗1周无效。刻诊，阵发性左上腹部剧痛，向腰背部放射，左上腹压痛，左腹部动悸，恶心干呕，脉紧，与良枳汤，1剂效，2剂愈。

痛经 王，女，青年。月经来潮前下腹部疼痛，脉沉，腹软弱，左腹部动悸，与良枳汤治愈。

慢性胃炎 金，女，中年。胃脘痛，食欲不振，镜检为慢性浅表性胃炎。脉短小，胃痛脘胀，肠鸣，时或呕吐，心下、左脐旁压痛，左胁下钝痛，左腹部动悸，服良枳汤6日治愈。

【运用口诀】②心下或左胁下、脐左压痛，左腹直肌紧张，左手关脉弦紧，与疏肝汤当愈，服之反无效。

【口诀图解】图见下页。

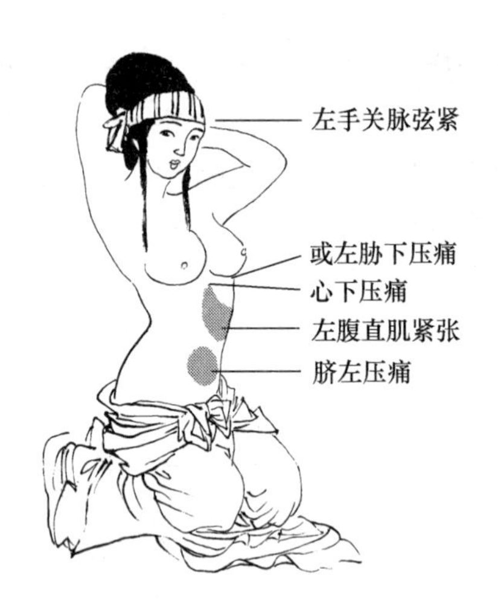

【治疗病例】

痛经 谢，女，青年。月经来潮前下腹疼痛，2 年来求治各地不愈。诊之，面色红，咽干，舌质红，苔黄白相间，左手关脉弦紧，上腹胀满，不能进食，左腹直肌紧张，左胁下、脐左压痛，与疏肝汤不效，改投良枳汤，1 日显效，3 日治愈。

慢性胃炎 孙，男，青年。胃炎史约 4 年，多方求治无效。诊之，面色郁黄，舌红苔白，脉左关弦紧，上腹胀闷，不思饮食，恶心干呕，心下压痛，左腹直肌紧张，脐左压痛，与疏肝汤不效，改与良枳汤，1 服效著，再服症失，数服痊愈。

【类症鉴别】

方剂	类症	鉴别要点
良枳汤	上腹痛	脐左动悸
黄连汤	上腹痛	心下痞硬
小陷胸汤	上腹痛	按之痛，脉滑
大柴胡汤	上腹痛	按之满痛
苓桂甘枣汤	上腹痛	脐下悸
附子粳米汤	上腹痛	腹中冷，肠鸣
大建中汤	上腹痛	腹中冷，肠蠕动甚

枳壳汤

(《苏沈良方》)

【方剂组成】 桔梗、枳壳各30g。

【服用方法】 水煎，去渣，分2次温服。

【运用口诀】 右侧肋间神经痛。

【口诀图解】

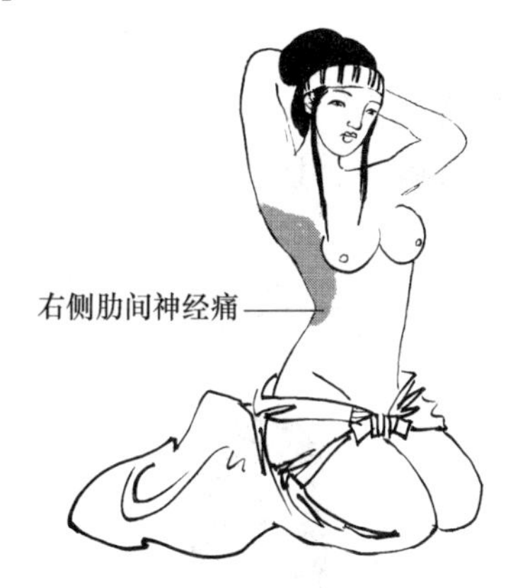

【治疗病例】

肋间神经痛 祁，女，中年。右侧肋间神经痛，久治不愈，无特殊腹证，与枳壳汤，1剂治愈。

【类症鉴别】

方剂	类症	鉴别要点
枳壳汤	心中痞硬	右肋痛
大柴胡汤	心中痞硬	心下紧张
枳实栀子豉汤	心中痞硬	卧起不安

苓甘五味加姜辛半夏杏仁汤

（《金匮要略》）

【方剂组成】茯苓40g，甘草、干姜、细辛各30g，五味子、半夏、杏仁各60g。

【服用方法】用水2000ml，煎服600ml，分6次温服，日服3次。

【用于治疗】肺心病、心力衰竭、支气管炎、哮喘、肺气肿、胸膜炎、肺水肿等疾病。

【药物加减】如果胸满，加桂枝60g；如果便秘，面红热，加大黄30g。

【运用口诀】喘、咳，脉沉微，手足冷，胃内振水音或汗出。

【口诀图解】

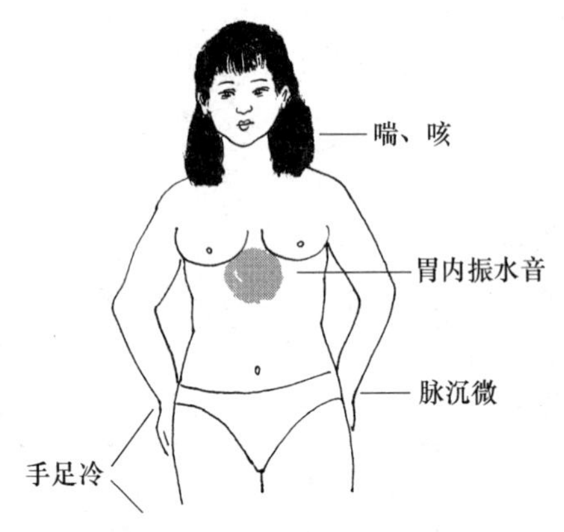

【治疗病例】

慢性阻塞性肺气肿　朱，女，中年。自少年即患有支气管炎，久治不愈，于2年前经X线检查、肺功能检查，发现病变发展形成肺气肿。刻诊，胸闷，喘咳，快走则心动悸、喘急加剧，桶状胸，心下有振水音，咳痰清稀有泡沫，脉沉微，手足冷，与苓甘五味加姜辛半夏杏仁汤加桂枝，3 日见效，21 日显效，147 日治愈。

慢性支气管炎 龚，男，青年。自幼罹患支气管炎，11 岁时经治疗停止发作。16 岁复发，至今（22 岁）治疗不愈。诊之，喘息，咳嗽，脉沉弱，畏寒，易出汗，前医处方麻黄细辛附子汤，服后出汗很多，病情加剧。麻黄细辛附子汤证“喘咳，脉沉，恶寒，无汗”，而此病例“喘咳，脉沉弱，恶寒，汗出”故当与苓甘五味加姜辛半夏杏仁汤，疏方治之，百日得愈。

【类症鉴别】

方　剂	类　症	鉴别要点
苓甘五味加姜辛半夏杏仁汤	咳喘，吐涎沫	脉沉微
小青龙汤	咳喘，吐涎沫	脉浮
紫金丹	咳喘，吐涎沫	哮鸣，遇寒冷发作

癫狂梦醒汤

（《医林改错》）

【方剂组成】 桃仁、柴胡、香附、赤芍、半夏、腹皮、青皮、陈皮、桑皮、苏子各 10g，木通、甘草各 6g。

【服用方法】 水煎服，日 1 剂。

【用于治疗】 躁郁症、焦虑症、癫痫、精神分裂症等疾病。

【运用口诀】 郁闷躁烦，脉弦滑。

【口诀图解】 图见下页。

【治疗病例】

躁郁症 曾，男，中年。神志恍惚，惊恐忧郁，少寐多梦，烦躁不安，脉滑，哭笑无常，服癫狂梦醒汤，渐渐神气清爽。

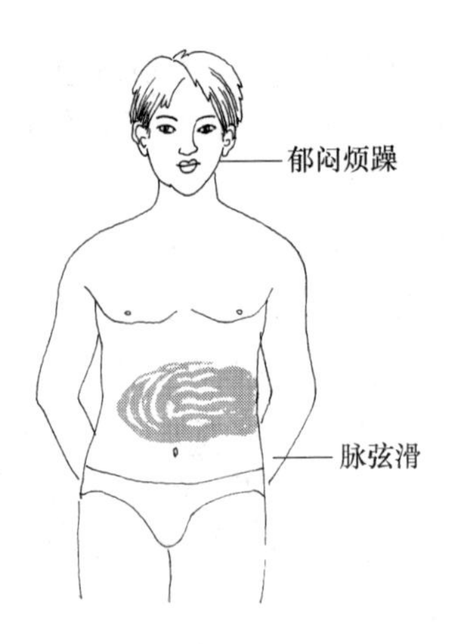

【类症鉴别】

方　　剂	类　　症	鉴别要点
癫狂梦醒汤	悲伤欲哭	郁闷烦躁
甘麦大枣汤	悲伤欲哭	腹拘急
百合地黄汤	悲伤欲哭	脉微数
陈皮半夏抑肝散	悲伤欲哭	左上腹动
茯苓四逆汤	悲伤欲哭	脉微，烦躁
逍遥散	悲伤欲哭	脉弦
栀子干姜汤	悲伤欲哭	饥而不能食
柴胡桂枝干姜汤	悲伤欲哭	易饥，口渴，手足冷
麻黄附子汤	悲伤欲哭	发热恶寒，脉沉

疏肝汤

（《万病回春》）

【方剂组成】 柴胡、当归、青皮、枳壳各10g，桃仁、赤芍药、川芎各5g，红花、黄连、吴茱萸各3g。

【服用方法】 水煎服。

【用于治疗】胃炎、胃与十二指肠溃疡、肝炎、胰腺炎、胆囊炎、盆腔粘连综合症、附件炎、胆石症、肋间神经痛、腰椎间盘突出症、高血压、脑梗塞、脑出血、头痛、功能性腰痛、外伤性胁腹痛、脾弯曲症、月经不调、痛经、不孕症、习惯性流产等疾病。

【运用口诀】脐左压痛，心下或两胁下或脐下压痛，左腹直肌紧张，左关脉弦紧。

【口诀图解】

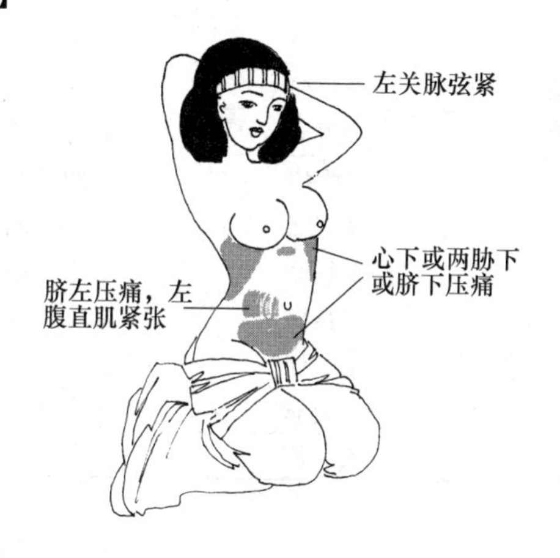

【治疗病例】

乙型肝炎 李，女，中年。乙肝史约10年，近日乙型肝炎血清学检测结果：HBsAg（+）、HBeAg（+）、HBcAb（+）。诊之，左关脉弦紧，面色熏黄，目眶黯黑，舌质红，舌苔黄，舌边有瘀斑，口苦咽干，上腹胀，厌食，焦虑，烧心吞酸，消瘦，脐左压痛，左腹直肌紧张，两胁下压痛，苦满，与疏肝汤，6日奏效，12日各种症状著减，效不更方，连服150日后停药。血清学复查结果：HBsAg、HBeAg、HBcAb均转阴。寻访4年，没有复发。

痛经 向，女，中年。月经来潮下腹疼痛，左关脉弦紧，急躁易怒，饮食少进，脐左压痛，左腹直肌紧张，左胁下压痛，与疏肝汤，3 日痊愈。

慢性胃炎 曹，女，青年。烧心，呕噫，上腹部饱闷不适，吞酸嘈杂，镜查示糜烂性胃炎。左关脉弦紧，口苦口干，舌质淡，舌苔黄腻，不思饮食，抑郁焦虑，左腹直肌紧张，脐左下方压痛，心下压痛，与疏肝汤，3 日显效，15 日治愈。

【类症鉴别】

方剂	类症	鉴别要点
疏肝汤	经来腹痛	下腹压痛，左关脉弦
桂枝茯苓丸	经来腹痛	下腹压痛
当归芍药散	经来腹痛	脐旁拘急
桃核承气汤	经来腹痛	少腹急结
抵当汤	经来腹痛	下腹硬满，脉沉结
柴胡桂枝汤	经来腹痛	心下支结，下腹压痛
薏苡附子败酱汤	经来腹痛	右下腹压痛、软弱
当归四逆加吴生汤	经来腹痛	冷结在少腹
良枳汤	经来腹痛	疏肝汤证，服汤不愈者
青囊丸	经来腹痛	经欲来乳胀

厚朴生姜半夏甘草人参汤

（《伤寒论》）

【方剂组成】炙厚朴、生姜各 100g，人参、炙甘草各 10g，半夏 30g。

【服用方法】用水 2500ml，煎取 600ml，分 3 次温服，日服 3 次。

【用于治疗】胃炎、肠炎、胰腺炎、肠功能紊乱、胃溃疡、腹膜炎、肠胀气、肝炎、肝硬化等疾病。

【运用口诀】①发汗后、泻下后、腹泻后而腹胀满或膨隆。

【口诀图解】

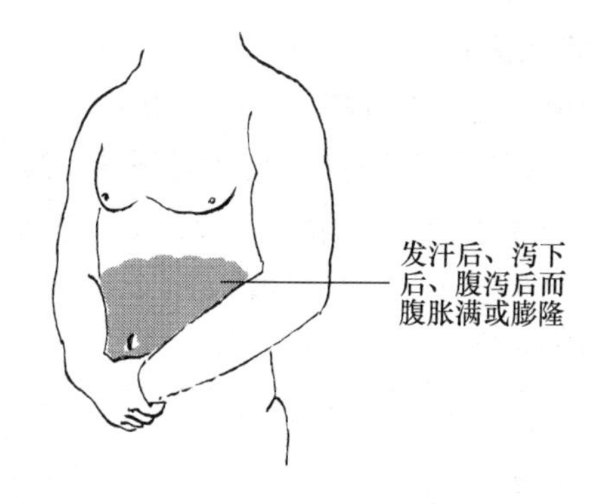

【治疗病例】

胃排空延迟症 谢，男，老年。1 个月前做过胃部分切除术，今呕吐宿食，腹胀满、膨隆，腹泻，服西药胃动力促进剂及输液，不能够减轻病者病苦。与厚朴生姜半夏甘草人参汤，1 日显效，7 日治愈。

肠胀气 陈，男，中年。肠梗阻，服大承气汤治愈。数日后，腹胀满，复与大承气下之，不效。再诊，腹胀满比前更甚，腹轻微压痛，但毫无抵抗，乃与厚朴生姜半夏甘草人参汤，旋瘳。

【运用口诀】②腹胀满，腹凹如舟，无压痛、抵抗。

【口诀图解】

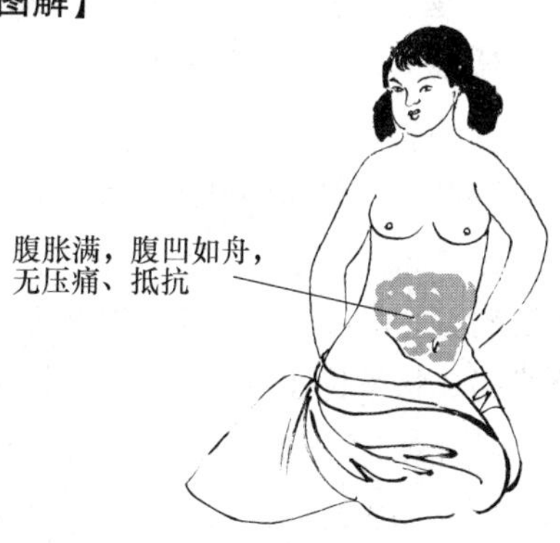

【治疗病例】

胃溃疡 时，女青年。胃溃疡史约7年。面无光泽，身体纤弱，食欲不振，脉象弦细，腹胀满颇甚，腹凹如舟，既无压痛，亦无抵抗，用小建中汤治之15日无效，改投厚朴生姜半夏甘草人参汤，1日显效，30日痊愈。

【类症鉴别】

方剂	类症	鉴别要点
厚姜夏甘参汤	肠鸣	汗后、下后、下利后腹胀
附子粳米汤	肠鸣	腹冷剧痛
己椒苈黄丸	肠鸣	口燥咽干，腹满
半夏泻心汤	肠鸣	心下痞硬
苓桂甘枣汤	肠鸣	脐下悸
五苓散	肠鸣	舌润滑
桔梗汤	肠鸣	咽痛

苏子降气汤

（《太平惠民和剂局方》）

【方剂组成】 苏子100g、半夏100g、前胡30g、厚朴30g、甘草30g、当归30g、橘皮60g、肉桂40g、生姜30g、大枣12枚。

【服用方法】 用水3000ml，煎取800ml，分5次温服，日服3次，夜服1次。

【用于治疗】 支气管炎、肺气肿、神经性耳鸣、吐血、衄血、齿槽脓肿、口腔溃疡、特发性水肿、神经衰弱、神经官能症等疾病。

【运用口诀】 足冷，倦怠。

【口诀图解】

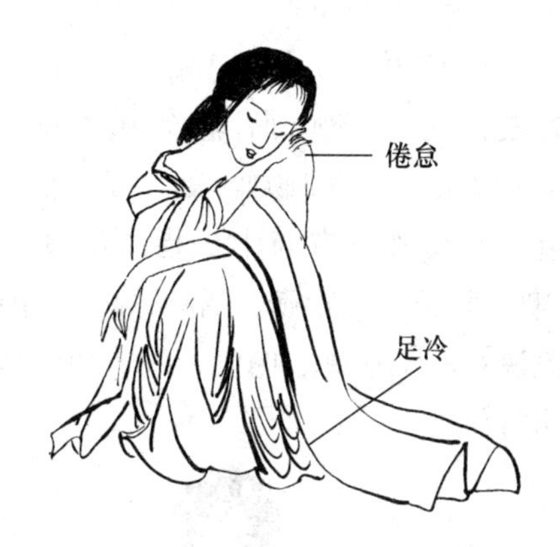

【治疗病例】

咽异感症 王，女，中年。咽部异物感，咯之不出，咽之不下，无吞咽困难，脉沉，倦怠，心情抑郁，胸闷不舒，足冷，与苏子降气汤，2剂治愈。

慢性支气管炎 刘，男，老年。1个月前，因为和家属生气，发生喘息，某院诊为慢性支气管炎，治疗不愈。诊之，脉大无力，时觉气自下腹上冲胸、咽，下肢水肿，足冷，乏力，与苏子降气汤治愈。

【类症鉴别】

方剂	类症	鉴别要点
苏子降气汤	足冷	咽中痞塞
当归四逆加吴茱萸生姜汤	足冷	脉微
芍药甘草附子汤	足冷	足挛急
八味肾气丸	足冷	少腹不仁
甘草干姜茯苓白术汤	足冷	腰以下冷痛
真武汤	足冷	脉微舌润，心下悸
四逆散	足冷	脉弦或促

旋覆代赭汤

（《伤寒论》）

【方剂组成】旋覆花30g、人参20g、生姜50g、半夏60g、代赭石 30g、大枣 12 枚，炙甘草 30g。

【服用方法】用水 2500ml，煎至 1000ml，去药渣，再煎至 500ml，分 3 次温服，日服 3 次。

【用于治疗】胃炎、胃与十二指肠溃疡、幽门狭窄，胃扩张、胆道感染、肝炎、食管癌、咽异感症、膈肌痉挛等疾病。

【运用口诀】心下痞硬，嗳气，气上冲，脉弦紧。

【口诀图解】

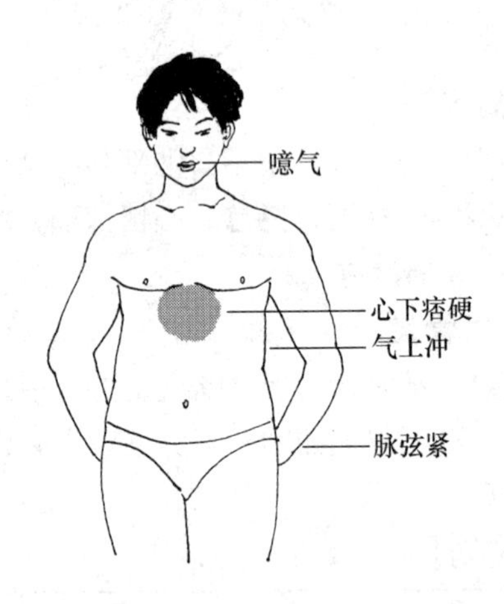

【治疗病例】

呃逆　我在少年时代偿遇一翁，呃逆频作，诊之，心下痞硬，嗳气，脉弦紧，与生姜泻心汤，无效。请师诊治，师诊后说：“这个病人心下痞硬，嗳气，气上冲，非生姜泻心汤证，乃旋覆代赭汤证。”服旋覆代赭汤旋瘳。半年后，老翁旧病复发，未经医生诊断而自购旋覆代赭汤服用，无效。余诊之，心下痞硬，嗳气，气上冲，正是旋覆代赭汤证，何以服而不效？师诊后说：“上次心下痞硬，嗳气，气上冲，脉弦紧，而这次心下痞硬，嗳气，气上冲，脉沉微，上次为旋覆代赭汤证，而这次为吴茱萸汤证，差之毫厘，谬之千里，辨证在几微间，详诊深察则可避免处方失误。”患者服吴茱萸汤立愈。

【类症鉴别】

方　剂	类　症	鉴别要点
旋覆代赭汤	食后腹胀呕吐	心下痞硬，噫气
五食丸	食后腹胀呕吐	大便闭或便如羊矢
失笑散加桃仁赤芍山楂	食后腹胀呕吐	舌有瘀斑
半夏干姜散	食后腹胀呕吐	吐涎沫
分消汤	食后腹胀呕吐	臌胀
圣术煎	食后腹胀呕吐	臌胀，脉微

白散

(《伤寒论》)

【方剂组成】桔梗、贝母各10g，巴豆霜1g。

【服用方法】粉碎成末，每次用温水冲服3g。服后出现腹泻或呕吐，为药物作用现象；如果腹泻不止，喝冷粥一碗，即停止。

【用于治疗】肺脓肿、肺水肿、白喉、不语症等疾病。

【运用口诀】①咳吐臭脓，胸满，发热寒战，口渴不欲饮，舌苔白，脉数。

【口诀图解】

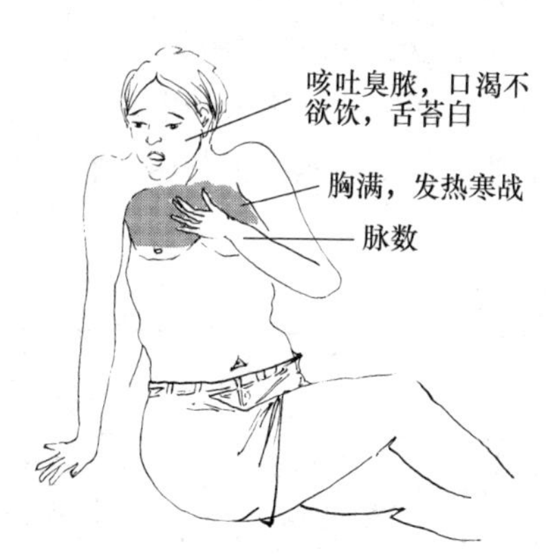

【治疗病例】

肺脓肿 简，男，青年。吐脓腥臭，发热寒战，胸满而痛，咽干，口渴不欲饮，脉滑数，舌苔白浊，曾输液、服中药无效，与白散，服 1 次，4 小时后出现腹泻，10 小时后发热、吐脓、胸满痛等症状消失，继以西黄丸善后而愈。

【运用口诀】②胸或心下疼痛、硬满抵抗，口渴不欲饮，手足冷，舌苔白，脉沉迟。

【口诀图解】

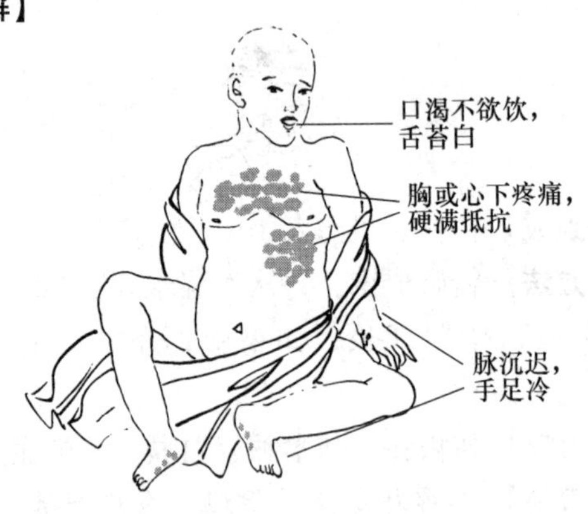

【治疗病例】

肺水肿 徐，女，中年。胸痛，呼吸困难，端坐呼吸，咳嗽，面色苍白，出汗，某院诊为肺水肿，治疗无效。诊之，胸胁硬痛，口渴不欲饮，手足冷，舌苔白，脉沉迟，投白散，服药后腹泻，遂安。

【类症鉴别】

方　剂	类　症	鉴别要点
白散	吐脓，胸满	苔白，脉数，口渴不欲饮
排脓汤或桔梗汤	吐脓，胸满	无特殊脉、舌、腹证
西黄丸	吐脓，胸满	脉洪数有力

青蛤丸

（《卫生鸿宝》）

【方剂组成】青黛、煅蛤粉各30g。

【服用方法】炼蜜为丸，如梧子大，小儿每次服2丸，儿童每次服4丸，成人每次服7丸，日服3次。

【运用口诀】痉咳则面赤、呕吐。

【口诀图解】

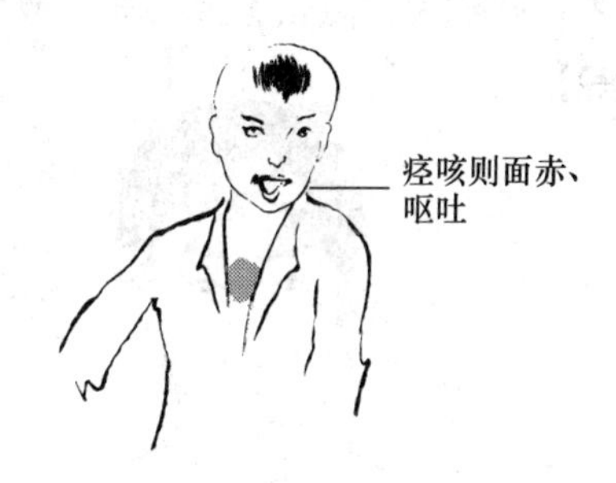

【治疗病例】

百日咳 赵，女，小儿。阵发性、痉挛性、连续性剧咳，日轻夜重，阵咳则面色青紫，随即呕吐。病程3周，多方治疗无效。近来阵咳后屏气窒息，甚至惊厥。与青蛤丸，将药丸溶化后涂在其母乳头上，然后让患儿吮吸。1日显效，3日治愈。

【类症鉴别】

方剂	类症	鉴别要点
青蛤丸	咳	阵发性痉咳
竹叶石膏汤	咳	口舌干燥，脉虚数
麻黄杏仁石膏甘草汤	咳	渴，无大热
苓甘五味姜辛半夏汤	咳	吐白泡沫痰
麻黄细辛附子汤	咳	脉沉，恶寒，发热
猪苓汤	咳	淋痛、尿血
排脓汤加金荞麦	咳	吐脓

建瓴汤

（《医学衷中参西录》）

【方剂组成】山药、淮牛膝、赭石各30g，龙骨、牡蛎、生地各18g，白芍、柏子仁各12g。

【服用方法】水煎服，日1剂。

【用于治疗】高血压、脑出血、蛛网膜下腔出血等疾病。

【运用口诀】脉数大，眩晕，或头痛，或昏聩。

【口诀图解】

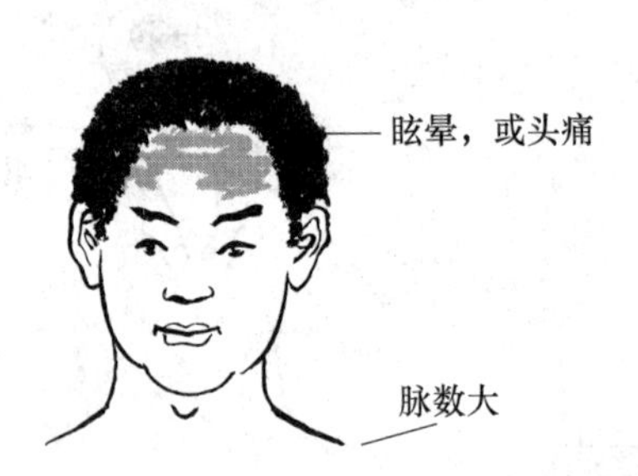

【治疗病例】

原发性高血压 段，男，中年。眩晕，头痛，头重足轻，步态不稳，心情郁闷，烦乱不安，脉大而数，血压190/120mmHg。服建瓴汤，3日显效继续服用3日，自觉各种症状消失，血压130/80mmHg。

【类症鉴别】

方 剂	类 症	鉴别要点
建瓴汤	眩晕	脉数大
苓桂术甘汤	眩晕	脉沉紧，心下支饮
小半夏加茯苓汤	眩晕	悸，渴
小柴胡汤	眩晕	胸胁苦满
大柴胡汤	眩晕	胸胁苦满，心下急
泽泻汤	眩晕	冒，心下支饮
半夏白术天麻汤	眩晕	头痛，脉弦滑

续表

方　　剂	类　　症	鉴别要点
三黄泻心汤	眩晕	面赤，便秘
黄连解毒汤	眩晕	面赤
真武汤	眩晕	脉微，恶寒
桂枝茯苓丸	眩晕	左下腹压痛
抵当汤	眩晕	少腹硬满
甘草干姜汤	眩晕	多涎唾
吴茱萸汤	眩晕	脉沉，呕噫
续命汤	眩晕	脉浮，肢酸
人参归脾汤	眩晕	亡血，脉腹软弱
桂枝加葛根汤	眩晕	项背强，脉缓
葛根汤	眩晕	脉浮紧，项背强

苦酒汤

（《伤寒论》）

【方剂组成】生半夏如枣核大 7 枚、鸡蛋 1 枚。

【服用方法】将鸡蛋去黄，倒入米醋适量，再加入半夏，放在火上煎 3 沸，端下火后去半夏，至米醋温度适宜，含服米醋，日 1～2 剂。

【用于治疗】咽炎、喉炎、会咽炎、咽喉灼伤、失音、喉乳头状瘤、喉癌、喉淀粉样病变、喉角化症、喉息肉、喉白斑病、声带小结、声带麻痹、咽异感症等疾病。

【运用口诀】①咽喉疼痛或溃烂。

【口诀图解】

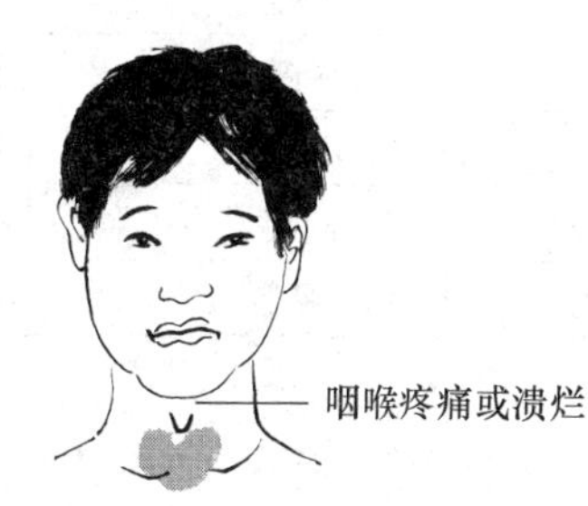

【治疗病例】

急性咽炎 章，男，青年。咽痛，吞咽不便，咽喉壁红肿、溃烂，与苦酒汤，3日得愈。

【运用口诀】②声音嘶哑或失音。

【口诀图解】

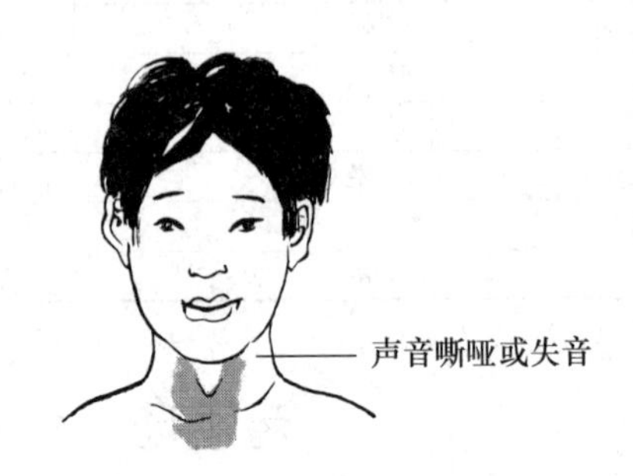

【治疗病例】

鼻息肉 褚，男，中年。声音嘶哑，某院诊为喉息肉，欲手术切除。患者畏惧手术，转而求治于余。对此，给予苦酒汤，7日后发音正常。经喉镜检查：息肉消失。

【类症鉴别】

方　剂	类　症	鉴别要点
苦酒汤	声音嘶哑	咽痛
沙参麦冬汤	声音嘶哑	干咳
甘草泻心汤	声音嘶哑	口腔溃疡
麻杏石甘汤	声音嘶哑	喘咳，无大热
五食丸	声音嘶哑	饮食阻塞
栀子半夏汤	声音嘶哑	饮食阻塞，懊侬
麻黄汤	声音嘶哑	脉浮紧，无汗，发热恶寒
麻黄细辛附子汤	声音嘶哑	脉沉，发热恶寒，无汗

柿蒂汤

（《本草纲目》）

【方剂组成】 柿蒂 15g。

【服用方法】 水煎服。

【运用口诀】 呃逆，无特殊腹证。

【口诀图解】

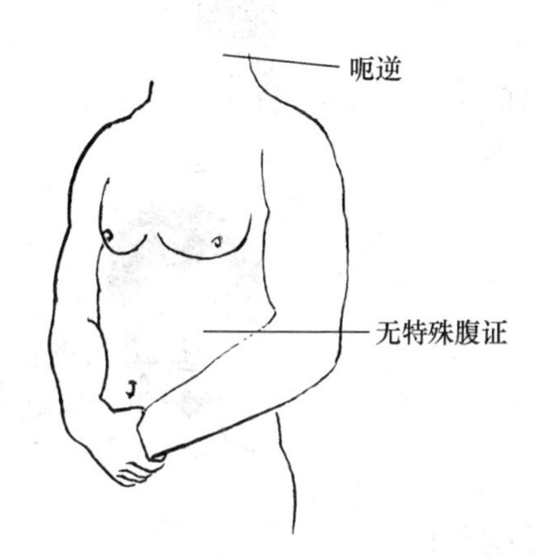

【治疗病例】

呃逆 武，男，中年。忽然呃逆，无其他症状，服柿蒂汤愈。

【类症鉴别】

方　剂	类　症	鉴别要点
柿蒂汤	呃逆	无特异脉舌腹证
芍药甘草汤	呃逆	肌肉拘急
大承气汤	呃逆	腹压痛抵抗
人参汤加丁香	呃逆	心下痞硬，恶寒
旋覆代赭汤	呃逆	心下痞硬
枳实栀子豉汤	呃逆	心中痞硬，懊侬
大柴胡汤	呃逆	心中痞硬，脉弦
六味地黄丸（汤）	呃逆	脉数，易饥
八味地黄丸（汤）	呃逆	少腹软弱

桔梗汤

（《伤寒论》）

【方剂组成】桔梗10g、甘草20g。

【服用方法】用水300ml，煎取100ml，分2次温服。

【用于治疗】咽喉炎、扁桃体炎、食管炎、肺脓肿、肋间神经痛等疾病。

【运用口诀】咽喉肿痛或咳唾脓痰，咽干不渴，无大热。

【口诀图解】

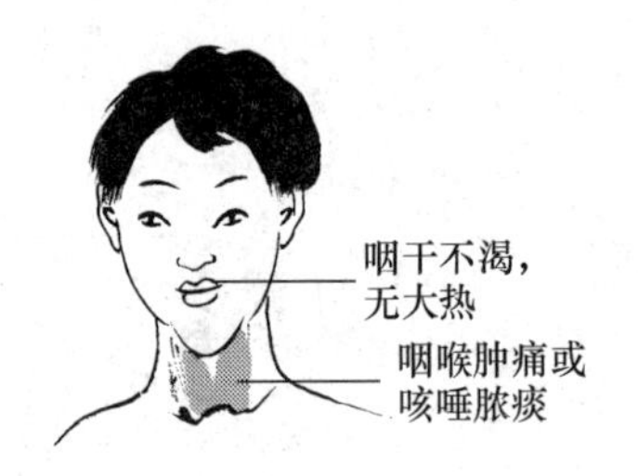

【治疗病例】

急性咽炎 张，男，中年。受风感冒，不发热，咽喉疼痛，影响吞咽，咽干不渴，咽部黏膜红肿，腭弓悬壅垂水肿，咽后壁覆布脓液，咳唾脓痰，脉沉数，舌质淡红，苔薄黄，与桔梗汤而愈。

【类症鉴别】

方剂	类症	鉴别要点
桔梗汤	咽痛	不红肿或略红肿
苦酒汤	咽痛	声音嘶哑或失声
通脉四逆汤	咽痛	手足厥冷，下利清谷
猪肤汤	咽痛	下利，胸满心烦
麻黄汤	咽痛	脉浮紧，发热恶寒无汗
葛根汤	咽痛	脉浮紧，发热恶寒无汗，项背强

续表

方　　剂	类　　症	鉴别要点
大青龙汤	咽痛	脉紧，发热恶寒无汗，烦躁
小柴胡汤	咽痛	胸胁苦满
大柴胡汤	咽痛	心下急
银翘散	咽痛	夏季微发热
麻黄细辛附子汤	咽痛	脉沉，恶寒
排脓汤	咽痛	吐脓

十一、理血剂

桃核承气汤

（《伤寒论》）

【方剂组成】桃仁 50 个、桂枝 20g，炙甘草 20g、大黄 40g、芒硝 20g（后下）。

【服用方法】用水 1500ml，煎取 500ml，加入芒硝，再用微火煎沸，分 3 次温服，日服 3 次。

【用于治疗】感冒、痢疾、流行性出血热、弥漫性血管内凝血、精神分裂症、脑震荡、脑挫伤、脑外伤性瘫痪、脑外伤性癫痫、肺气肿咯血、肠梗阻、痛经、不孕症、月经不调、闭经、代偿性月经、子宫出血、难产、宫外孕、产褥感染、子宫肌瘤、盆腔炎、子宫内膜炎、糖尿病、脑梗塞、脑出血、高血压、肝炎、胆石症、肾结石、肾积水、黄疸、乙型脑炎、脑膜炎、视神经炎、视神经乳头水肿、眼底出血、咽喉炎、扁桃体炎、乳腺炎、湿疹、皮炎、银屑病、痤疮、毛囊炎、风湿性结节性红斑等疾病。

【运用口诀】①左下腹部压痛、充实、抵抗，脉有力。

【口诀图解】

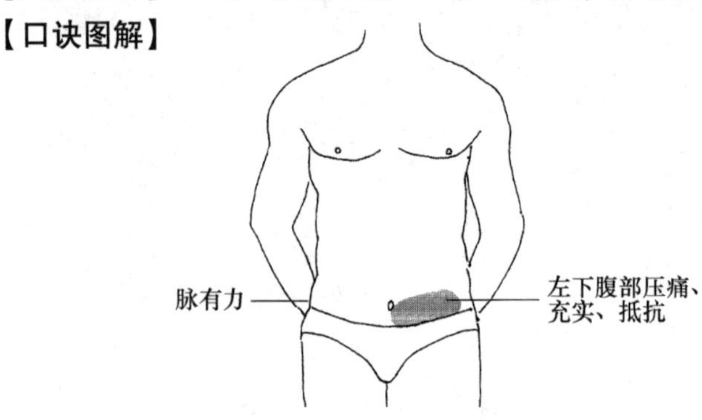

【治疗病例】

流行性出血热 谷，男，青年。发热。某院诊为流行性出血热，输液1周，进入少尿期，治疗效果不理想，致急性肾衰竭。诊之，脉洪滑，舌质紫暗，舌苔烂赤，尿少，谵妄，球结膜充血、出血，腋下、胸、背有出血点，左下腹压痛、抵抗、充实，投桃核承气汤合大黄甘遂汤，1日显效，尿量24小时1400ml，3日诸症消失，进入多尿期。

肾结石 张，女，老年。肾区绞痛，某院检查诊为肾结石，治疗不愈。诊之，反复发作性疼痛，剧则在床上滚动号叫，肾区叩击痛，左下腹部压痛、充实、抵抗，脉紧，与桃核承气汤，1日疼痛缓解，3日诸症悉去。CT复查：肾结石消失。

不孕症、痛经 董，女，青年。婚后2年不孕，每于月经来潮前发生下腹部痉挛性剧痛。经中西医诊治，无效。诊之，形丰，面赤，脉沉实，左下腹部压痛、充实、抵抗，与桃核承气汤2剂，嘱于月经来潮疼痛时服用，如果服药后出现腹泻、月经量多或有紫黑凝血块，勿惧。3个月后，患者打电话来，兴奋地说服药后，痛经治愈，今已怀孕。

【运用口诀】②下腹压痛、充实、抵抗，脉有力。

【口诀图解】

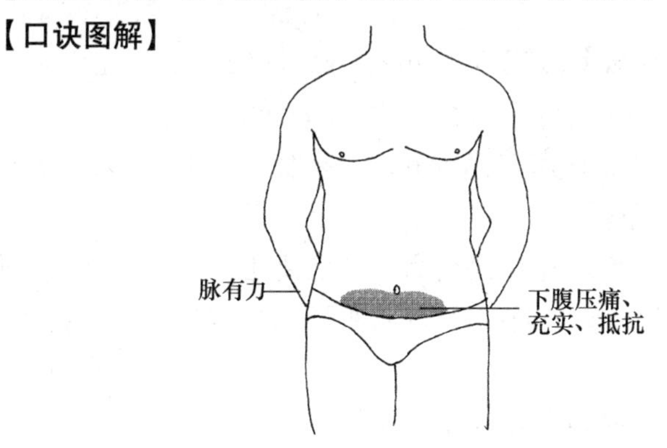

【治疗病例】

视神经乳头炎 乔，男，中年。视力急剧下降，视乳头充血、水肿、隆起、渗血。VEP 检查见振幅下降，潜伏期延长，眼科诊为视神经乳头炎，治疗效果不理想。诊之，左手脉浮紧，右手脉沉潜，下腹部压痛、充实、抵抗，舌红苔黄，舌下静脉怒张，与桃核承气汤，日服 1 次，10 日治愈。

【类症鉴别】

方剂	类症	鉴别要点
桃核承气汤	经来量少或经迟	少腹急结
桂枝茯苓丸	经来量少或经迟	下腹压痛、充实
调经促孕丸	经来量少或经迟	脉弱
抵当汤	经来量少或经迟	下腹硬痛，脉沉结
疏肝汤	经来量少或经迟	左下腹压痛，左关脉弦
丹栀逍遥散	经来量少或经迟	乳房胀，脉弦
青囊丸	经来量少或经迟	乳房胀，脉沉

通窍活血汤

（《医林改错》）

【方剂组成】赤芍 3g、川芎 3g、桃仁 6g、红花 10g、生姜 10g、老葱 3 根、大枣 7 枚、麝香 0.3g（后下）。

【服用方法】用黄酒 500ml，煎取 100ml，加入麝香微煎，晚上临睡前服。

【用于治疗】外伤性脑病、心肌梗死、斑秃、脱发、头痛、白癜风、脑梗塞、脑肿瘤、静脉曲张、神经性耳聋耳鸣、颅内血肿等疾病。

【运用口诀】舌有瘀斑，脉涩。

【口诀图解】

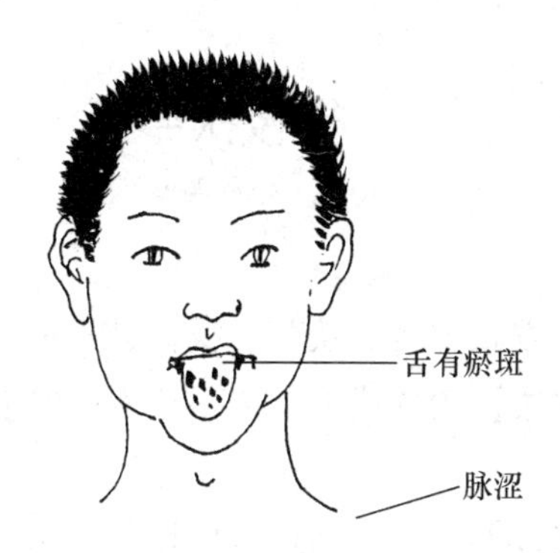

【治疗病例】

外伤性头痛 杜，男，青年。头痛三年余，有外伤史，头晕，耳鸣，耳聋，胸痛，目痛，舌有瘀斑，脉涩，与通窍活血汤，13日治愈。

心肌梗死 秦，男，老年。有冠状动脉粥样硬化性心脏病史，近日频发心绞痛，发作时面色苍白，头出汗，唇绀，呼吸困难，心前区疼痛并向左侧肩臂放射，心电图示心肌梗死，脉涩结，舌有瘀斑，与通窍活血汤，日服3剂，1日疼痛缓解。

斑秃 曲，男，青年。头顶部斑状脱发，边长边脱，秃顶处皮肤光滑，毛孔清晰，服养血疏风、补益肝肾之剂不效。诊之，脉沉涩，舌有瘀斑，与通窍活血汤，16日显效，长出的头发不再脱落，40日治愈。

【类症鉴别】

方　剂	类　症	鉴别要点
通窍活血汤	耳鸣耳聋	舌有瘀血斑
滋肾通关丸	耳鸣耳聋	脉弦数，舌红
龙胆泻肝汤	耳鸣耳聋	脉紧口苦
益气聪明汤	耳鸣耳聋	脉弱
真武汤	耳鸣耳聋	脉弱，眩晕

桂枝茯苓丸

（《金匮要略》）

【方剂组成】 桂枝、茯苓、桃仁、丹皮、芍药各等量。

【服用方法】 粉碎成末，炼蜜为丸，如兔屎大，每次饭前服3丸。

【用于治疗】 子宫肌瘤、宫外孕、盆腔粘连综合征、附件炎、盆腔包块、子宫内膜炎、卵巢囊肿、输卵管阻塞、卵巢癌、乳腺炎、乳腺增生、乳腺肿瘤、异位妊娠、妊娠高血压综合征、产后宫缩痛、胞衣不下、产后尿潴留、难产、产后恶露不止、子宫出血、月经过多、代偿性月经、痛经、习惯性流产、不孕症、月经不调、更年期综合征、癫痫、精神分裂症、神经官能症、头痛、肝炎、肝癌、肝硬化、胆囊炎、黄疸、肠粘连、阑尾炎、阑尾脓肿、肾炎、糖尿病、高血压、脑梗塞、脑出血、高脂血症、高脂蛋白血症、黄色瘤、红斑狼疮、韦格内肉芽肿、垂体肿瘤、嗜铬细胞瘤、甲状腺炎、甲状腺结节与甲状腺肿瘤、咽炎、咽喉炎、扁桃体炎、鼻窦炎、黄疸、痨型克山病、冠心病、声带息肉、结节性多动脉炎、肾静脉血栓形成、小动脉性肾硬化、弥漫性血管内凝血、前列腺肥大、男扎术后痛性结节、下肢溃疡、下肢静脉曲张、腹部大动脉瘤、寒冷性红斑、多发性疖肿、红斑性肢痛症、白内障、青光眼、视网膜中央动脉或静脉阻塞、视神经炎、视神经萎缩、视神经乳头水肿、眼底出血、皮炎、荨麻疹、丹毒、银屑病等疾病。

【运用口诀】 脐左、下部位压痛、抵抗，左腹直肌紧张，左手脉涩。

【口诀图解】 图见下页。

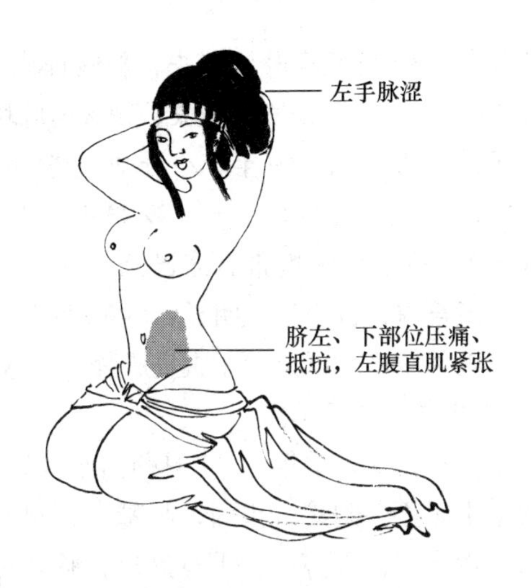

【治疗病例】

宫腔粘连综合征 罗，女，青年。婚后3年未孕，曾做诊断性刮宫术，B超检查示宫腔粘连。刻诊，面色青，左手脉涩，右手脉沉紧，痛经，经期后错，腰痛，头痛，左腹直肌紧张，脐左、下方压痛、抵抗，与桂枝茯苓丸，15日诸症悉去。2个月后怀孕，足月顺产1男婴。

习惯性流产 褚，女，青年。流产史2年，每孕后值5个月时，即发生妊娠高血压综合征，西医药治疗无效，于是不得不引流。诊之，面色赭红，头痛头晕，腰痛心悸，左下腹痛，左下肢轻度水肿，脉沉涩，左下腹部压痛有抵抗，与桂枝茯苓丸，30日症状尽消。不久怀孕，孕期中没有发生高血压，过程顺利，足月顺产。

乳腺纤维腺瘤 任，女，青年。左侧乳房有一个直径8cm肿块，呈椭圆形，质地实，边界清楚，无触痛，西医以手术切除。术后3个月，于左侧乳房又出现一个直径3cm肿块，西医欲再以手术治疗，被患者婉言拒绝，转至中医处诊治。刻诊，面色黯紫，纳呆，脐上、脐左动悸，左手脉涩，脐下压痛，抵抗，与桂枝茯苓丸，30 日乳房肿块消失，但腹证尚未消失，又与桂枝茯苓丸 30 日量，待腹证完全消失，则乳房肿块不会再发。

乙型肝炎 房，女，中年。乙肝血清学测写结果：HBsAg（+）、HBeAg（+）、抗 HBc（-）、DNA-P（+）、抗 HBe（+）、抗 HBs（-），持续病毒携带状态已三年余。刻诊，面色黯青，蜘蛛痣，舌淡苔白，舌边齿痕明显，偶尔鼻衄，纳呆，肝区钝痛不适，左下腹部压痛、抵抗，左腹直肌紧张，脉沉牢，与桂枝茯苓丸，30 日显效，90 日治愈。

脑梗塞 乔，女，中年。3 个月前由某院诊断为脑梗塞，经治疗，效果不明显。刻诊，头痛，眩晕，右侧上下肢运动障碍，语音不清，舌质红，舌苔白，舌有瘀斑，脉右手紧，左手沉涩，左下腹部抵抗、压痛，与桂枝茯苓丸，10 日显效，27 日右侧上下肢运动障碍明显好转，53 日恢复如常人。

腰椎间盘突出症 章，男，中年。持续性腰痛，时而向右下肢放射，动则疼痛加剧，故卧床不起，腰 5 骶 1 棘突压痛。CT 摄片见腰骶 1 椎间盘后突。脉紧，左腹直肌紧张，脐左、下方压痛、抵抗，用桂枝茯苓丸作汤剂合芍药甘草汤治之，3 日奏效，35 日愈。

【类症鉴别】

方剂	类症	鉴别要点
桂枝茯苓丸	下腹疼痛	左下腹压痛
大黄牡丹皮汤	下腹疼痛	右下腹压痛抵抗，脉迟紧
桃核承气汤	下腹疼痛	少腹急结
桂枝加芍药汤	下腹疼痛	下腹无抵抗
柴胡桂枝汤	下腹疼痛	胸胁苦满，心下支结
当归四逆加吴生汤	下腹疼痛	脉微细，恶寒
失笑散	下腹疼痛	脉涩不利，腹无压痛

温经汤

（《金匮要略》）

【方剂组成】 吴茱萸30g，当归、芎䓖、芍药、人参、桂枝、阿胶、牡丹皮、生姜、甘草各20g，半夏60g，麦门冬100g。

【服用方法】 用水3000ml，煎取500ml，分3次温服。

【用于治疗】 月经不调、闭经、子宫出血、子宫发育不全、不孕症、习惯性流产、冻疮、干癣、肠炎、经行腹泻、湿疹、更年期综合征、痛经、产后宫缩痛、疝痛等疾病。

【运用口诀】 ①手心烦热，口唇干燥，下腹部满，脉弱，腹软弱。

【口诀图解】

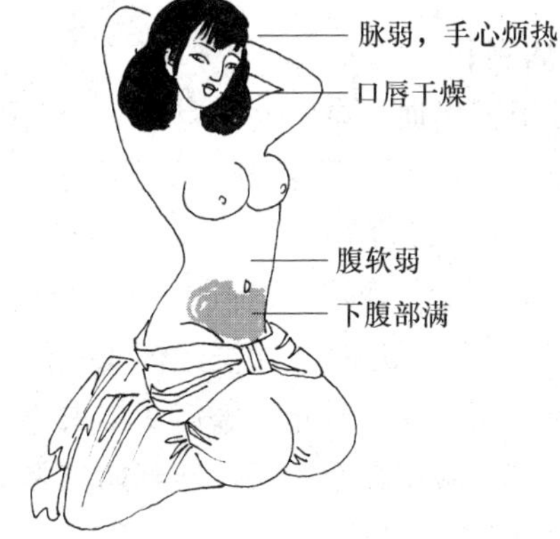

【治疗病例】

复发性口腔溃疡 戈，女，中年。口腔溃疡反复发作已数年，溃疡数目40个，直径2mm，散在分布，疼痛，影响进食。脉沉细，舌质淡，苔少，口唇干燥，入夜手心灼热，腹部软弱，与温经汤，6日症状缓解，效不更方，30日痊愈。

肛门周围瘙痒 闵，男，中年。肛周瘙痒，病程约11年，服药涂药，不愈。诊之，脉微，舌质淡，苔薄黄，手掌烦热，下腹满，但触诊软弱，口渴不欲饮，与温经汤，50日治愈。1年后信访，没有复发。

【运用口诀】②妇女月经不调，不孕，腹软弱、无压痛。

【口诀图解】

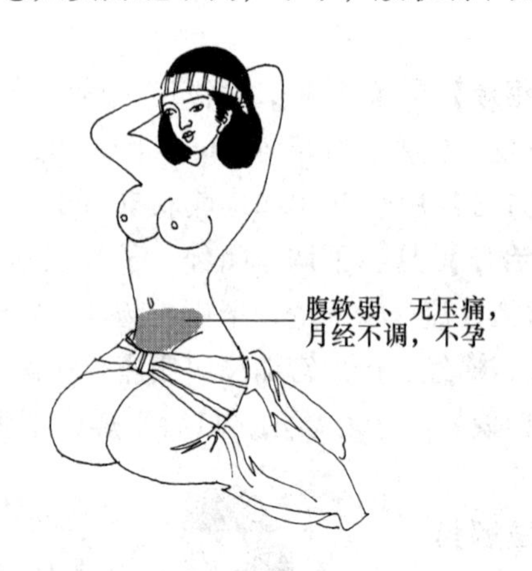

【治疗病例】

功能性子宫出血　余，女，青年。经期延长十余日，面色萎黄，唇色淡，心悸，头晕乏力，左手脉芤，右手脉微，腹部软弱，与温经汤，7 日愈。

闭经　刘，女，青年。5 个月月经没有来潮，口渴咽干，尺脉弱，腹部软弱、无压痛，服温经汤 30 日，月经来潮。

不孕症　谢，女，青年。婚后 2 年未孕，脉微而数，腹部软弱，与温经汤，服用 2 个月后，经到期当来未来，脉滑和。半月后，B 超检查汇报：怀孕。

失笑散

（《太平惠民和剂局方》）

【方剂组成】五灵脂（酒研），蒲黄（炒香）各等量。

【服用方法】粉碎成末，每次 6g，先用酽醋调熬成膏，再用水煎，饭前温服。

【用于治疗】胃痉挛、肠痉挛、胃黏膜脱垂、胃与十二脂溃疡、胃炎、盆腔炎、附件炎、子宫出血、幽门梗阻、痛经、经来过多、产后宫缩痛、子宫复旧不全、产后恶露不止、晚期产后出血等疾病。

【运用口诀】①产后，月经不调而腹痛，下腹无压痛。

【口诀图解】

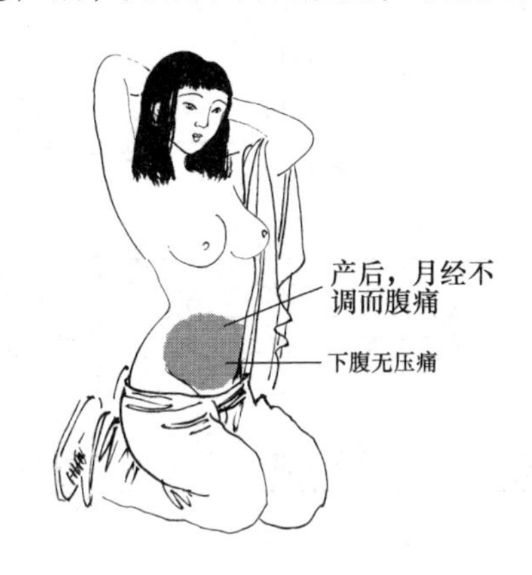

【治疗病例】

子宫复旧不全　伍，女，青年。产后 1 个月，恶露不断，下腹部痛，但无压痛，与失笑散，7 日愈。

【运用口诀】②经期延长或腹痛，下腹无压痛。

【口诀图解】

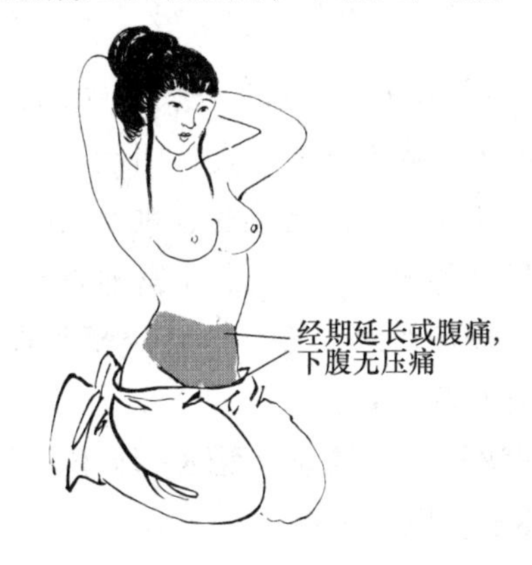

【治疗病例】

功能性子宫出血 杨，女，中年。经期延长，腹无压痛，与失笑散，7日愈。

【类症鉴别】

方剂	类症	鉴别要点
失笑散	经来不断	下腹无压痛
桂枝茯苓丸	经来不断	下腹压痛
当归建中汤	经来不断	虚羸
疏肝汤	经来不断	下腹压痛，左关脉弦紧
桃核承气汤	经来不断	少腹急结
白头翁加阿胶甘草汤	经来不断	腹无压痛，脉洪大
六君子汤	经事不断	心下痞硬，脉弱
四逆汤加阿胶	经事不断	脉微，厥冷

抵当汤

（《伤寒论》）

【方剂组成】 炒水蛭30个、虻虫30个、桃仁20个、大黄30g。

【服用方法】 用水1000ml，煎取500ml，分3次温服。

【用于治疗】 脑梗塞、肝炎、闭经、痛经、不孕症、癫痫、精神分裂症、头痛、动脉硬化症、血吸虫病、干性胸膜炎、结核性腹膜炎、肝脾肿大、肝硬化、子宫肿瘤、流行性出血热、黄热病、黑热病、斑疹伤寒、流行性脑脊髓膜炎、弥漫性血管内凝血、代偿性月经等疾病。

【运用口诀】 ①下腹胀满而硬、压痛、抵抗。

【口诀图解】 图见下页。

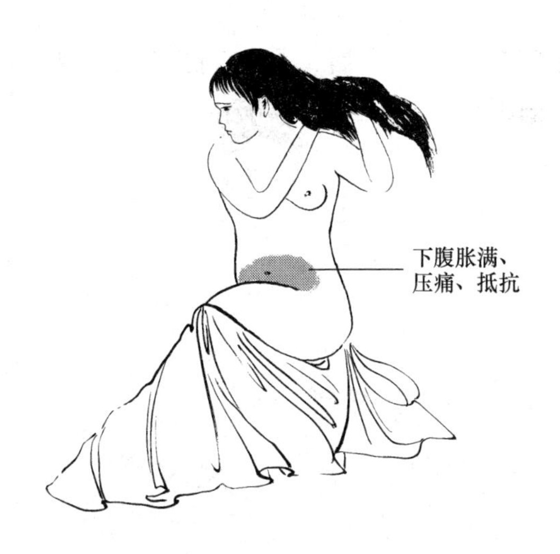

【治疗病例】

癫痫 刘，女，青年。癫痫史十余年，反复发作。诊之，面色晦黄，头发苍白，婚后5年未孕，月经来潮混有凝血块，健忘，下腹胀满、硬、压痛、抵抗，舌质紫黯，脉沉涩，与抵当汤，1服下腹作痛，再服痛剧，里急后重，烦躁，3服自大便、阴道排下大量乌血凝块。从此，癫痫再没有发作。

脑梗塞 牛，男，中年。1个月前发生脑梗塞，输液治疗后，其运动障碍、语言障碍至今不见好转。刻诊，形体略肥胖，面色紫红，喘息，烦躁，口渴，食欲亢进，血压高，左半身麻痹，说话只张嘴不出音声，舌质红，舌体大而僵硬，舌苔黑黄交错，脉沉紧，下腹部压痛、抵抗、坚硬，用桃核承气汤下之无效，复用补阳还五汤治之亦无效，察脉证、腹证依然如初，与抵当汤，服1剂排下大量粪便黑血，病情好转，血压下降，左半身能够自行轻度屈伸，复与1剂，这次排下物虽然减少，但说话可以发出低沉的结舌样语声。续服抵当汤，减少方中大黄量，15日恢复健康。

【运用口诀】②面、唇、舌、四肢、手掌等部位有瘀血斑。

【口诀图解】

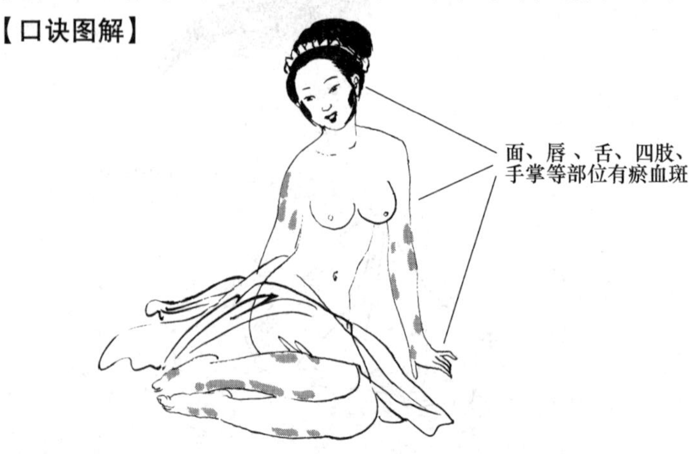

【治疗病例】

肝硬化腹水 常，男，中年。某院诊为肝硬化，治疗年余不愈。诊之，面色黄黯，面颊毛细血管扩张，蜘蛛痣，舌有瘀斑，肝掌，脉紧，腹水膨隆，胸腹部静脉怒张，肝脾肿大、触痛、质地坚实，腹满，饮食少进，下肢水肿，齿龈渗血，舌苔黄腻，与抵当汤合分消汤，日服 1 次。8 日，腹水、水肿著减，饮食量增加，其他症状也随之好转。脉转为沉，便溏，续进原方，大黄量减为 5g，服 3 日，便溏甚，饮食减少，去大黄不用，服 6 日，脉象有神，食欲良好，面有光泽，腹水、水肿消失，触诊已扪不到肝脾肿大。服药至 90 日，肝功能检查正常，血清学检常正常，CT 检查示肝硬化痊愈。

【类症鉴别】

方 剂	类 症	鉴别要点
抵当汤	狂	脉沉结
桃核承气汤	狂	少腹急结
大承气汤	狂	舌苔黄厚腻
癫狂梦醒汤	狂	既狂且癫

续表

方　　剂	类　　症	鉴别要点
桂枝去芍加蜀漆龙牡汤	狂	腹动甚
茯苓四逆汤	狂	脉沉微
瓜蒂散	狂	脉乍紧，邪结在胸中
乌梅丸	狂	脉沉，胃中灼热感

大成汤

（《外科正宗》）

【方剂组成】陈皮、当归、苏木、木通、红花、甘草各5g、厚朴、枳壳、朴硝、大黄各10g。

【服用方法】水煎服。

【用于治疗】脑震荡、外伤性脑病、外伤性颅内血肿、外伤性头痛、外伤性胁腹痛、外伤性肠胀气、外伤性便秘等疾病。

【运用口诀】跌打损伤、便秘或大小便不利。

【口诀图解】

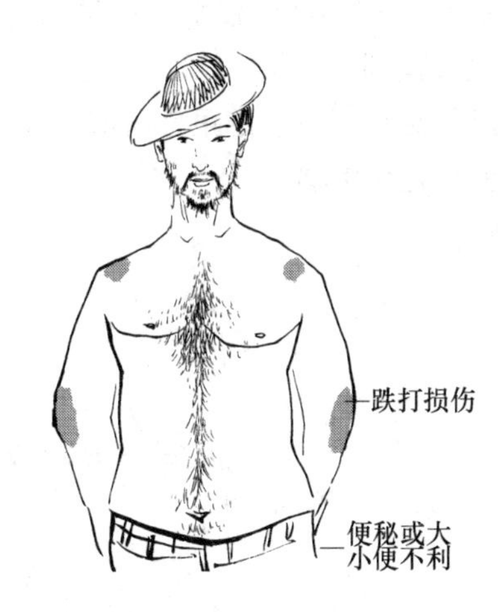

【治疗病例】

脑震荡 季，男，青年。3 日前从高坠下，当时出现意识障碍，约 20 分钟后清醒。刻诊，头晕，干呕，焦躁，健忘，便秘，腹膨胀，不能进食，进食则胀甚，与大成汤，3 日痊愈。

【类症鉴别】

方 剂	类 症	鉴别要点
大成汤	大小便不利	跌打损伤
大承气汤	大小便不利	腹压痛抵抗
大黄牡丹汤	大小便不利	下腹压痛抵抗
温脾汤	大小便不利	脉弱，腹中冷
桂枝加茯苓白术汤	大小便不利	脉缓，腹无抵抗

川芎药袋

（《实用中西医结合杂志》）

【方剂组成】 川芎 50g。

【运用方法】 粉碎成末，分装在 3 只用薄布缝制的布袋里，将药袋放在鞋中，直接与痛处接触，每次用药 1 袋，每天换药 1 次，3 个药袋交替使用。

【用于治疗】 足跟痛风、足跟骨质增生等疾病。

【运用口诀】 足跟疼痛。

【口诀图解】

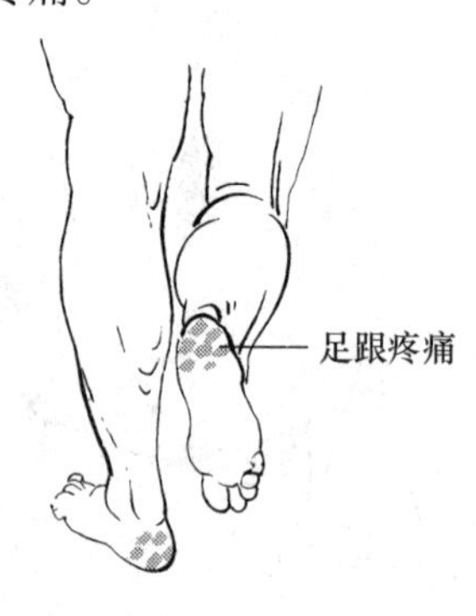

【治疗病例】

足跟骨质增生 钟，女，中年。足跟疼痛，不敢践地，CT示足跟骨质增生。与川芎药袋，13日治愈。

【类症鉴别】

方　剂	类　症	鉴别要点
芍药甘草汤	脚挛急	腹拘急
大承气汤	脚挛急	腹满痛拒按，便秘
川芎药袋	脚挛急	足跟痛
当归四逆汤	脚挛急	脉微，手足冷

木香流气饮

(《和剂局方》)

【方剂组成】半夏、陈皮、茯苓、甘草、香附、苏叶、青皮、厚朴、人参、白术、木瓜、菖蒲、白芷、麦门冬、草果、肉桂、莪术、大腹皮、槟榔、木香、藿香各10g，木通5g，丁香3g，生姜3片，大枣3枚。

【服用方法】水煎服，日1剂。

【用于治疗】脂肪瘤、淋巴结肿大等疾病。

【运用口诀】躯体、四肢肿块。

【口诀图解】

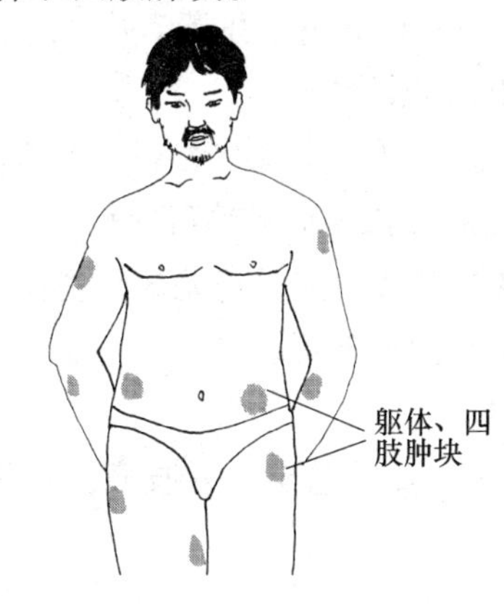

【治疗病例】

多发性淋巴结肿大 房，男，老年。颈项、腋下、腹股沟等部位淋巴结肿大，躯体亦有肿块，发病部位痛、胀不适。服木香流气饮，60日愈。

【类症鉴别】

方　　剂	类　　症	鉴别要点
木香流气饮	各部位囊肿	脉沉
控涎丹	各部位囊肿	脉腹有力
阳和汤	各部位囊肿	脉弱
八痞膏	各部位囊肿	外用
大黄䗪虫丸	各部位囊肿	舌有瘀点

疏经活血汤

（《万病回春》）

【方剂组成】当归、白芍各15g，生地、苍术、牛膝、陈皮、桃仁、威灵仙各10g，川芎、防己、羌活、防风、白芷各6g，龙胆草8g，茯苓7g，甘草4g，生姜3片。

【服用方法】水煎服。

【用于治疗】痛风、坐骨神经痛、运动神经元病、足跟骨质增生、肌肉风湿病、腰椎管狭窄等疾病。

【运用口诀】身痛，左足痛尤甚，昼轻夜重。

【口诀图解】图见下页。

【治疗病例】

左足痛 杨，女，老年。下肢痛，左足痛甚，与疏经活血汤，治愈。

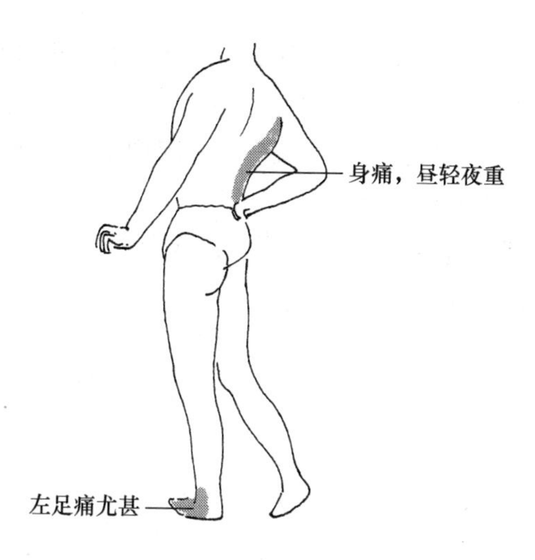

【类症鉴别】

方　　剂	类　　症	鉴别要点
疏经活血汤	足痛	昼轻夜重，左足痛甚
芍药甘草汤	足痛	肌肉紧张
苓姜术甘汤	足痛	腰以下冷重
当归四逆汤加味	足痛	脉细，手足冷
真武汤	足痛	脉微，水肿

大黄䗪虫丸

（《金匮要略》）

【方剂组成】大黄（蒸）100g、黄芩 20g、甘草 30g、桃仁 100g、杏仁 100g、芍药 40g、干地黄 100g、干漆 10g、虻虫 50g、水蛭 100 枚、蛴螬 50g、䗪虫 25g。

【服用方法】粉碎成末，炼蜜和丸，小豆大，每次用黄酒送服 5 丸，日服 3 次。

【用于治疗】肝硬化、肝脾肿大、肝炎、肾炎、阑尾脓肿、肠黏连、胃神经官能症、脑炎后遗症、血小板减少性紫癜、血栓闭塞性脉管炎、子宫肌瘤、葡萄胎、宫颈癌、盆腔黏连综合征、闭经、月经不调、习惯性流产、乳腺增生、不孕症、银屑病、鱼鳞病、皮肤色素沉积症等疾病。

【运用口诀】①两目黯黑，皮肤干燥，消瘦，腹满不能饮食。

【口诀图解】

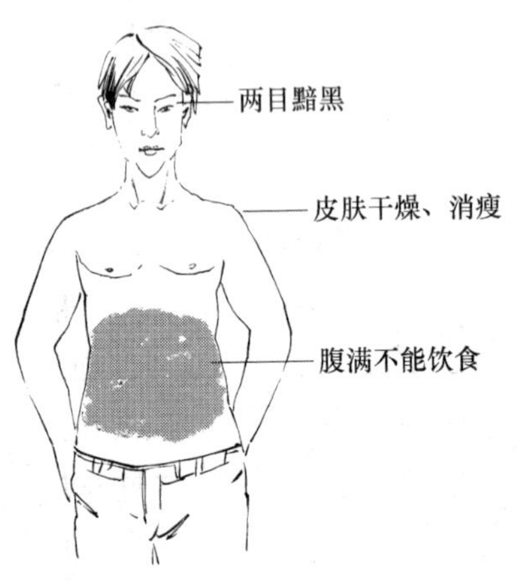

【治疗病例】

慢性乙型肝炎 潘，男，中年。乙肝史十余年，久治不愈。诊之，身体消瘦，面色晦暗，颊布红络，两目无神，眼眶黯黑，皮肤干燥，鼻齿时衄，右胁疼痛，腹满纳呆，肝肋下3横指，脾左肋下5横指，舌质紫黯，舌有瘀斑，脉象沉涩，与大黄䗪虫丸，160日诸症渐去，肝脾肿大消失，血清学检测示乙肝治愈。

【运用口诀】②腹满，腹中有肿块、按之痛而不移，面色萎黄，消瘦。

【口诀图解】图见下页。

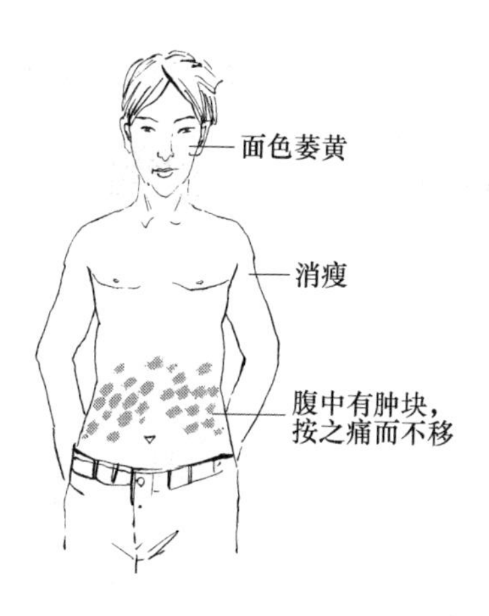

【治疗病例】

子宫肌瘤 贡，女，中年。经来量多，淋漓不已，超声检查汇报为子宫壁肌瘤。诊之，消瘦，面色萎黄，腹胀，下腹压痛，舌质紫黯，舌苔黄，脉沉涩，与大黄䗪虫丸，坚持服用100日，症状消失，超声复查示子宫壁未见异常。

肝硬化 常，男，中年。厌食，腹胀，某院诊为肝硬化，治疗2年不愈。诊之，消瘦，面色萎黄，腹部略膨隆，肝肋下2横指，脾肋下3横指，肝脾质硬触痛，舌质紫黯，舌体大，舌有瘀斑，脉细，与大黄䗪虫丸，230日治愈。

黄土汤

（《金匮要略》）

【方剂组成】甘草、干地黄、阿胶、黄芩、白术、炮附子各30g，伏龙肝100g。

【服用方法】用水2000ml，煎取500ml，分3次温服。

【用于治疗】各种出血病、各种贫血病、白血病、直肠溃疡、直肠癌、高血压、神经官能症、失眠症、癫痫等疾病。

【运用口诀】腹部软弱，心下痞，腹部动悸，便血，吐血，贫血。

【口诀图解】

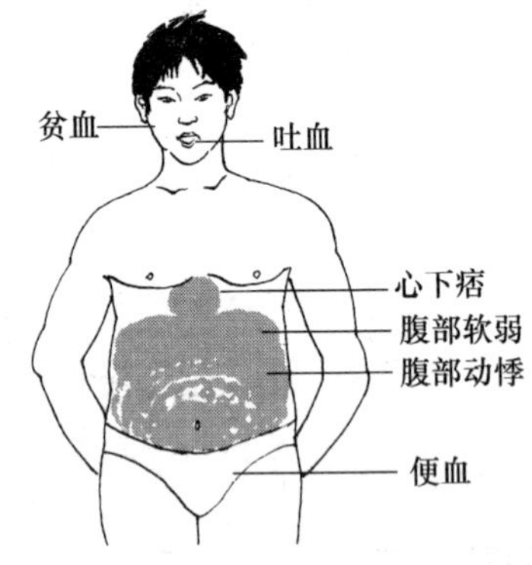

【治疗病例】

再生障碍性贫血　柴，男，少年。贫血，乏力，低热，头昏眼花，心悸，活动气短，鼻腔、牙龈时时出血，四肢躯干有点状、斑状出血。肝脏轻度肿大，心脏扩大，心率增快。实验室检查：血红蛋白 50g/L，网织红细胞计数 0.03，白细胞计数 $3.0\times10^9/L$，粒细胞绝对值 $0.6\times10^9/L$，淋巴细胞比例上升，血小板计数 $20\times10^9/L$。脊椎棘保留有部分造血功能，骨髓增生不良，非造血细胞增多，巨核细胞未见。据此，某院诊为再障，但治疗年余，效果不佳。刻诊，眩晕耳鸣，口舌生疮，鼻衄齿衄，大便暗黑，面色萎黄，手心烦热，脉象芤数，肢节酸软，怠然倦卧，动则心悸自汗，腹部软弱，心下痞满，脐上动悸，于是用黄土汤治之，30 日病情大见改善，300 日痊愈。

原发性血小板减少性紫癜　伍，女，青年。5 个月前由某院诊为原发性血小板减少性紫癜，治疗效果不佳。刻诊，四肢躯干皮肤有点状、斑状出血，鼻衄，齿龈渗血，月经量多，经期延长，贫血面容，脉微弱，心下满，腹部动脉搏动亢进，精神不振，腰膝酸软，周身乏力，多卧少动，曾晕厥 2 次，用黄土汤治之，70 日痊愈。

【类症鉴别】

方　　剂	类　　症	鉴别要点
黄土汤	出血	脉弱腹软
黄连阿胶汤	出血	脉数舌绛
芎归胶艾汤	出血	妊娠
三黄泻心汤	出血	心下痞，面赤
桂枝茯苓丸	出血	下腹压痛
黄连解毒汤	出血	脉洪盛
甘草干姜汤	出血	脉沉细
当归建中汤	出血	虚羸
通脉四逆汤加阿胶	出血	脉微细
真武汤	出血	脉微，舌上苔滑

四乌鲗骨一藘茹丸

（《黄帝内经素问》）

【方剂组成】乌贼骨 40g、茜草 10g。

【服用方法】粉碎成末，以雀卵调作为丸，小豆大，每次服 5 丸，饭前用鲍鱼汁送服。

【用于治疗】阴道炎、宫颈炎、宫颈糜烂、子宫内膜炎等疾病。

【运用口诀】妇女白带量多清稀。

【口诀图解】

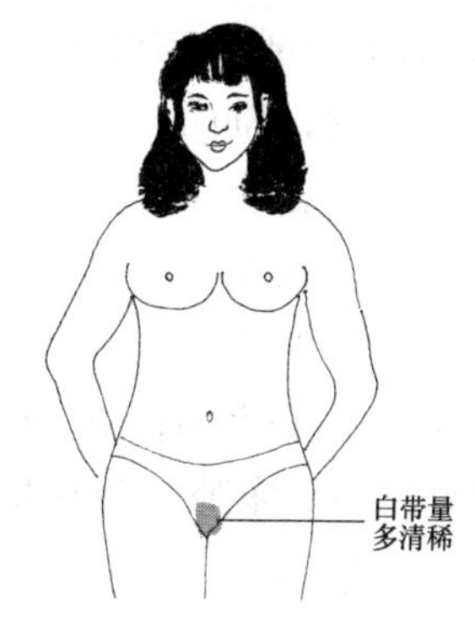

【治疗病例】

非特异性阴道炎 喻，女，中年。白带量多，妇产科诊为非特异性阴道炎，口服西药，外用栓剂，治疗无效。更医，处方完带汤，服20日无效。诊之，脉弱，舌质淡，苔薄白，舌边齿痕，腰酸，乏力，带下量多且清稀如水，与四乌贼骨一藘茹丸，带下量逐日减少，13日治愈。

【类症鉴别】

方剂	类症	鉴别要点
四乌贼骨一藘茹丸	带下	清稀
龙胆泻肝汤	带下	黄黏
桃核承气汤	带下	黄黏，少腹急结
大黄牡丹汤	带下	黄黏，下腹压痛抵抗
苦参汤（内服外洗均可）	带下	阴痒
当归四逆加吴茱萸生姜汤	带下	少腹冷结

石硷煎

（《十一师秘要》）

【方剂组成】石硷30g。

【服用方法】用黄酒200ml，煎取80ml，温服，1次服下。

【用于治疗】子宫大量出血。

【运用口诀】崩。

【口诀图解】图略。

【治疗病例】

功能性子宫出血 马，女，青年。子宫出血，某院治疗无效，突然出血量大增，势如水流，危在旦夕。对之，急投石硷煎，服后出血停止，转危为安。

【类症鉴别】

方剂	类症	鉴别要点
石硷煎	崩	体未虚
当归建中汤	崩	虚羸
甘草干姜汤	崩	脉弱，微怯寒
通脉四逆汤加人参	崩	脉微欲绝，厥逆

印光大师汤

（《十一师秘要》）

【方剂组成】带皮大蒜、白糖各100g。

【服用方法】水煎，沸后，用纸卷作一喇叭筒，大口一端对锅，小口一端对患者嘴，以嘴吸蒜气。待蒜熟，去蒜皮，放至温度适宜，吃蒜、喝药汤，1次用完。

【用于治疗】大量吐血。

【运用口诀】大量吐血。

【口诀图解】

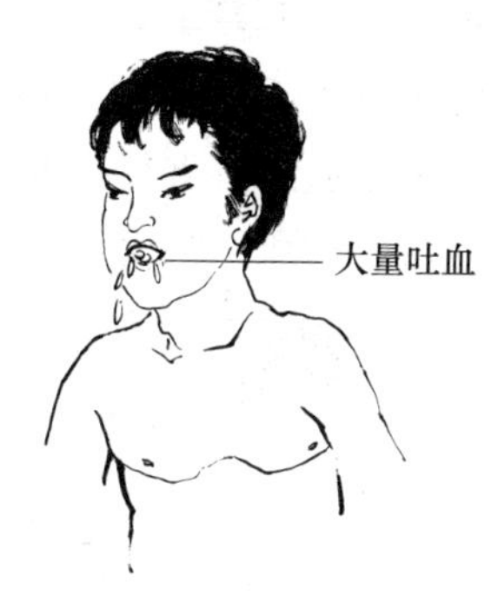

【治疗病例】

上消化道出血 路，男，老年。大量吐血，某院诊为消化道溃疡，治疗24小时，无效。顷诊，脉弱数，急投印光大师汤，服1剂吐血停止，继以六君了汤加减化裁调理善后而愈。

枣虫丸

（《山东中医验方集锦》）

【方剂组成】枣树虫子粪120g。

【服用方法】粉碎成末，炼蜜为丸，丸重15g，每饭前服1丸。

【运用口诀】痔核。

【口诀图解】图略。

【治疗病例】

结缔组织外痔　胡，男，中年。肛门后部皮肤皱褶肿大，由肛缘突出，呈红色，附有粪便及少量分泌物，主诉治疗多年不愈。与枣虫丸，一料治愈。寻访数年，没有复发。

柏叶汤

（《金匮要略》）

【方剂组成】柏叶、干姜各30g，艾三把，马通汁200ml。

【服用方法】用水1000ml，煎取300ml，分2次温服。

【用于治疗】各种出血病、支气管扩张等疾病。

【运用口诀】吐血、衄血、咯血、脉弱。

【口诀图解】

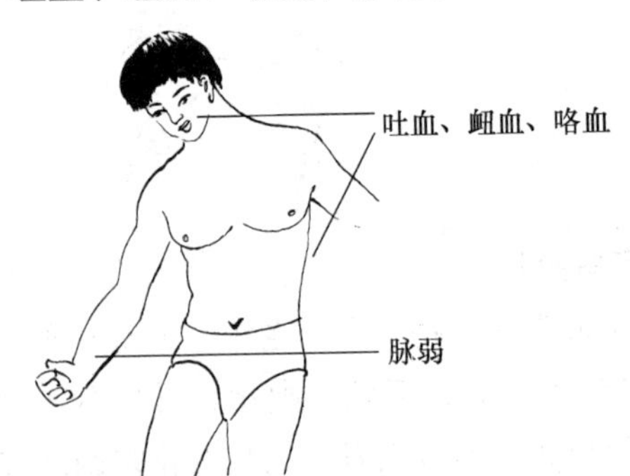

【治疗病例】

鼻中隔糜烂 余，男，青年。鼻出血，反复发作，面色萎黄，脉沉弱，舌淡苔白，与柏叶汤，1剂治愈。

支气管扩张 丘，男，老年。咳嗽，咯血，某部诊为支气管扩张，治疗3个月无效。与柏叶汤，2日治愈。

十二、治风剂

消风散

（《外科正宗》）

【方剂组成】 当归、生地黄、防风、蝉蜕、知母、胡麻仁、荆芥、苍术、牛蒡子、石膏各10g，甘草、木通各5g。

【服用方法】 水煎服。

【用于治疗】 湿疹、荨麻疹、汗疱、痤疮、皮肤瘙痒症、皮肤划痕症、皮炎、皮肤病性肾炎等疾病。

【运用口诀】 皮肤病，瘙痒，分泌物多，结痂。

【口诀图解】

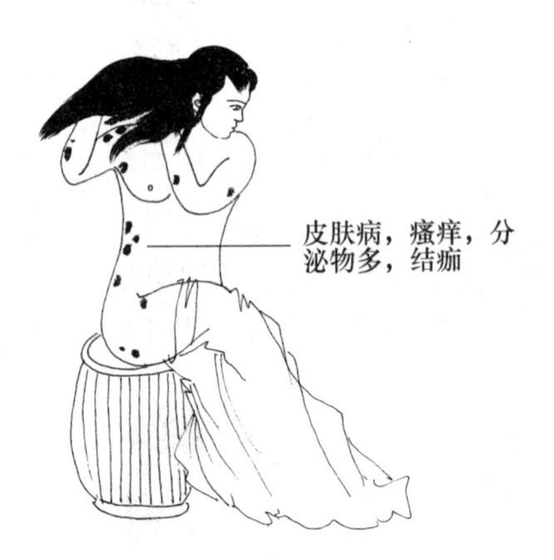

【治疗病例】

湿疹 闻，女，青年。上肢水疱糜烂，分泌液量多，表面结痂，瘙痒，抓痕累累，舌质红，苔薄黄，脉中取有力，服中西药物多种，不愈。与消风散，28日治愈。

【类症鉴别】

方　剂	类　症	鉴别要点
消风散	瘙痒	分泌物少
桂枝茯苓丸	瘙痒	下腹压痛
黄连阿胶汤	瘙痒	心烦不眠
黄连解毒汤	瘙痒	面赤烦躁
白虎加人参汤	瘙痒	烦渴，脉洪
桃核承气汤	瘙痒	少腹急结
三物黄芩汤	瘙痒	四肢烦热
茵陈蒿汤	瘙痒	心中懊侬
八味肾气丸	瘙痒	少腹不仁
桂枝汤	瘙痒	脉浮弱，汗出
附子泻心汤	瘙痒	心下痞，恶寒
桂枝麻黄各半汤	瘙痒	如疟状，面有热色，无汗
麻黄汤	瘙痒	脉浮紧，无汗

牵正散

（《杨氏家藏方》）

【方剂组成】生白附子、僵蚕、全蝎各等量。

【服用方法】粉碎成末，每次服3g，用热酒送下。

【用于治疗】面神经麻痹、面肌痉挛、偏头痛等疾病。

【运用口诀】口眼歪斜，面部肌肉抽动。

【口诀图解】

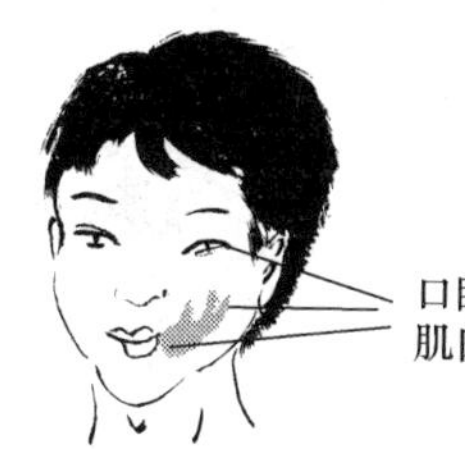

【治疗病例】

面神经麻痹　刚，男，中年。口角向右偏斜，左侧口角下垂，流涎，鼻唇沟变浅，额纹消失，闭眼无力，试闭眼时患侧眼球向外上方旋转露出白色巩膜，曾输液、服中药、针刺、贴膏药，不愈。与牵正散，渐渐好转，19日治愈。

面肌痉挛 仝，女，中年。右侧面肌频繁抽搐，患侧眼裂较健侧缩小，鼻唇沟较健侧变深，闭患侧眼则口角和鼻翼一起向外向上牵动。与牵正散，50日痊愈。

【类症鉴别】

方　　剂	类　　症	鉴别要点
牵正散	口眼歪斜	无特殊脉、舌、腹证
续命汤	口眼歪斜	脉浮大
大活络丹	口眼歪斜	麻痹
通窍活血汤	口眼歪斜	舌歪有瘀斑
麻黄细辛附子汤	口眼歪斜	脉沉

五虎追风散

（《中医临床经验资料汇编》）

【方剂组成】 蝉蜕33g、生天南星7g、天麻7g、全蝎7个、僵蚕7个、朱砂（研末）1.5g、黄酒100ml。

【服用方法】 前五味药，加水煎服，临服前，先用黄酒冲服朱砂，然后再服汤药，日服1剂。

【用于治疗】 破伤风。

【运用口诀】 破伤风。

【口诀图解】

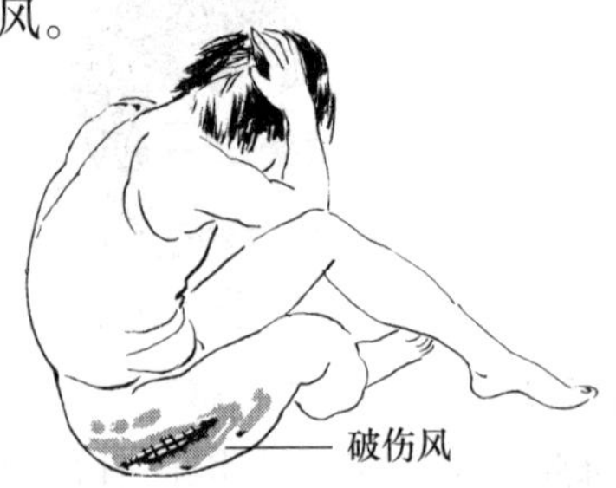

【治疗病例】

破伤风 南，女，青年。有外伤史，苦笑面容，牙关紧闭，张口困难，身肌痉挛，全身抽搐，频繁发作，颈、项、背、腰、腿强直，腹肌紧如木板，角弓反张，吞咽困难，饮水呛咳，大小便不通。诊为破伤风，西医药治疗 7 日效不显，因喉痉挛欲手术切开气管，患者不愿签字，转求中医治疗。急投五虎追风散，服药 1 剂，数小时后得汗出病情好转，12 小时后痉挛抽搐停止，连服 3 日，牙关紧闭、吞咽困难等症状全部消失，能够下床活动，休养 1 周身体恢复健康。

【类症鉴别】

方　　剂	类　　症	鉴别要点
五虎追风散	强	破伤风
大陷胸丸	强	项强，心下硬痛
小柴胡汤	强	颈项强，胸胁苦满
桂枝去桂加茯苓术汤	强	头项强，发热无汗，小便不利
葛根汤	强	项背强，脉浮紧
桂枝加葛根汤	强	项背强，汗出
桂枝加栝蒌汤	强	身体强，发热恶寒，汗出，脉浮
选奇汤	强	项强，头痛，眉棱骨痛

大活络丹

（《兰台轨范》）

【方剂组成】 白花蛇、乌梢蛇、威灵仙、两头尖、草乌、天麻、全蝎、何首乌、炙龟板、麻黄、贯众、炙甘草、羌活、官桂、藿香、乌药、黄连、熟地黄、大黄（蒸）、木香、沉香各 60g，细辛，赤芍药、没药（去油）、丁香、乳香（去油）、僵蚕、天南星（姜制）、青皮、骨碎补、白豆蔻、安息香（酒熬）、制附子、黄芩、茯苓、香附、玄参、白术各30g，防风60g，葛根、虎骨、当归各45g，血竭21g，地龙、犀角、麝香、松香各15g，牛黄、冰片各4.5g，人参90g。

【服用方法】为末，炼蜜为丸，丸如桂圆核大，金箔为衣。每次用黄酒送服9g，日服3次。

【用于治疗】脑梗塞、脑血栓、脑出血、风湿关节炎、类风湿关节炎、多发性神经炎、小脑共济失调等疾病。

【运用口诀】半身不遂，肢体麻痹，或关节变形。

【口诀图解】

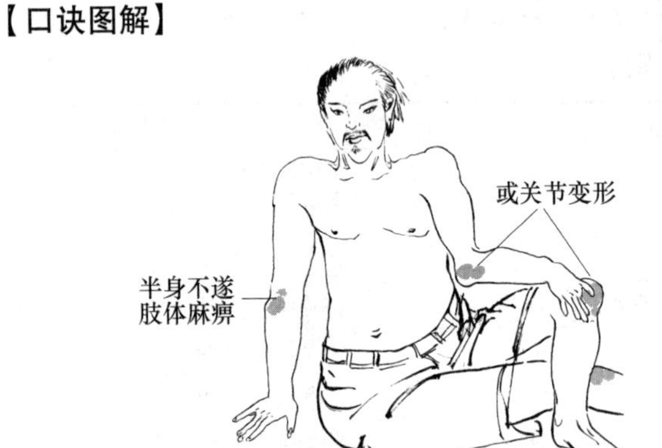

【治疗病例】

脑梗塞　谭，男，老年。于半年前患脑梗塞，刻诊，左半身运动障碍，肢体麻痹，口眼㖞斜，语言謇涩，口角流涎，脉弦。与大活络丹，服用年余而瘳。

【类症鉴别】

方　　剂	类　　症	鉴别要点
大活络丹	肢体麻木痹痛	半身不遂
三痹汤	肢体麻木痹痛	舌淡脉弱
真武汤	肢体麻木痹痛	脉伏舌润
桂枝加葛根汤	肢体麻木痹痛	脉缓项强

大川芎丸

（《宣明论方》）

【方剂组成】川芎500g、天麻130g。

【服用方法】粉碎成末，炼蜜为丸，如枣大，每次服1丸，日服3次。

【用于治疗】偏头痛、群集性头痛、神经性头痛、血管性头痛、耳源性眩晕、枕神经痛等疾病。

【运用口诀】头痛或眩晕，无特殊脉证、腹证。

【口诀图解】

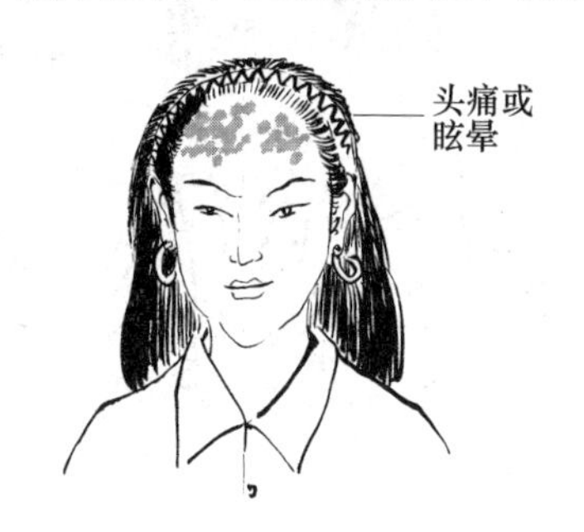

【治疗病例】

偏头痛 庄，男，青年。头痛，呈间歇性发作，病程约5年，曾服用中西医药物，治疗不愈。诊之，无特殊脉证、腹证，与大川芎丸，30日治愈。

三痹汤

（《校注妇人良方》）

【方剂组成】杜仲、续断、防风、桂心、细辛、人参、茯苓、当归、白芍药、黄芪、牛膝、炙甘草各5g，秦艽、生地黄、川芎、独活各3g，生姜2片。

【**服用方法**】水煎服。

【**用于治疗**】风温病、坐骨神经痛、吉兰-巴雷综合征、脊髓压迫症、脊髓空洞症、遗传性共济失调、重症肌无力、周期性麻痹、肌营养不良症、椎管狭窄症、颈椎病等疾病。

【**运用口诀**】四肢麻木或疼痛，脉弱。

【**口诀图解**】

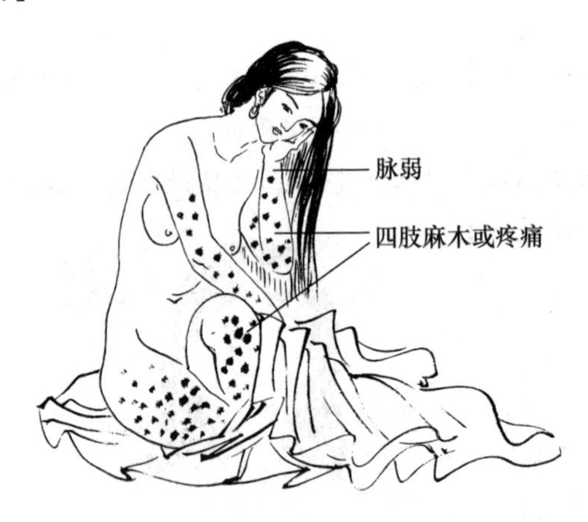

【**治疗病例**】

类风湿关节炎 李，女，中年。3 年前始关节肿痛，类风湿因子阳性，多方求治不愈。刻诊，手指关节肿胀疼痛，手指弯曲，手掌拘挛如鸡爪状向外扭曲，腕、肘、肩、膝、踝关节疼痛，四肢麻木，每当天气寒冷则病情加剧，脉细弱，与三痹汤，30 日显效，300 日痊愈。

脊髓空洞症 泮，女，青年。四肢麻木，上肢肌萎缩、肌无力、对称性节段性疼痛、温觉缺如、触觉存在，下肢乏力，行走困难，脉沉微。数年来求治于各地大小医院，确诊为脊髓空洞症，治疗不愈。与三痹汤，30 日稍微见效，120 日显效，600 余日治愈。

【类症鉴别】

方　剂	类　症	鉴别要点
三痹汤	麻木	舌淡苔薄白
天麻钩藤汤	麻木	脉弦疾
通窍活血汤加减	麻木	舌有瘀斑、歪斜
桂苓五味甘草汤	麻木	冒
乌头桂枝汤	麻木	身疼痛，逆冷
土茯苓复方	麻木	服用轻粉中毒者
黄芪桂枝五物汤	麻木	脉寸口关上微，尺中小紧
真武汤	麻木	脉微，振，眩

四物消风汤

（《外伤科学》）

【方剂组成】生地黄、白鲜皮各25g，当归15g，川芎、防风、荆芥穗各10g，赤芍药20g，薏苡仁30g。

【服用方法】水煎服。

【用于治疗】皮肤瘙痒症、皮肤划痕症、皮炎、银屑病、荨麻疹、手掌角化症等疾病。

【运用口诀】皮肤病，瘙痒，无分泌物或分泌物很少。

【口诀图解】

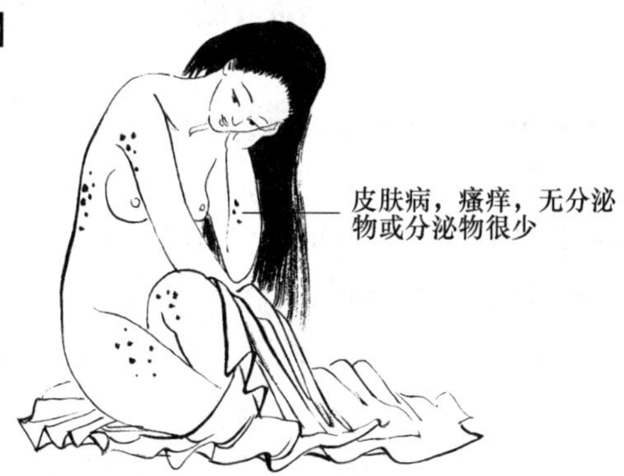

【治疗病例】

荨麻疹 郭，女青年。上半身红色风团块，瘙痒，发生迅速，消退也迅速，退后不留痕迹，无分泌物，反复发作，服四物消风汤愈。

神经性皮炎 仇，男，青年。颈后苔藓样斑片，如手掌大，淡红色，覆有白色鳞屑，瘙痒，有抓搔血痕，久治不愈。与四物消风汤，22日奏效，120日治愈。

皮肤瘙痒症 兰，女，老年。阵发性全身瘙痒，搔抓后皮肤出现血痕、血痂，无分泌物，口服抗组胺类药物、外涂皮质激素软膏、静脉注射抗组胺药以及激素穴位封闭等等治疗方法都可以短时间控制瘙痒，但不久即失去效果，对此，用四物消风汤治之，60日愈。

【类症鉴别】

方剂	类症	鉴别要点
四物消风汤	皮肤瘙痒	无分泌物或很少
大青龙汤	皮肤瘙痒	无分泌物或很少，脉浮紧
麻黄细辛附子汤	皮肤瘙痒	无分泌物或很少，脉沉

桂枝麻黄各半汤

（《伤寒论》）

【方剂组成】 桂枝16g，芍药、生姜、炙甘草、麻黄各10g，大枣4枚，杏仁24枚。

【服用方法】 用水1000ml，煎取300ml，分3次温服。

【用于治疗】 普通感冒、流行性感冒、肺炎、支气管炎、支气管哮喘、单纯性疱疹、荨麻疹、湿疹、痒疹、皮肤瘙痒症、接触性皮炎等疾病。

【运用口诀】 发热微恶寒，身痒，脉微缓，发作有时。

【口诀图解】

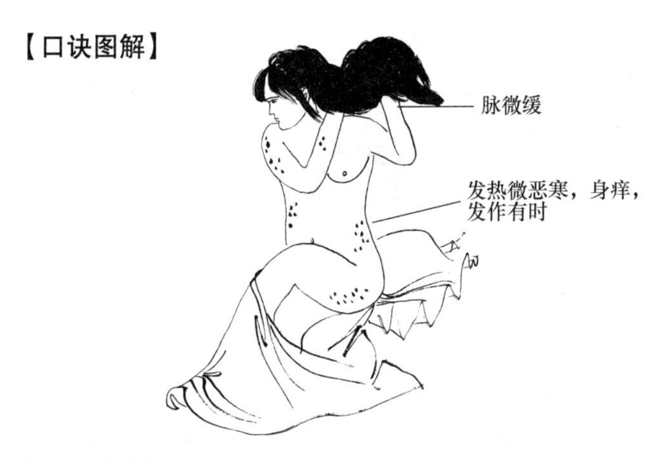

【治疗病例】

流行性感冒 梁，女，青年。有流感接触史，每到晚上发热，西医输液治疗无效。诊之，脉缓弱，苔薄白，每到下午下肢酸软无力，微畏风寒，入夜即发热，体温 38.6℃，至凌晨 1 时左右即汗出热退，如是反复发作二十余日，与桂枝麻黄各半汤，2 日治愈。

荨麻疹 车，女，老年。每天傍晚面部、上肢、胸背部速生红疹风团，瘙痒，约 3 个小时即消退，如是反复发作约 1 年，服激素等西药及中药均无效。诊之，脉微缓，荨麻疹发作时恶寒，与桂枝麻黄各半汤，5 日愈。

钩藤散

(《普济本事方》)

【方剂组成】 钩藤、陈皮、半夏、麦冬、人参、菊花、防风各 10g，茯苓、石膏各 20g，甘草 3g，生姜 2 片。

【服用方法】 水煎服。

【用于治疗】 高血压，动脉硬化症、头痛、梅尼埃病、神经官能症、更年期综合征等疾病。

【运用口诀】早晨醒后头痛，眩晕，肩酸痛，球结膜充血。

【口诀图解】

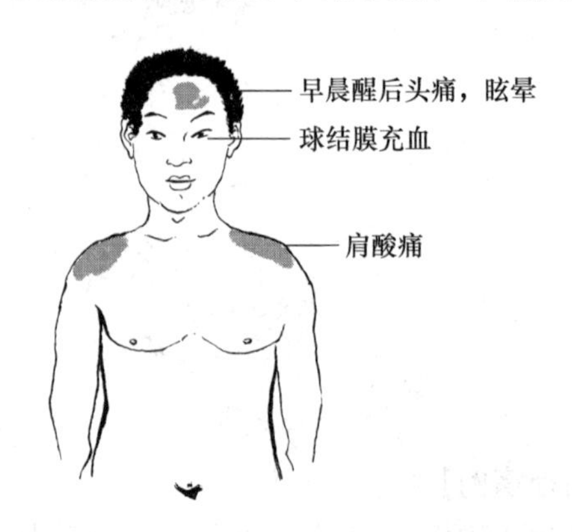

【治疗病例】

动脉硬化性头痛 房，男，中年。头痛，眩晕，某中心诊为动脉硬化，治疗效果不佳。诊之，每天早晨头痛严重，球结膜充血，肩酸，与钩藤散，10 日显效，30 日治愈。

【类症鉴别】

方　　剂	类　　症	鉴别要点
钩藤散	头痛	目赤
升麻葛根汤	头痛	目赤，高热
麻黄附子甘草汤	头痛	目赤，脉沉，恶寒
吴茱萸汤	头痛	目赤，干呕，吐涎沫
桃核承气汤	头痛	目赤，少腹急结

洗肝明目汤

（《万病回春》）

【方剂组成】当归、川芎、赤芍药、生地黄、黄连、黄芩、栀子、石膏、连翘、防风、荆芥、薄荷、羌活、蔓荆子、菊花、白蒺藜、青葙子、桔梗、甘草各10g。

【服用方法】水煎服。

【用于治疗】睑腺炎、睑缘炎、睑板腺囊肿、泪腺炎、泪道狭窄或阻塞、泪囊炎、结膜炎、角膜炎、巩膜炎、葡萄膜炎、青光眼、视盘血管炎、视神经乳头炎、视神经炎、电光性眼炎、眶蜂窝织炎、眶皮样囊肿、头痛、高血压等疾病。

【运用口诀】目红、肿、痛，脉有力。

【口诀图解】

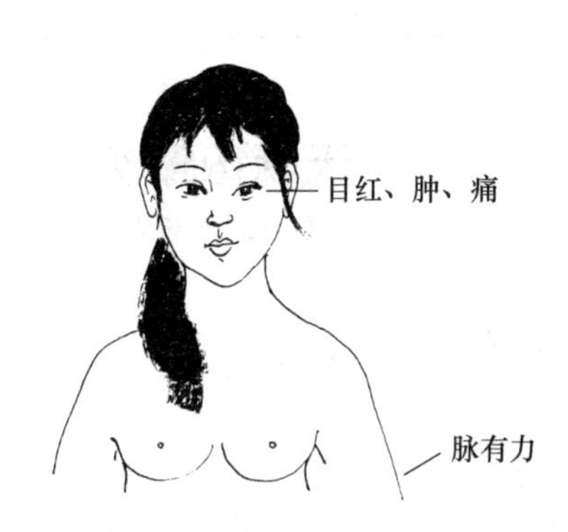

【治疗病例】

流行性出血性结膜炎 冷，女，青年。双目疼痛，有异物感，畏光流泪，分泌黏液，结膜充血，红赤水肿、球结膜有点斑状出血，角膜上皮见点样剥脱，耳前淋巴结肿大。脉滑数，与洗肝明目汤，3 日痊愈。

巩膜炎 刘，女，青年。经眼科检查后诊为后巩膜炎，治疗不愈。脉紧，舌质赭红，舌苔薄黄，双目红肿疼痛，视力减退，与洗肝明目汤，6 日告愈。

群集性头痛 骆，男，中年。眼眶痛，头痛，双目发红，羞明流泪，其疼痛反复发作。结膜虽然充血严重，但眼科检查谓未发现病变。脉紧，与洗肝明目汤，8 日治愈。

【类症鉴别】

方　　剂	类　　症	鉴别要点
洗肝明目汤	目痛	脉紧
选奇汤	目痛	眉部痛
益气聪明汤	目痛	视力疲劳
人参汤加附子	目痛	脉微，恶寒
升麻葛根汤	目痛	高热，头痛，目赤
杞菊地黄丸	目痛	脉细数

天麻钩藤饮

（《杂病证治新义》）

【方剂组成】天麻、钩藤、石决明、栀子、黄芩、川牛膝、杜仲、益母草、桑寄生、夜交藤、朱茯神各15g。

【服用方法】水煎服。

【用于治疗】高血压、脑出血、脑梗塞、神经官能症、精神分裂症、耳源性眩晕、震颤麻痹、小儿舞蹈病、癫痫等疾病。

【运用口诀】脉弦数，头痛，眩晕，耳鸣，震颤，失眠。

【口诀图解】

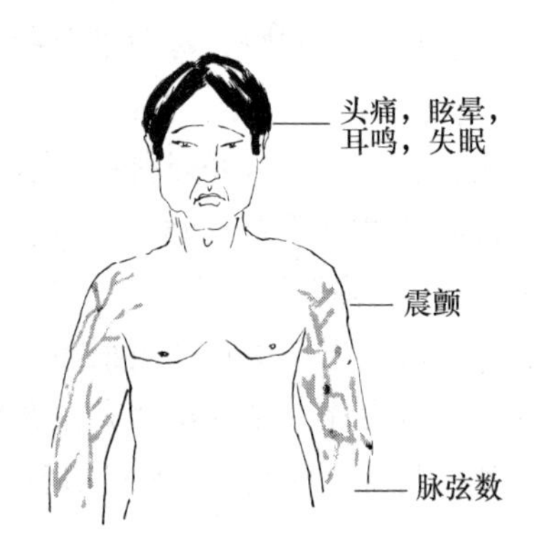

【治疗病例】

高血压 鲁，男，中年。血压 33/18kPa，头痛眩晕，烦躁易怒，耳鸣眼花，失眠多梦，腰痛腿软，口苦咽干，头重脚轻，手足震颤，舌红苔黄，脉弦紧数，无特殊腹证，与天麻钩藤饮，5 日症状著减，10 日神形轻安，血压 16/9kPa。

【类症鉴别】

方　　剂	类　　症	鉴别要点
天麻钩藤饮	麻木	眩晕，脉滑疾
三痹汤	麻木	脉弱
薏苡仁汤	麻木	水肿性肥胖
葛根黄连黄芩汤	麻木	左侧肢体，脉促
桂苓五味甘草汤	麻木	脉沉微，头沉，面色淡红
真武汤	麻木	脉沉微，舌上苔滑
通窍活血汤	麻木	舌歪斜有瘀斑

十三、治燥剂

麦门冬汤

（《金匮要略》）

【方剂组成】麦冬200g、半夏30g、人参20g、甘草20g、粳米50g、大枣10个。

【服用方法】用水3000ml，煎取800ml，分6次温服，白天服3次，晚上服1次。

【用于治疗】矽肺、肺结核、支气管扩张、支气管炎、百日咳、肺炎、肺气肿、胃炎、十二指肠炎、胃与十二指肠溃疡、颈淋巴结炎、咽异感症、咽炎、喉炎、代偿性月经等疾病。

【运用口诀】面色潮红，咽喉干燥，时发痉咳，痰难咯出，久则声音嘶哑。

【口诀图解】

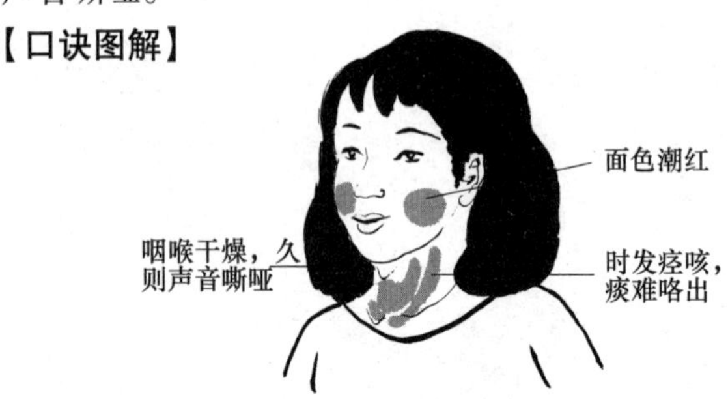
面色潮红
咽喉干燥，久
则声音嘶哑
时发痉咳，
痰难咯出

【治疗病例】

慢性喉炎　纪，女，青年。声音嘶哑，镜查为萎缩性喉炎。晨起咳嗽，咳痰不易，甚则咯血，声嘶尤剧，咽喉干燥，咽中灼热，有异物感，面色潮红，舌红苔薄，脉象细数，与麦门冬汤，治愈。

喉淀粉样肿瘤 齐，男，老年。声音嘶哑，痉挛性咳嗽，镜下见喉室有一暗红色肿块，活检确诊为局限性肿块型喉淀粉样肿瘤。面色潮红，咳嗽无痰，舌红无苔，咽喉干燥，呼息不利，大便秘结，噫气干呕，脉象微数，与麦门冬汤（用生半夏），30 日诸症渐失，喉镜检查见喉室肿块消失。

【类症鉴别】

方　　剂	类　　症	鉴别要点
麦门冬汤	咯血	阵咳，面潮红
黄连阿胶汤	咯血	脉数
甘草干姜汤	咯血	手足冷，脉沉微
柏叶汤	咯血	脉沉微
小建中汤	咯血	里急
蜡矾丸加雄黄	咯血	发热，吐脓血

养阴清肺汤

（《重楼玉钥》）

【方剂组成】 生地黄、连翘各 30g，麦冬、玄参各 15g，甘草、贝母、丹皮、薄荷、白芍各 6g。

【服用方法】 水煎，分 2 次温服。

【运用口诀】 白喉。

【口诀图解】

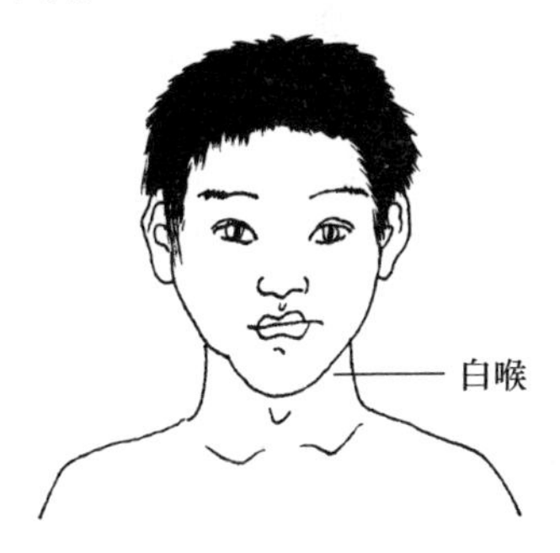

【治疗病例】

白喉 藏，男，中年。扁桃体肿大，覆有片状白色假膜，表面光滑，不易拔去，发热，鼻干，唇燥，心悸，呼吸困难，干咳，声音嘶哑，脉数，投养阴清肺汤，1 剂显效。

十四、祛湿剂

藿香正气散

（《太平惠民和剂局方》）

【方剂组成】 藿香30g，大腹皮、白芷、苏叶、茯苓、半夏、白术、陈皮、厚朴、桔梗、炙甘草、生姜各10g。

【服用方法】 水煎，分2次温服，早、晚各服1次。

【药物加减】 如果口苦，加黄连10g；如果口干舌燥，加石膏50g。

【用于治疗】 夏日感冒、中暑、夏季胃肠炎、神经性腹痛等疾病。

【运用口诀】 伤暑，舌苔厚腻。

【口诀图解】

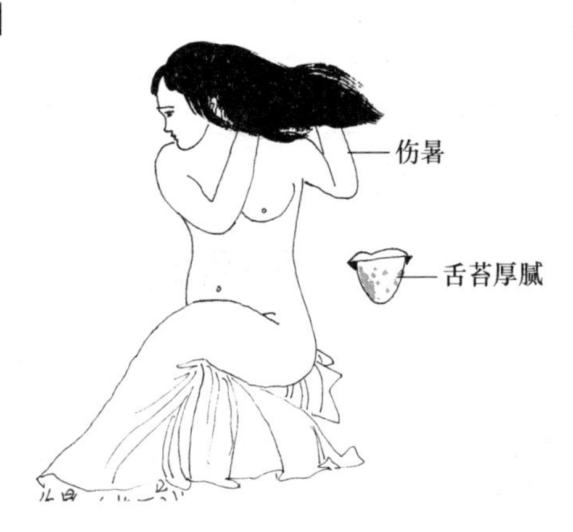

【治疗病例】

普通感冒 施，女，青年。伤暑感冒，发热，体温38℃，恶寒，无汗，脉浮，舌淡苔白腻，四肢酸楚，乏力，头痛，腹满，腹泻，食欲减退，与藿香正气散，1 日治愈。

普通感冒 吕，女，老年。伤暑感冒，发热不恶寒，脉洪大，口苦，口干舌燥，干呕，食欲不振，腹部闷满，心下痞，多汗，舌红苔黄厚，与藿香正气散加黄连石膏，1 日见效，2 日治愈。

【类症鉴别】

方剂	类症	鉴别要点
藿香正气散	鼻塞流涕	夏季发热恶寒
麻黄细辛附子汤	鼻塞流涕	脉沉
麻黄汤	鼻塞流涕	脉浮紧
葛根汤	鼻塞流涕	脉浮紧，项背强
小青龙汤	鼻塞流涕	心下有水气
紫阳真君塞鼻丹	鼻塞流涕	无特殊脉、舌证
桂枝汤	鼻塞流涕	脉浮弱，汗出
银翘散加味	鼻塞流涕	夏季发热微恶风
大青龙汤	鼻塞流涕	脉浮紧，烦躁，无汗
麻黄杏仁甘草石膏汤	鼻塞流涕	渴，喘咳，发热，脉浮

平胃散

（《太平惠民和剂局方》）

【方剂组成】 苍术 15g，厚朴 10g，陈皮 10g，甘草 6g，生姜 2 片，大枣 2 枚。

【服用方法】 水温煎服。

【用于治疗】 胃炎、肠炎、胃下垂、胃肠神经官能症等疾病。

【运用口诀】 心下痞满，肠鸣，食后饱闷。

【口诀图解】

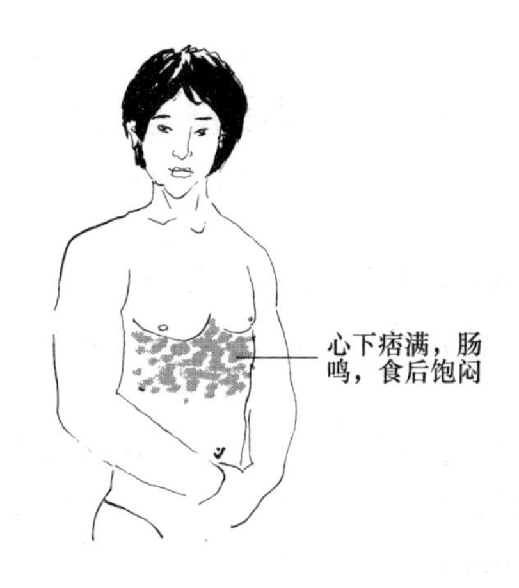

【治疗病例】

胃下垂 段，男，青年。胃脘胀满，食欲不振，X 线钡餐造影示胃下垂，曾服补中益气、升阳举陷之剂无效。诊之，脉右手濡缓左手伏，舌苔白腻，面色萎黄、形体瘦弱，怠惰嗜卧，视物模糊，心下痞满，食后上腹饱闷，时时肠鸣，与平胃散，6 日诸症减轻，20 日诸症悉失，食量大增，气力康强，超声检查示胃下垂痊愈。

【类症鉴别】

方　　剂	类　　症	鉴别要点
平胃散	心下痞	食后肠鸣
十枣汤	心下痞	硬满
小半夏加茯苓汤	心下痞	眩悸，膈间有水
大黄黄连泻心汤	心下痞	按之濡
附子泻心汤	心下痞	恶寒汗出
五苓散	心下痞	渴而小便不利
葛根芩连汤	心下痞	项背强
小陷胸汤	心下痞	压痛，脉滑
黄芩汤	心下痞	腹痛拘急

奇授藿香丸

（《医宗金鉴》）

【方剂组成】 藿香、苍耳子各250g。

【服用方法】 粉碎成末，用猪胆汁和丸，如梧桐子大，每次服50丸，日服3次。

【用于治疗】 鼻窦炎、鼻息肉、脑脊液外漏等疾病。

【运用口诀】 头痛，额痛，流脓性黏液性鼻涕。

【口诀图解】

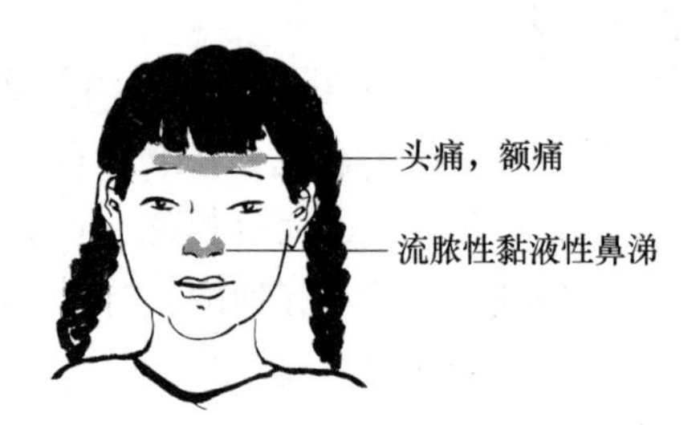

【治疗病例】

慢性鼻窦炎 丘，女，青年。鼻塞，流脓性浊涕，头痛、额痛，影响学习而辍学，服中西药物、上颌窦冲洗等，不愈。诊之，无特殊腹证，与奇授藿香丸，6日大效，20日治愈。

【类症鉴别】

方　剂	类　症	鉴别要点
奇授藿香丸	鼻流浊涕	脉、舌、腹无特殊症状
葛根汤	鼻流浊涕	脉浮紧，项背强
小柴胡汤	鼻流浊涕	胸胁苦满
麻黄细辛附子汤	鼻流浊涕	脉沉，恶寒
葶苈大枣泻肺汤	鼻流浊涕	脉实
越婢汤	鼻流浊涕	脉浮，口渴，汗出
柴胡桂枝汤	鼻流浊涕	胸胁苦满，下腹压痛

茵陈蒿汤

（《伤寒论》）

【方剂组成】茵陈蒿 60g、栀子 14 个、大黄 20g。

【服用方法】用水 1500ml，煎取 500ml，分 3 次温服，日服 3 次。

【药物加减】如果口渴、小便不利，加五苓散 30g。

【用于治疗】黄疸、肝炎、肝硬化、胆囊炎、泌尿系感染、肾炎、失眠症、神经官能症、更年期综合征、口腔炎、子宫出血、荨麻疹、皮肤瘙痒症等疾病。

【运用口诀】胸、脘烦闷，腹满，口渴，便秘，脉紧。

【口诀图解】

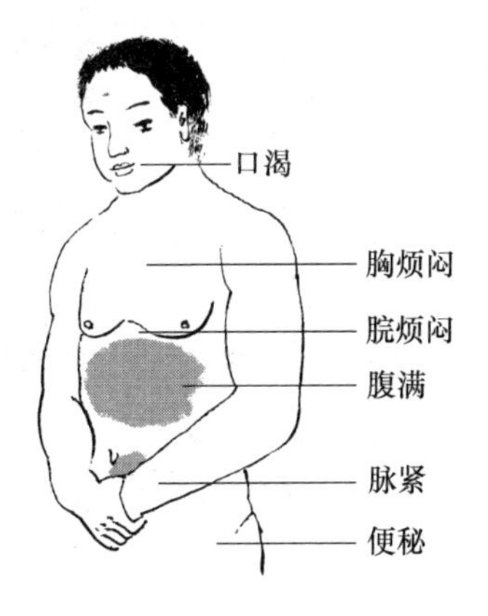

【治疗病例】

淋菌性尿道炎 欧阳，男，青年。尿频尿痛，排尿困难，尿中有淋丝，早晨尿道口有浆液。挤压有脓液，小便时尿道有灼热感，实验室检查早晨尿道口分泌液有淋菌。脉紧滑数，胸中烦闷，腹满不舒，口渴，大便 3、4 日 1 次，纳呆，精神紧张，腰酸膝软，与茵陈蒿汤，15 日治愈。

迷路炎 戚，男，中年。眩晕，耳聋，耳科诊断为迷路炎，治疗无效。刻诊，眩晕静则减轻、动则加重，眼震动感，耳听力丧失，舌苔黄腻，脉滑，口苦，口渴，拟清热利湿、疏经通络法治之，药选连翘、荷叶、菊花、白蒺藜、王不留行、金银花、桑叶之属，服用数日不效。复诊，心胸烦闷，情绪不安，腹满不能食，与茵陈蒿汤，遂愈。

湿疹 仁，女，青年。2 个月前患湿疹，服中西药无效。诊之，上肢外侧遍布水疱脓疱，渗出液多，瘙痒，口渴，大便 5、6 日 1 次，腹胀满，失眠，心情烦乱，头上汗出，脉紧，与茵陈蒿汤，16 日治愈。

【类症鉴别】

方　剂	类　症	鉴别要点
茵陈蒿汤	头汗出	小便不利，渴，发黄
小柴胡汤	头汗出	脉弦细
大柴胡汤	头汗出	热结在里，心中痞
大陷胸汤	头汗出	心下至少腹硬满而痛手不可近
柴胡桂枝干姜汤	头汗出	胸胁满微结，渴，口苦，手冷
栀子豉汤	头汗出	心中懊侬
栀子柏皮汤	头汗出	发热，发黄，恶热

藿朴夏苓汤

（《退思庐感症辑要》）

【方剂组成】 藿香、杏仁、厚朴、姜半夏、猪苓、泽泻各 10g，茯苓、淡豆豉各 20g，薏苡仁 30g，白蔻仁 3g。

【服用方法】 水煎服。

【用于治疗】 感冒、伤寒、低热、夏季热等疾病。

【运用口诀】 发热或恶寒，脉濡缓或迟弦，舌苔白滑或满舌黄黑而中、边夹一二条白色或舌尖本俱黄而中夹一段白色，心下振水音。

【口诀图解】

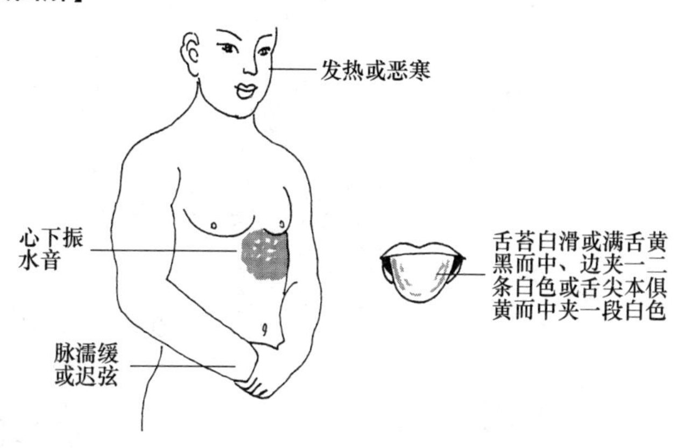

【治疗病例】

普通感冒 卫，男，中年。发热不退，身倦，脉软缓，舌苔白滑，心下满痛，按之则软，心下振水音，与藿朴夏苓汤治愈。

甘露消毒丹

（《温热经纬》）

【方剂组成】滑石 150g，茵陈 110g，黄芩 100g，石菖蒲 60g，木通、川贝各 50g，射干、连翘、薄荷、白豆蔻、藿香各 40g。

【服用方法】粉碎成末，每次服 9g，日服 3 次。

【用于治疗】感冒、低热、支气管炎、肺炎、肝炎、胃炎、膀胱炎、尿道炎、肾炎、震颤麻痹、黄疸等疾病。

【运用口诀】舌苔白或黄而腻或水滑，胸闷腹胀，身热倦怠，四肢酸楚，小便赤涩。

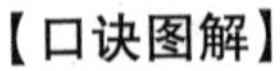

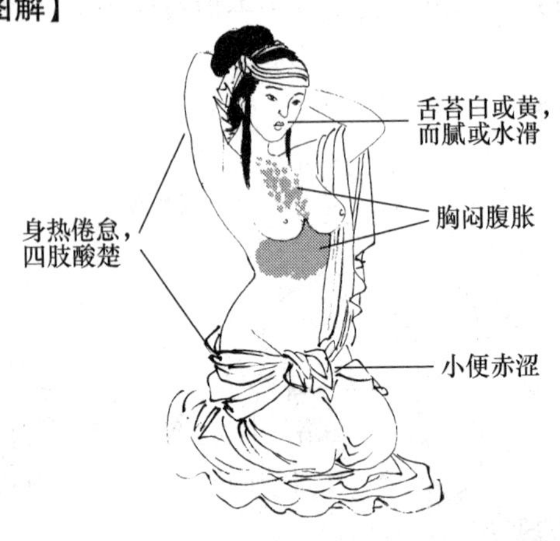

【治疗病例】

流行性感冒 聂，女，中年。有流感接触史，低热，倦怠，肢酸，咳嗽，咽痛，脉濡数，舌苔黄腻，渴不欲饮，胸闷，腹胀，纳差，小便色黄且短涩不利，与甘露消毒丹，10 日治愈。

泌尿系感染 陆，男，青年。泌尿系感染史将近 2 年，自发病至今服西药、输液治疗，不愈。诊之，脉濡数浮，舌苔白而水滑，胸闷，倦怠，低热，腹胀，厌食，咽喉肿痛，小便赤涩，头沉重，四肢酸楚，口渴而不欲饮，轻度喘咳，四肢微微颤动，与甘露消毒丹，30 日治愈。

【类症鉴别】

方　剂	类　症	鉴别要点
二陈汤加乌梅	口甘	舌淡苔薄白
半夏泻心汤	口甘	心下痞硬
甘露消毒丹	口甘	苔腻或水滑
枳实栀子豉汤	口甘	心中痞硬
茵陈蒿汤	口甘	黄疸，懊侬
四逆汤	口甘	脉微，厥冷

二妙散

（《丹溪心法》）

【方剂组成】黄柏、苍术各15g。

【服用方法】水煎服。

【用于治疗】痛风、风湿热、风湿性关节炎、红斑性肢痛症、坐骨神经痛、腰椎间盘突出症、多发性神经病、泌尿系感染、阴道炎、子宫内膜炎等疾病。

【运用口诀】腰腿疼痛或者膝红肿，脉滑或伏而口苦苔腻。

【口诀图解】

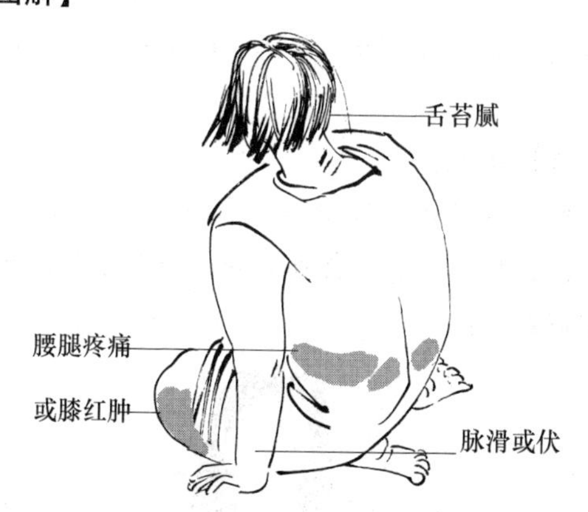

【治疗病例】

坐骨神经痛　郑，男，中年，腰臀疼痛，放射痛经大腿后侧、腘窝、小腿后侧至足面，反复性发作，刀割样灼痛，下肢无力，间歇性跛行。脉洪滑，与二妙散，7日治愈。

坐骨神经痛　王，女，中年。坐骨神经痛史年余，四方求治不愈，病情越来越重，于1个月前开始下肢痿软，动则剧痛，不能行走，终日卧床。脉伏，口苦，舌苔黄腻，与二妙散，3日好转，15日疼痛完全停止，30日行动自如。

【类症鉴别】

方　　剂	类　　症	鉴别要点
二妙散	肢体疼痛	口苦
芍药甘草汤	肢体疼痛	肌肉拘急
芍药甘草附子汤	肢体疼痛	肌肉拘急，恶寒
乌头桂枝汤	肢体疼痛	逆冷
当归四逆加吴生汤	肢体疼痛	脉微细

五淋散

（《太平惠民和剂局方》）

【方剂组成】赤茯苓18g，当归、甘草各15g，赤芍、栀子各6g。

【服用方法】水煎服。

【用于治疗】膀胱炎、尿道炎、乳糜尿等疾病。

【运用口诀】尿频尿急，休作有时，日久不愈，脉数，口苦。

【口诀图解】

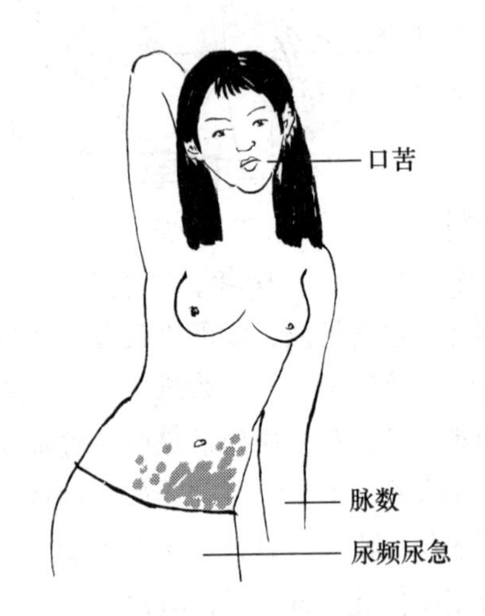

【治疗病例】

泌尿系感染 游，女，中年。尿频尿急，服西药激素、抗生素、保钾利尿剂即愈，但停药不久即复发，病程年余。口苦，脉数，与五淋散治愈。

【类症鉴别】

方剂	类症	鉴别要点
五淋散	小便不利	淋，口苦
大黄甘遂汤	小便不利	小便点滴不通
猪苓汤	小便不利	淋，口渴
加味六一散	小便不利	淋
五苓散	小便不利	口渴
八味丸	小便不利	少腹不仁
半夏厚朴汤	小便不利	心下停水，咽中炙
真武汤	小便不利	脉沉微，手足冷
六味地黄丸	小便不利	脉数软
越婢汤	小便不利	脉浮，发热，汗出，口渴
麻黄细辛附子汤	小便不利	脉沉，发热，恶寒
补中益气汤	小便不利	脏器下垂
栝蒌瞿麦丸	小便不利	渴，腹中冷

大黄甘草汤

（《金匮要略》）

【方剂组成】大黄 40g、甘草 10g。

【服用方法】用水 750ml，煎取 250ml，分 2 次温服。

【用于治疗】妊娠呕吐、神经性呕吐、胃炎、食管癌、尿毒症、肺炎、新生儿吐乳、新生儿便秘、新生儿黄疸、霉菌性舌炎等疾病。

【运用口诀】食后即呕吐，脉滑，便秘。

【口诀图解】

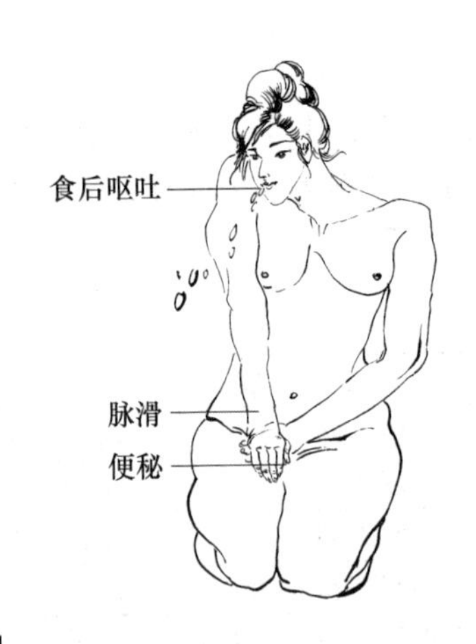

【治疗病例】

急性胃炎 柏，男，青年。食后即呕吐，中西医治疗9日无效，困殆已甚。刻诊，口苦咽干，胃中热痛，数日未排大便，舌质红绛，苔薄津少，脉象滑紧，与大黄甘草汤，放至微冷，少量频服，1剂呕吐停止，二便通利，诸症悉去。

妊娠呕吐 祁，女，青年。妊娠1个月，不能进食，食即呕吐，口苦咽燥，恶心，噫气，已数日未排便，脉象滑数，舌红苔黄，与大黄甘草汤，放至微冷，少量频服，诸症消失，遂能进食。

【类症鉴别】

方剂	类症	鉴别要点
大黄甘草汤	呕吐	食已即吐
半夏泻心汤	呕吐	心下痞硬
吴茱萸汤	呕吐	四肢厥冷
五苓散	呕吐	水入即吐
小柴胡汤	呕吐	胸胁苦满，发热
四逆汤	呕吐	下利，四肢厥冷
小半夏汤	呕吐	心下停水，口不渴
小半夏加茯苓汤	呕吐	心下停水，渴，眩，悸

续表

方　　剂	类　　症	鉴别要点
大柴胡汤	呕吐	胸胁苦满，心下急
茯苓饮	呕吐	心下停水，胸满
附子粳米汤	呕吐	腹痛，肠鸣
半夏干姜汤	呕吐	吞酸，嘈杂，吐涎沫
干姜半夏人参丸	呕吐	妊娠
黄芩加半夏生姜汤	呕吐	妊娠，脉洪滑

林屋山人汤

（《验方新编》）

【方剂组成】苍耳子、薄荷、木通、茵陈蒿各10g，炒砂仁末10g（冲）。

【服用方法】用黄酒煎取药液1碗，冲服砂仁末。

【药物加减】如果小便赤者，加黄连3g。

【用于治疗】肝炎、胆囊炎、黄疸、药物性肝病等疾病。

【运用口诀】黄疸，腹部有力。

【口诀图解】

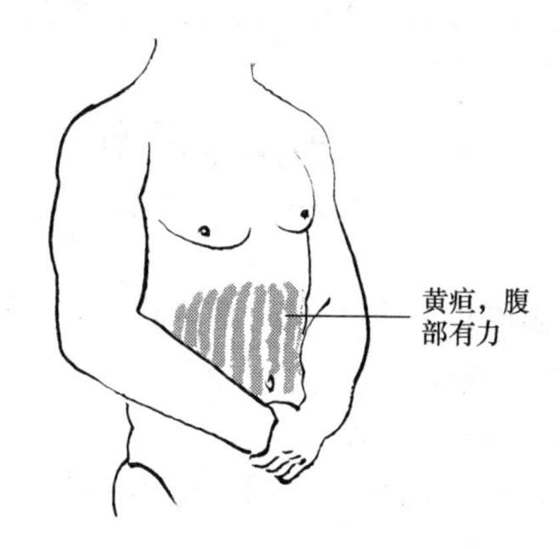

【治疗病例】

急性黄疸型肝炎 梁，女，中年。发热，厌食，巩膜黄染，某院诊为急性黄疸型肝炎，输液治疗 15 日，效果不明显。诊之，面色黄暗，眼巩膜、皮肤发黄，小便深黄，肝区疼痛，时或腹泻，恶心呕吐，腹部有力。肝功能检查见血清总胆红素增高、血清谷-丙转氨酶增高。与林屋山人汤，3 日各种症状消失，实验室复查示肝功能正常。

【类症鉴别】

方 剂	类 症	鉴别要点
林屋山人汤	不能食	黄疸
大承气汤	不能食	腹压痛抵抗
栀子豉汤	不能食	心中懊侬
小柴胡汤	不能食	胸胁苦满
大柴胡汤	不能食	胸胁苦满抵抗
半夏泻心汤	不能食	心下痞硬，口苦
六君子汤	不能食	心下痞硬
小建中汤	不能食	脉弱，腹肌拘急
大黄黄连泻心汤	不能食	心下痞
干姜附子汤	不能食	脉沉，恶寒，抑郁，焦虑
瓜蒂散	不能食	脉促，脉中痞硬

胆道排石汤

（《中西医结合治疗急腹症》）

【方剂组成】金钱草 50g，茵陈蒿、郁金各 25g，枳壳、木香各 15g，大黄 10g。

【服用方法】水煎服。

【用于治疗】胆囊炎、胆管炎、胆石症、黄疸、肝炎、胆绞痛等疾病。

【运用口诀】胆囊点按压剧痛，脉紧。

【口诀图解】

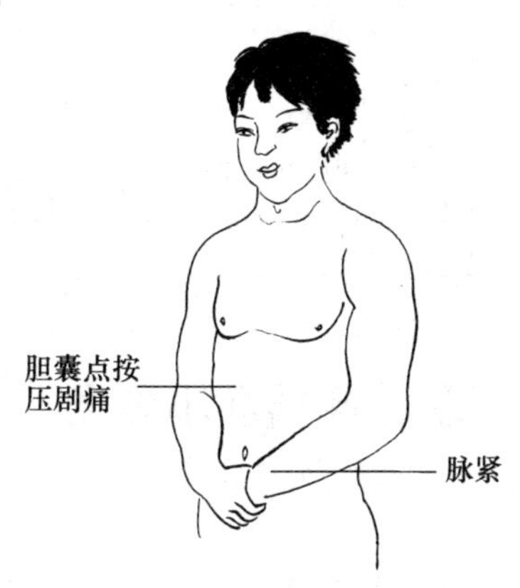

【治疗病例】

急性胆囊炎　訾，女，中年。右上腹绞痛，阵发性加剧，B超检查示胆囊肿大。诊之，胆囊点按压剧痛，发热，恶心呕吐，腹胀，球结膜黄如柏汁所染，舌质褐黄，舌苔黄厚，脉紧滑数，与胆道排石汤，1剂大便略泄，疼痛著缓，2剂症状尽消，B超复查示痊愈。

胆石症　何，男，青年。剑突下阵发性绞痛，B超检查见胆总管广泛小结石。胆囊点压之痛剧，上腹胀闷不适，寒战，体温38.1℃，脉沉紧，投胆道排石汤加芒硝10g，1剂疼痛缓解，再剂诸症消失。继用原方去大黄芒硝服15日，B超复查示胆石消失。

【类症鉴别】

方　剂	类　症	鉴别要点
胆道排石汤	胁下痛	脉紧，口苦
大黄附子汤	胁下痛	发热，脉弦紧
大柴胡汤	胁下痛	胸胁苦满
良枳汤	胁下痛	脐左上动

续表

方　　剂	类　　症	鉴别要点
桃核承气汤	胁下痛	少腹急结
十枣汤	胁下痛	心下痞硬满，欬
栝蒌薤白半夏汤	胁下痛	胸痹
胡桃肉方	胁下痛	胆、肾结石
柴胡疏肝散	胁下痛	左侧

麻黄连轺赤小豆汤

（《伤寒论》）

【方剂组成】 麻黄、连翘根、生姜、炙甘草各20g、杏仁40个、赤小豆、梓白皮各100g、大枣12枚。

【服用方法】 用水2000ml，煎取500ml，分3次温服。

【用于治疗】 黄疸、肝炎、皮肤病性肾炎、胃炎、尿毒症、肝肾综合征、胆囊炎、胆结石、风湿病、荨麻疹、玫瑰糠疹、湿疹、水痘等疾病。

【运用口诀】 皮肤病，水肿。

【口诀图解】

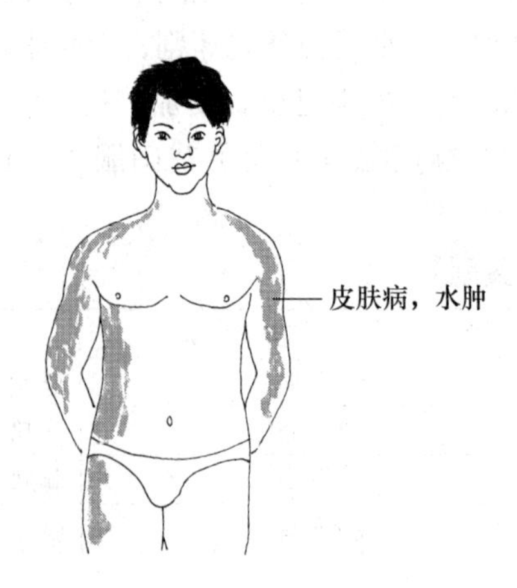

【治疗病例】

慢性肾小球肾炎 韩，男，青年。面部、四肢水肿，尿蛋白（++++）、红细胞（++++）、管型（少量）。曾服用中西药物不愈，病程2周。脉浮紧，尿少，舌质淡红，舌苔略黄，皮肤湿疹，瘙痒，与麻黄连轺赤小豆汤，10日治愈。

【类症鉴别】

方　　剂	类　　症	鉴别要点
麻黄连轺赤小豆汤	黄疸	发热恶寒，脉浮
茵陈蒿汤	黄疸	心中懊侬
栀子柏皮汤	黄疸	发热恶热
小建中汤	黄疸	虚劳里急
桂枝加黄芪汤	黄疸	脉弱汗出
桃核承气汤	黄疸	少腹急结
抵当汤	黄疸	脉沉结，少腹满
小柴胡汤	黄疸	胸胁苦满

五苓散

（《伤寒论》）

【方剂组成】猪苓、白术、茯苓各25g，泽泻40g，桂枝15g。

【服用方法】粉碎成末，混匀，每次用温开水调服3～6g，日服3次，服药后，多喝热水，使出微汗。

【用于治疗】感冒、霍乱与副霍乱、头痛、急性胃肠炎、胃炎、肾炎、肾积水、高血压、尿崩症、糖尿病、遗尿、肾功能不全、脑积水、心包炎、心力衰竭、胸膜炎、肝硬化腹水、支气管炎、睾丸鞘膜积液、阴囊血肿、卵巢囊肿、乳腺增生、闭经、阴道炎、中耳炎、耳聋、青光眼、假性近视眼、中心性视网膜脉络膜炎等疾病。

【运用口诀】①口渴而小便不利。

【口诀图解】

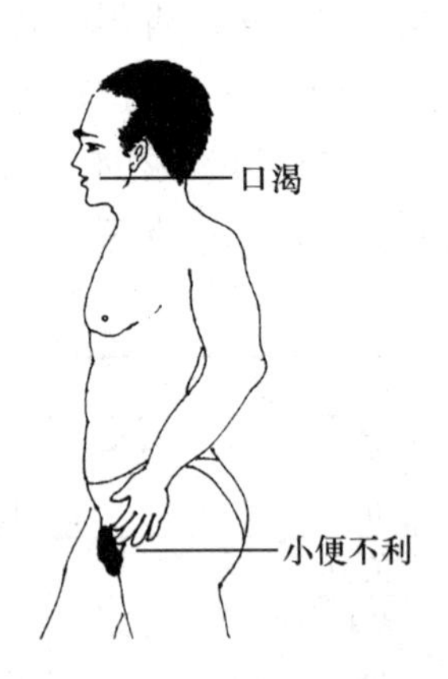

【治疗病例】

急性胃肠炎 赵，男，幼儿。发热，体温38.6℃，脉浮数，呕吐，腹泻水样便，口渴，头痛，尿少，与五苓散，每次1g，1日即愈。

急性肾炎 夏，女，儿童。某院诊为急性链球菌感染后肾炎，治疗不愈。诊其脉浮数，口渴，少尿，水肿，腰痛，头痛，眩晕，乏力，血压偏高。与五苓散，2日显效，10日治愈。

【运用口诀】②口渴，饮水即呕吐。

【口诀图解】

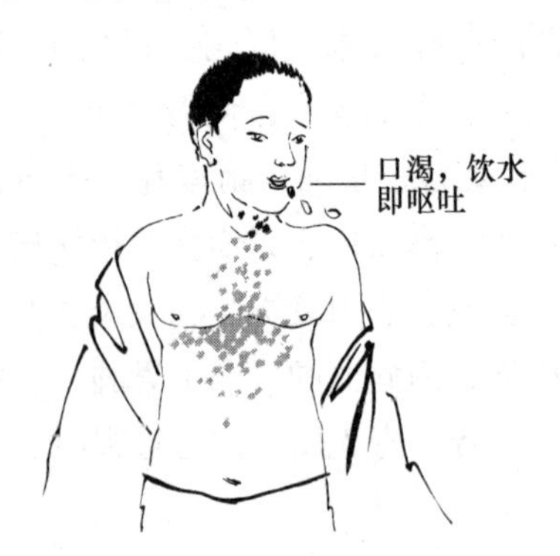

【治疗病例】

急性胃扩张 石，男，中年。因暴食致持续性呕吐，某院诊为胃扩张，治疗不愈。顷诊，呕吐，口渴，饮水即吐，烦躁不安，呼吸急促，腹胀，上腹部膨隆，心下痞硬，叩诊上腹部高度鼓音、振水声，急投五苓散，1 日奏效，2 日治愈。

类霍乱型食物中毒 李，男，青年。因进食有毒食物而中毒，呕吐腹泻剧烈，发热，体温 39.8℃，口渴，饮水即吐，投五苓散，1 日治愈。

【类症鉴别】

方　剂	类　症	鉴别要点
五苓散	呕吐	口渴，饮水即吐
大黄甘草汤	呕吐	便秘，食入即吐
干姜黄芩黄连人参汤	呕吐	心下痞硬，食入即吐
吴茱萸汤	呕吐	手足冷，脉微，食谷欲吐

猪苓汤

（《伤寒论》）

【方剂组成】猪苓、茯苓、滑石、泽泻、阿胶各 20g。

【服用方法】用水 1000ml，先煮前 4 味药，煎取 500ml，加入阿胶，微火煎至阿胶烊化，分 3 次温服，日服 3 次。

【用于治疗】肾炎、肾结石、肾积水、肾盂肾炎、膀胱炎、尿道炎、肾结核、咯血、血尿、肠炎、直肠溃疡、特发性水肿、癫痫、失眠症、乳糜尿等疾病。

【运用口诀】口渴，淋痛或尿血。

【口诀图解】图略。

【治疗病例】

泌尿系感染 贾，女，中年。下腹胀满，尿频尿急尿痛，偶尔尿脓尿血，病程约 2 年，西药有效，但停药即复发。诊之，脉浮，舌红苔黄，口渴，腰酸，乏力，与猪苓汤，3 日治愈。

【类症鉴别】

方　　剂	类　　症	鉴别要点
猪苓汤	尿血	口渴
五淋散加血余炭	尿血	口苦
加味六一散加血余炭	尿血	淋痛
栀子豉汤	尿血	心中懊侬
甘草干姜汤	尿血	脉弱
苓姜术甘汤	尿血	腰以下冷痛
当归建中汤	尿血	腹力弱而里急

防己黄芪汤

（《金匮要略》）

【方剂组成】防己 40g、黄芪 50g、白术 30g、炙甘草 20g、大枣 12 枚、生姜 30g。

【服用方法】用水 1800g，煎取 400ml，分 3 次温服。

【用于治疗】风湿病、肥胖病、多汗症、肾炎、特发性水肿、支气管炎、哮喘、肺心病、风心病、心力衰竭、高血压、肝硬化腹水、白细胞减少症等疾病。

【运用口诀】脉浮弱，汗出，恶风，水肿，或身疼痛。

【口诀图解】

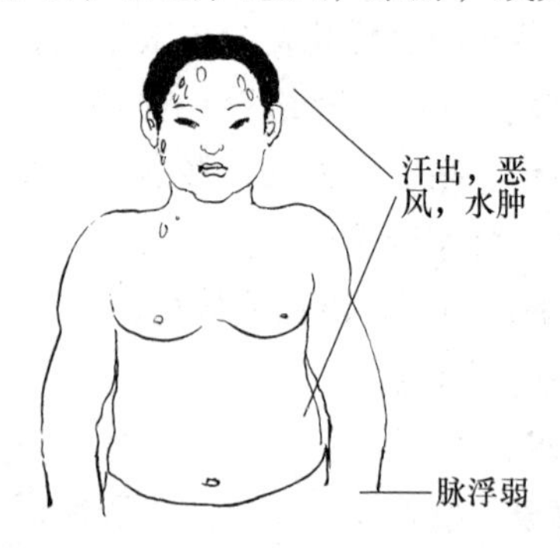

【治疗病例】

肥胖病 庞，女，中年。形体肥胖，身高 1.60m，体重 90kg，肤色白皙，多汗，乏力，嗜卧，月经量少，性欲减退，腰腿酸痛，行动困难，脉沉弱，经服防己黄芪汤，30 日诸症消失，体重减轻为 59kg。

慢性肾炎 朱，女，青年。尿蛋白（+++）、红细胞（++）、白细胞（+），水肿，乏力，易汗，畏风，舌质淡白，舌苔白润，脉浮弱，面苍白嗜卧，与防己黄芪汤，15 日各种症状消失，续服 90 日，尿蛋白、红细胞、白细胞均转阴。

风湿病 赵，男，老年。右下肢水肿，右膝关节疼痛，膝关节周围肿胀，屈曲、伸展痛剧，跛行，脉浮，出汗多，实验室检查红细胞沉降率加速，与防己黄芪汤，3 日水肿消失，膝关节肿胀、疼痛减轻。续服 15 日，膝肿胀疼痛消失，行走如健时，红细胞沉降率 8mm/h。

【类症鉴别】

方剂	类症	鉴别要点
越婢汤	水肿，汗出，小便不利	发热，脉浮，口渴，恶风
防己黄芪汤	水肿，汗出，小便不利	脉浮弱，恶风

甘草麻黄汤

（《金匮要略》）

【方剂组成】甘草 20g、麻黄 40g。

【服用方法】用水 1000ml，煎取 600ml，分 3 次温服。

【用于治疗】哮喘、支气管炎、肾炎、面部水肿等疾病。

【运用口诀】腰以上水肿，喘。

【口诀图解】

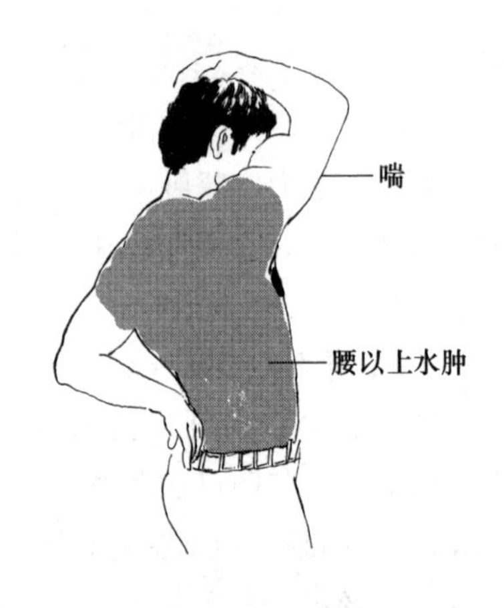

【治疗病例】

哮喘 王，男，中年。哮喘频作，诸医治之不愈。诊之，面目水肿，呼吸困难，不能平卧，与甘草麻黄汤，1 剂而安，数剂痊愈。

【类症鉴别】

方　　剂	类　　症	鉴别要点
甘草麻黄汤	喘	腰以上水肿
木防己汤	喘	心下痞坚
越婢加半夏汤	喘	脉浮大，目如脱
麻黄细辛附子汤	喘	脉沉，无汗，恶寒
桂枝加厚朴杏子汤	喘	脉浮弱，汗出
大陷胸汤	喘	心下痛，按之石硬
瓜蒂散	喘	脉促，胸中痞硬，气上冲咽
抵当丸或抵当汤	喘	脉沉结，少腹满

甘遂半夏汤

（《金匮要略》）

【方剂组成】甘遂大者 3 枚、半夏 12 枚、芍药 5 枚、甘草如指大 1 枚、蜂蜜 50ml（后下）。

【服用方法】用水 400ml，煎取 100ml，加入蜂蜜，煎取 50ml，1 次服下。

【用于治疗】肝硬化腹水、胃痉挛、心包积液、尿毒症、肾衰竭、胸膜炎、支气管炎、闭经等疾病。

【运用口诀】心下硬满、抵抗，欲腹泻，泄则感轻快，脉伏。

【口诀图解】

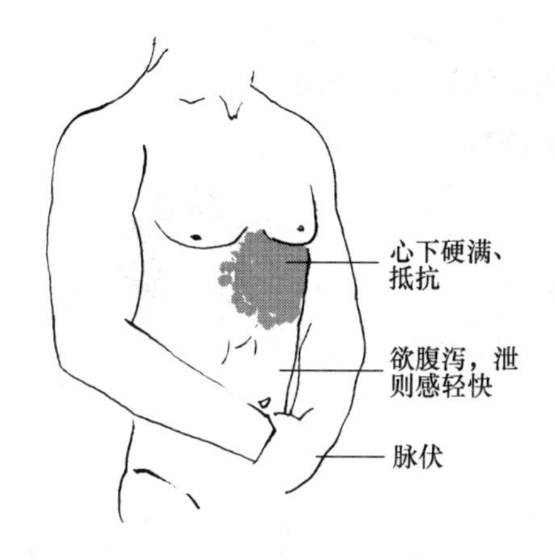

【治疗病例】

慢性胃炎　四，男，中年。胃脘疼痛，遇寒冷天气即剧，病程 10 余年。诊之，心下硬满、抵抗，欲腹泻，每泄后则胃脘疼痛减轻，腹中轻快，脉伏，与甘遂半夏汤，服 1 剂无任何反应，胃脘硬满依然，续服甘遂半夏汤 3 剂，第 4 日腹泻 3、4 次，泻下黏液脓血样粪便，从此痼疾得瘳，强健如昔。

【类症鉴别】

方　　剂	类　　症	鉴别要点
甘遂半夏汤	心下硬满	欲下利，利则快
十枣汤	心下硬满	心下痞，喘咳

大黄甘遂汤

（《金匮要略》）

【方剂组成】大黄 40g、甘遂 20g、阿胶 20g。

【服用方法】用水 600ml，煎取 200ml，1 次服下。

【用于治疗】尿毒症、前列腺肥大、产后尿潴留、闭经、肝硬化腹水、精神分裂症等疾病。

【运用口诀】小便癃闭，下腹部满痛。

【口诀图解】

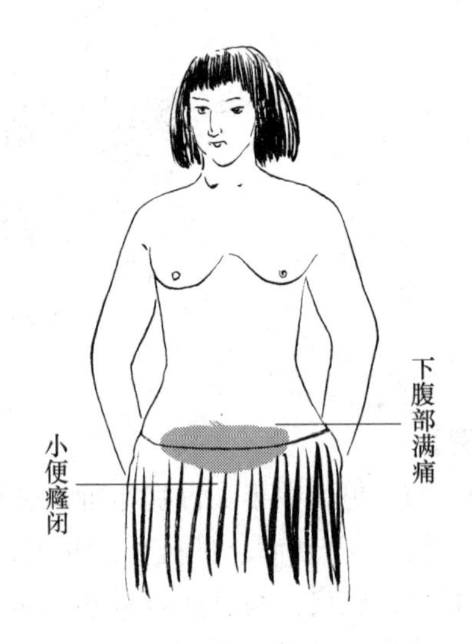

【治疗病例】

产后尿潴留 岳，女，青年。产后尿闭，下腹胀急，坐卧不安，脉大。投大黄甘遂汤，1 服小便通畅而愈。

前列腺肥大 章，男，老年。前列腺肥大史约 3 年，经常尿急、尿滴沥，昨日突然尿闭，脉沉紧，下腹胀急疼痛，坐卧不安，与大黄甘遂汤，1 剂尿下而腹舒。

急性肾衰竭 乔，男，中年。有中毒性疾病史，10 日来尿量明显减少，5 日前由某院诊为急性肾衰，治疗无效。刻诊，厌食，恶心，呕吐，口渴，小便点滴不通，呼吸困难，意识模糊，脉数，投大黄甘遂汤，1 日小便通，2 日尿量增多。进入多尿期，用八味肾气丸调治而愈。

【类症鉴别】

方剂	类症	鉴别要点
大黄甘遂汤	小便不利	癃闭
五苓散	小便不利	渴
猪苓汤	小便不利	尿血
加味六一散	小便不利	淋痛
八味丸	小便不利	少腹不仁
白虎加人参汤	小便不利	烦渴，脉洪大
当归贝母苦参丸	小便不利	妊娠
小柴胡汤	小便不利	胸胁苦满
柴胡加龙骨牡蛎汤	小便不利	胸胁烦惊
真武汤	小便不利	脉微
越婢汤	小便不利	脉浮，汗出，渴
大承气汤	小便不利	腹满按之痛，便秘

己椒苈黄丸

（《金匮要略》）

【方剂组成】防己、椒目、炒葶苈、大黄各 30g。

【服用方法】粉碎为末，蜜丸如梧子大，饭前服 1 丸，日服 3 次。

【用于治疗】肺心病、风心病、心包炎、支气管扩张、渗出性胸膜炎、心源性水肿、肾炎、脾功能亢进腹水、幽门梗阻、肝硬化腹水、胰腺炎、肥胖病、肠功能紊乱、闭经等疾病。

【运用口诀】腹满，肠鸣，口舌干燥。

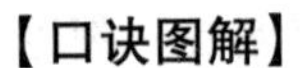

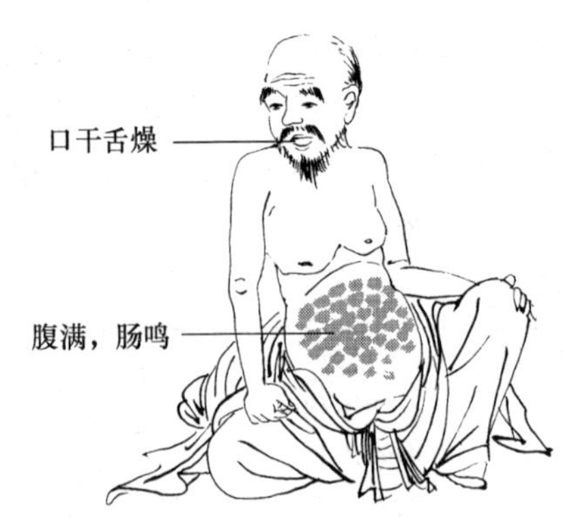

【治疗病例】

肺源性心脏病 凌，男，中年。肺心病史已数年，心悸喘急，动则加剧，口干舌燥，下肢水肿，腹满不适，不能饮食，肠鸣漉漉，舌色晦暗，舌质红润，舌苔黄滑，脉象沉弦，与己椒苈黄丸，服后略泻，但患者自觉轻安，30 日著效，60 日得瘥。

肠功能紊乱 翟，男，中年。腹满膨隆，肠鸣如雷，口干舌燥，不能进食，便秘，舌质淡，舌苔白，其脉濡弦，与己椒苈黄丸，便通腹泻，矢气频频，数日诸症尽除。

【类症鉴别】

方　剂	类　症	鉴别要点
苍耳子散	鼻塞	无特殊脉、腹证
麻黄细辛附子汤	鼻塞	脉沉，发热恶寒无汗
葛根汤	鼻塞	脉浮紧，项背强
麻黄汤	鼻塞	脉浮紧，发热恶寒无汗
桂枝汤	鼻塞	脉浮弱，发热恶风汗出
藿香正气散	鼻塞	夏季轻度感冒，咽不干
银翘散	鼻塞	夏季轻度感冒，咽微干
桂枝茯苓丸	鼻塞	下腹压痛充实
己椒苈黄丸	鼻塞	腹满，肠鸣，口舌干燥
四逆汤	鼻塞	脉微，肢冷
乌梅丸	鼻塞	头巅顶痛
当归四逆汤	鼻塞	脉沉，发热恶寒汗出

防己茯苓汤

（《金匮要略》）

【方剂组成】 防己、黄芪、桂枝各30g，茯苓60g，甘草20g。

【服用方法】 用水1500ml，煎取500ml，分3次温服。

【用于治疗】 肾炎、特发性水肿、风湿病、风湿热、肾病综合征、尿毒症、冠心病合并心衰、震颤麻痹、妊娠子痫、肥胖病等疾病。

【运用口诀】 水肿，手足振颤。

【口诀图解】

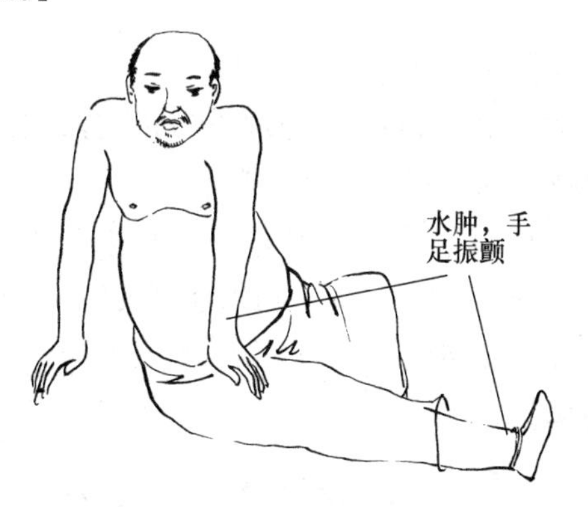

【治疗病例】

特发性水肿 桑，女，中年。一身面目水肿，某院查原因不明，治疗不愈。诊之，水肿，指压之凹陷。脉伏，手足不由自主地颤动，与防己茯苓汤，1剂治愈。

周围神经炎 谷，男，老年。对称性上下肢憋胀、麻木，感觉障碍，肌肉压痛。肢体远端肌力减退，肌张力降低，腱反射降低，皮肤冷而光滑菲薄，出汗多，下肢水肿，手足时而振颤，舌质淡，苔半边白润半边光滑，脉沉弱，服防己茯苓汤50日愈。

【类症鉴别】

方　　剂	类　　症	鉴别要点
防己茯苓汤	水肿，汗出	四肢聂聂动
防己黄芪汤	水肿，汗出	脉弱
越婢加术汤	水肿，汗出	小便不利，渴，脉沉，恶风，舌质红
越婢汤	水肿，汗出	脉浮，渴，恶风，小便不利
四逆汤合五苓散	水肿，汗出	脉微，恶寒

泽泻汤

（《金匮要略》）

【方剂组成】泽泻50g、白术20g。

【服用方法】用水400ml，煎取200ml，分2次温服。

【药物加减】如果呕吐加半夏30g。

【用于治疗】梅尼埃病、中耳炎、中耳积液、化脓性中耳炎、高血压、高脂血症、肾炎、脑积水等疾病。

【运用口诀】旋转性眩晕，头沉，舌苔水滑或心下振水音。

【口诀图解】

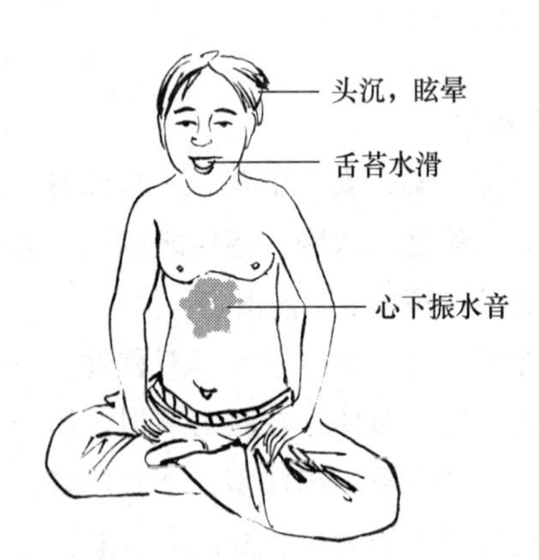

【治疗病例】

耳源性迷路炎 宋，男，青年。有化脓性中耳炎史，耳中向外时而分泌黏液，耳聋耳鸣，头沉，旋转性眩晕，恶心呕吐，自发性眼震，心下振水音，脉弦，与泽泻汤加半夏，3 日头沉、眩晕、眼震、恶心、呕吐著减，复服 10 日耳鸣、耳聋、耳分泌黏液著减，续服 10 日痊愈。

高血压 苏，男，中年。高血压病史约 7 年，一直服西药控制，近来西药失去控制效果，血压 31/19kPa。头沉如裹，眩晕恍惚，水肿，尿少，尿常规检查未见异常，血液流变学检测示血脂高。脉伏，舌苔水滑，与泽泻汤，3 日症状著减，15 日临床治愈。血脂降至正常值，血压 15/8kPa。

【类症鉴别】

方　　剂	类　　症	鉴别要点
泽泻汤	冒	心下停饮
桂苓五味甘草汤	冒	脉沉微
龙胆泻肝汤	冒	脉紧
吴茱萸汤	冒	脉微细，手足冷
清暑益气汤	冒	疰夏
四逆散	冒	手足冷，乏力，脉促

茯苓甘草汤

（《伤寒论》）

【方剂组成】茯苓、桂枝各 30g，炙甘草 15g，生姜 45g。

【服用方法】用水 800ml，煎取 400ml，分 3 次温服，日服 3 次。

【用于治疗】心律失常、冠心病、肾炎、肾衰竭、尿毒症等疾病。

【运用口诀】心悸，胸满，小便不利，或干呕。

【口诀图解】

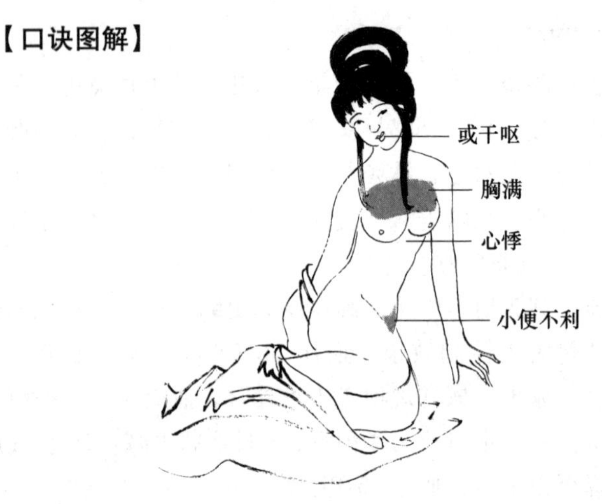

【治疗病例】

冠状动脉粥样硬化性心脏病 谭，女，老年。冠心病史约3年，胸满，心悸，水肿，尿少，食欲不振，干呕，脉沉涩，舌淡苔白，前医屡投桃仁、红花、蒌皮、薤白、半夏、丹参、元胡、郁金、檀香、降香、葶苈子等品，无效。与茯苓甘草汤，2日奏效，8日各种症状消失。

茯苓泽泻汤

（《金匮要略》）

【方剂组成】茯苓50g、泽泻40g、生姜40g、甘草10g、桂枝20g、白术30g。

【服用方法】用水2000ml，煎取800ml，加入泽泻，煎取500ml，分3次温服，日服3次。

【用于治疗】胃炎、食管炎、幽门狭窄、神经性呕吐、低血压等疾病。

【运用口诀】①朝食暮吐，暮食朝吐。

【口诀图解】

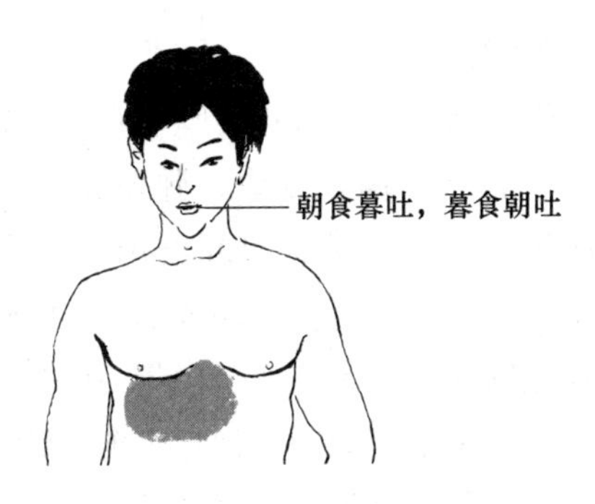

【治疗病例】

慢性胃炎 陶，男，中年。胃镜检查示为胃窦炎，每天早晨呕吐1次，病程年余。舌质淡，苔白润，脉濡弱，面色苍白，食欲不振，精神不振，举体乏力，头晕耳鸣，心悸健忘，与茯苓泽泻汤，3日治愈。

胃排空延迟 梁，女，老年。胃镜检查见胃排空障碍，每饭后6小时左右呕吐宿食，上腹部饱胀、轻度膨隆、有振水音，舌无苔，脉缓，心悸，小便不利，与茯苓泽泻汤，3日治愈。

【运用口诀】②呕吐而渴欲饮水。

【口诀图解】

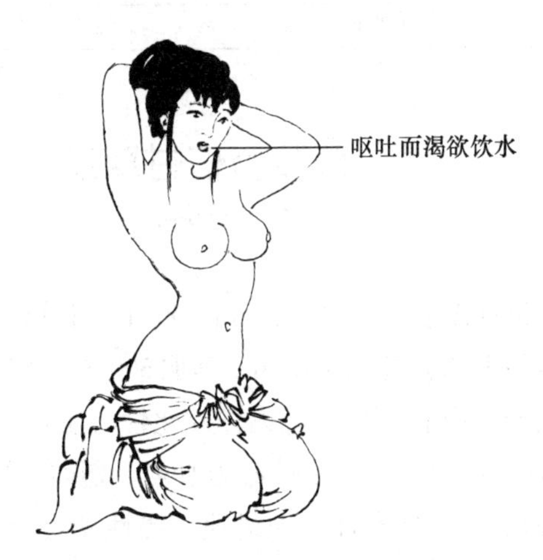

【治疗病例】

慢性胃炎 马，女，青年。呕吐月余，胃镜检查为慢性浅表性胃炎。舌苔白润，面色发青，脉象弦紧，心烦意乱，食欲不振，上腹胀满，呕吐频繁，口吐涎沫，心悸失眠，口渴，饮水多，小便不利，灼心，与茯苓泽泻汤，1 日显效，4 日治愈。

胃肠神经官能症 郭，女，中年。呕吐，几个月来辗转求治于数家医院，均未查明原因，治疗不愈。诊之，上腹部闷痛，便溏，面无光泽，舌苔水滑，口渴欲饮水，脉伏，心悸，乏力，与茯苓泽泻汤治愈。

【类症鉴别】

方　　剂	类　　症	鉴别要点
茯苓泽泻汤	呕吐，渴	朝食暮吐，暮食朝吐
小青龙汤	呕吐，渴	心下有水气，咳
小半夏加茯苓汤	呕吐，渴	心下停水
猪苓汤	呕吐，渴	咳，心烦不眠
五苓散	呕吐，渴	水入则吐
小柴胡汤	呕吐，渴	胸胁苦满
真武汤	呕吐，渴	脉微，倦怠
猪苓散	呕吐，渴	膈上停饮

茯苓杏仁甘草汤

（《金匮要略》）

【方剂组成】茯苓 30g、杏仁 50 个、甘草 10g。

【服用方法】用水 1000ml，煎取 500ml，分 3 次温服。日 3 次。

【用于治疗】冠状动脉粥样硬化性心脏病、慢性肺源性心脏病、原发性心肌病、难治性心力衰竭、期前收缩、阵发性室上性心动过速、阵发性室性心动过速、慢性支气管炎、支气管哮喘、通气功能调节异常。

【运用口诀】 疾行则心悸、喘息、胸中憋气。

【口诀图解】

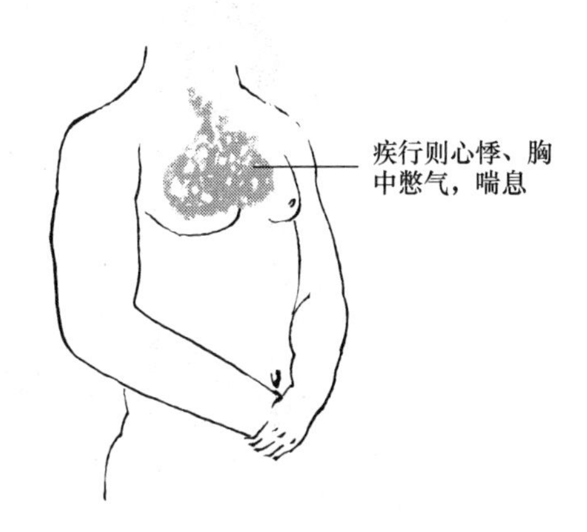

【治疗病例】

慢性支气管炎 张，男，中年。咳喘年余，行走则心悸、喘、胸中憋气，别无其他症状，与茯苓杏仁甘草汤，7日治愈。

冠状动脉粥样硬化性心脏病 王，男，中年。每快步走动则胸中弊气、心悸、喘息，某院诊为冠心病，治疗无效。诊之，脉弦，舌质暗红，舌苔白剥，胸胁满，头眩，心下振水音，与茯苓杏仁甘草汤合苓桂术甘汤，6日显效，30日治愈。

薏苡仁汤

（《张氏医通》）

【方剂组成】 薏苡仁100g、芍药15g、当归15g、麻黄8g、桂枝8g、苍术10g、甘草7g、生姜7片。

【服用方法】 水煎服。

【用于治疗】 风湿性关节炎、肌肉风湿病、脚气、肥胖病等疾病。

【运用口诀】水肿性肥胖，四肢酸痛、麻木或关节肿痛。

【口诀图解】

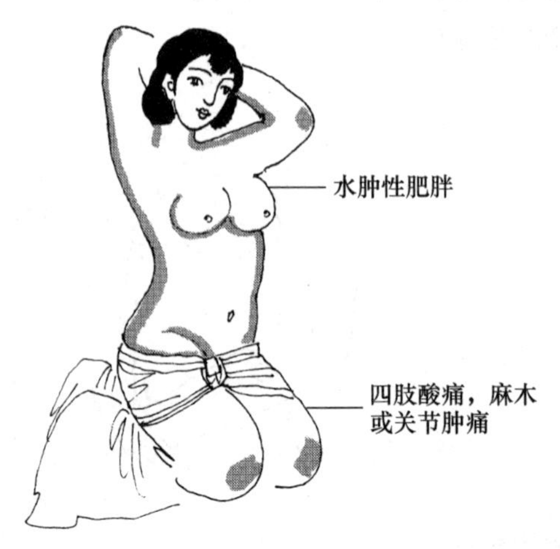

【治疗病例】

风湿性关节炎 汪，女，中年。下肢酸痛，某院诊为风湿性关节炎，治疗四年余，不愈。诊之，脉数，水肿性肥胖，与薏苡仁汤，55 日治愈。

肥胖病 方，女，中年。肥胖，体重 150kg，四肢酸，站立不到 20 秒则臀、下肢酸憋难耐，步履维艰，四肢皮肤指压呈凹陷性水肿，与薏苡仁汤，半年愈，体重 80kg。1 年后又开始肥胖，服薏苡仁汤无效，诊之，汗出，其他症状如 1 年前时，与防己黄芪汤，30 日痊愈。

【类症鉴别】

方　剂	类　症	鉴别要点
薏苡仁汤	肢痛	水肿性肥胖
防己黄芪汤	肢痛	水肿，汗出
越婢汤	肢痛	水肿，汗出，脉浮，渴
真武汤	肢痛	水肿，恶寒，苔滑

真武汤

（《伤寒论》）

【方剂组成】茯苓、芍药、生姜各30g，白术20g，炮附子1枚（破为8片）。

【服用方法】用水1500ml，煎取500ml，分3次温服，日服3次。

【用于治疗】感冒、支气管炎、哮喘、肺心病、风心病、心力衰竭、胃肠炎、肝炎、肝硬化、肾炎、肾盂肾炎、肾病综合征、尿毒症、癫痫、肾上腺皮质功能减退症、耳源性眩晕、震颤麻痹、小舞蹈病等疾病。

【运用口诀】脉沉微或浮弱，心下悸，手足冷，倦怠，腹软弱或满而无抵抗。

【口诀图解】

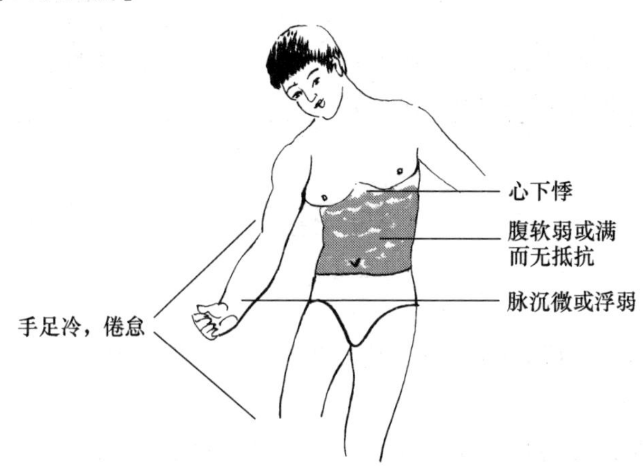

【治疗病例】

慢性肾小球肾炎　吕，女，青年。慢性肾炎病史年余，近日尿液检查尿蛋白（++），B超示肾脏轻度缩小，血常规示血红蛋白不足。诊之，脉象沉微，舌淡苔少，面色苍白，水肿尿少，头晕头痛，双手发冷，畏寒怕风，心悸身颤，倦怠嗜卧，腰酸腰痛，腹略膨隆，腹无抵抗，食少呕恶。与真武汤，6 日显效。36 日后各种症状消失。实验室检查：血常规无异常、尿液无异常，B 超查肾脏大小已恢复正常形状。

充血性心力衰竭 张，男，幼儿。精神委靡，食少腹胀，哭声微弱，尿少水肿，唇色发绀，心动过速，心音低钝，心脏向左扩大，奔马律，颈静脉怒张，肝脏肿大压痛，呼吸急促，肺部闻及湿性啰音。脉浮弱数，手足厥冷，腹冷，酌投真武汤，1 日奏效，7 日各种症状消失。

【类症鉴别】

方　　剂	类　　症	鉴别要点
真武汤	四肢疼痛，呕	脉微细，苔润
白虎加桂枝汤	四肢疼痛，呕	身无寒，但热
柴胡桂枝汤	四肢疼痛，呕	发热微恶寒，心下支结
桂枝汤	四肢疼痛，呕	脉浮弱，汗出
桂枝加芍姜参新加汤	四肢疼痛，呕	发汗后，脉沉迟
当归四逆加吴茱萸生姜汤	四肢疼痛，呕	脉细，手足冷

附子汤

（《金匮要略》）

【方剂组成】 炮附子 2 枚、茯苓 30g、芍药 30g、人参 20g、白术 40g。

【服用方法】 用水 1500ml，煎取 500ml，分 3 次温服，日服 3 次。

【用于治疗】 风湿性关节炎、类风湿关节炎、坐骨神经痛、骨质增生病、心源性水肿、冠心病心绞痛、多发性睡病、遗尿、盆腔炎、痛经、习惯性流产等疾病。

【运用口诀】 下腹冷感或膨隆、胀痛。

【口诀图解】

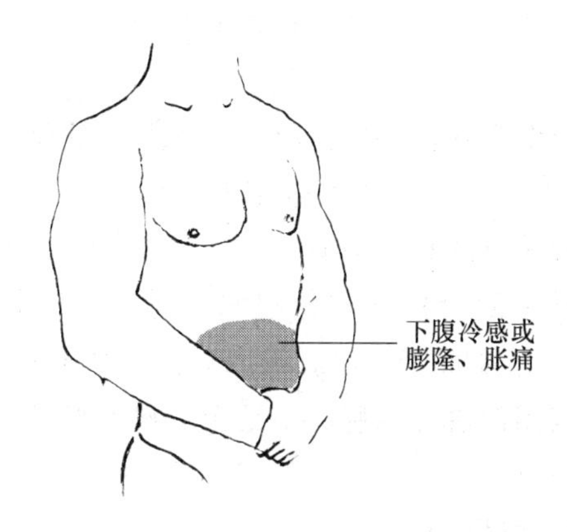

【治疗病例】

溃疡性结肠炎 陈，男，青年。腹泻，镜检诊为溃疡性结肠炎，病程约9个月。脓液便，日5次左右，自觉下腹部发冷，脉象沉微，乙状结肠部位轻微压痛、无抵抗，与附子汤，15日治愈。

盆腔炎 骆，女，中年。下腹部胀痛，西医诊为盆腔炎，经治疗，不但无效，反而加剧。诊之，脉紧，下腹胀痛、膨隆、无压痛、无抵抗，自觉下腹冷，白带量多，小便不利，与附子汤，3日下腹胀痛冷感消失，白带量减少，小便正常，9日下腹膨隆消退。

【类症鉴别】

方　　剂	类　　症	鉴别要点
附子汤	背恶寒	口和，脉沉微
白虎加人参汤	背恶寒	口渴，脉洪大
桂枝加附子汤	背恶寒	脉缓
麻黄细辛附子汤	背恶寒	脉沉，发热
小柴胡汤加羌活	背恶寒	发热恶寒，舌苔白腻

实脾散

(《严氏济生方》)

【方剂组成】厚朴、白术、木瓜、木香、草果仁、槟榔、炮附子、茯苓、干姜各10g，甘草5g，生姜5片，大枣1枚。

【服用方法】水煎服。

【用于治疗】肝硬化腹水、肝炎、肾炎、胃炎、特发性水肿、脚气、胸膜炎、腓肠肌痉挛、心力衰竭等疾病。

【运用口诀】水肿，手足冷，胸腹胀满，舌苔白润厚腻，脉沉迟。

【口诀图解】

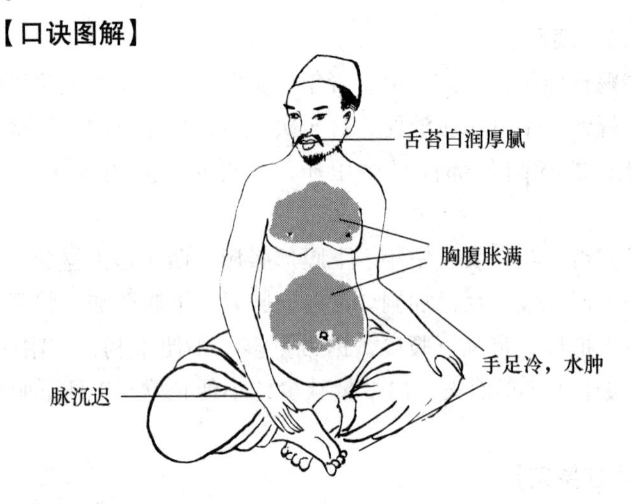

【治疗病例】

乙型肝炎　闵，女，中年。下肢水肿，尿八项检测未见异常，血清学检测示为乙肝。脉沉迟，舌质淡润，舌苔白腻，面色熏黄，手足不温，精神颓唐，食欲不振，上腹胀满，肝区隐痛，与实脾散，30日各种症状消失，60日后乙肝血清学复测示痊愈。

【类症鉴别】

方　剂	类　症	鉴别要点
实脾散	水肿	脉沉，手足冷，苔白腻
禹功散	水肿	脉腹有力
行湿补中汤	水肿	脉腹无力，不恶寒
桂枝去芍药加麻黄细辛附子汤	水肿	脉迟
分消饮	水肿	食后饱闷甚
猪苓汤	水肿	淋痛，渴
茯苓四逆汤	水肿	脉迟，厥逆

鼻灵饮

（《验方新编》）

【方剂组成】薏苡仁 100g、冬瓜 1000g。
【服用方法】加水煎取汤，当作茶饮。日 1 剂。
【用于治疗】鼻窦炎、鼻息肉、鼻肿瘤等疾病。
【运用口诀】鼻生息肉。
【口诀图解】

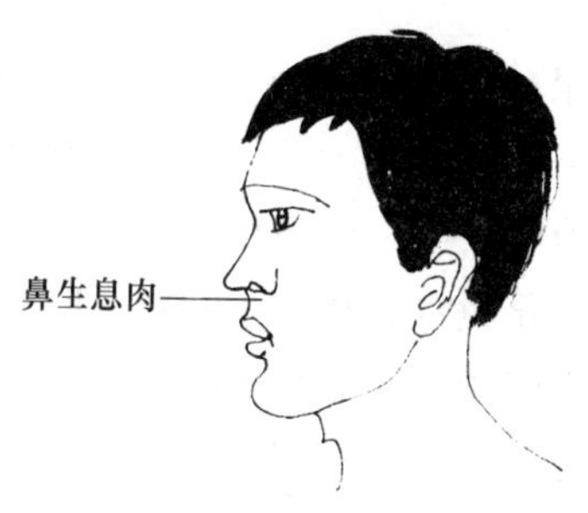

【治疗病例】

慢性鼻窦炎　孔，男，青年。头痛头昏，鼻塞，流脓涕，鼻黏膜呈深红色，嗅裂有脓，中鼻道有息肉，久治不愈，精神不振，心情烦乱，与鼻灵饮，60 余日痊愈。

鼻息肉 罗，男，老年。鼻息肉病史约 5 年，曾用手术摘除，但时间不长即复生如故。刻诊，鼻塞，嗅觉障碍，口渴咽干，鼻孔中息肉光滑，与鼻灵饮，坚持服用半年，痊愈后再没有复发。

【类症鉴别】

方剂	类症	鉴别要点
鼻灵饮	鼻流浊涕	鼻息肉
奇授藿香丸	鼻流浊涕	头痛
小柴胡汤	鼻流浊涕	胸胁苦满
桂枝茯苓丸	鼻流浊涕	下腹压痛、充实
麻黄细辛附子汤	鼻流浊涕	脉沉，恶寒无汗
四逆汤	鼻流浊涕	脉微，厥冷

行湿补中汤

（《寿世保元》）

【方剂组成】 茯苓 30g，人参、白术、黄芩、麦冬、泽泻、苍术、陈皮、厚朴各 10g。

【药物加减】 如果脉微细、恶寒、厥冷，加炮附子 10g，干姜 10g，肉桂 10g。

【服用方法】 水煎服。

【用于治疗】 肝硬化腹水、肾炎、营养不良性水肿等疾病。

【运用口诀】 腹水膨隆，凹陷性水肿。

【口诀图解】 图见下页。

【治疗病例】

肝硬化腹水 孙，男，中年。腹水膨隆，某院诊为肝硬化性腹水，治疗数月不愈。诊之，脉微，其腹水呈凹陷性水肿，与行湿补中汤，20 日显效，100 余日治愈。

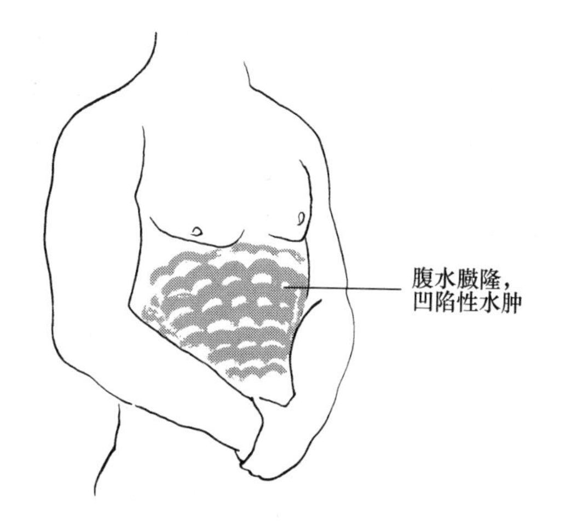

【类症鉴别】

方　剂	类　症	鉴别要点
行湿补中汤	膨胀	按之肉陷不起
分消饮	膨胀	按之肉陷复起
厚朴生姜夏甘参汤	膨胀	腹泻或攻下后
大黄䗪虫丸加减	膨胀	舌有瘀点
破癖汤加鳖甲	膨胀	肝脾肿大
四逆汤合五苓散	膨胀	脉微

薏苡附子败酱散

（《金匮要略》）

【方剂组成】薏苡仁100g、炮附子20g、败酱草50g。

【服用方法】粉碎成末，每次取10g，水煎服。

【用于治疗】阑尾炎、阑尾脓肿、卵巢囊肿、肠炎、结肠炎、多发性胸膜脓疡、支气管胸膜瘘、卵巢肿瘤、肝脓肿、脾脓肿、肾脓肿、盆腔脓肿、腹腔脓肿、宫腔积脓、硬皮病、鱼鳞病、干癣、皮炎、脚气、化脓性腹膜炎、化脓性附件炎、子宫内膜炎、化脓性腹股沟淋巴结炎、肠结核、痔瘘、汗疱、脓疱疮、毛囊炎、湿疹、手掌角化症等疾病。

【运用口诀】①皮肤肿痒流黄水。

【口诀图解】

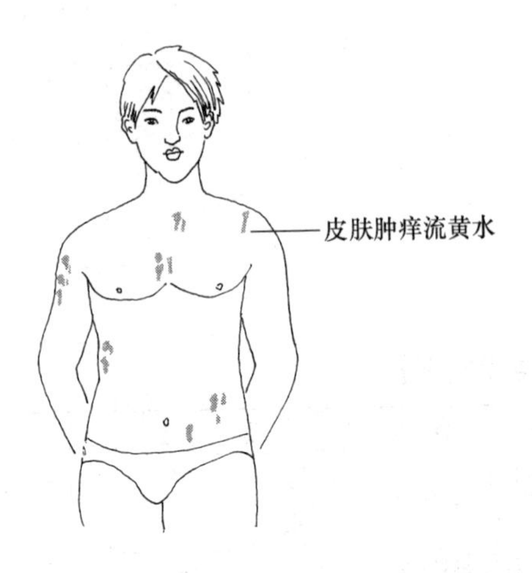

【治疗病例】

头癣 林，男，青年。毛发根部黄色皮疹形成黏痂，断发穿处分泌黄色臭液，瘙痒剧烈，搔抓血痂累累，久治不愈。对此，与薏苡附子败酱散，42 日治愈。

糠秕孢子菌毛囊炎 卜，男，青年。上身深红色囊性丘疹，夹杂脓疱疹，渗出黄色黏液，瘙痒，服薏苡附子败酱散 30 日痊愈。

脓疱疮 晋，女，少年。面部脓疱疮，分泌黄色黏液，瘙痒，抓搔不已，发热，颈、腋下淋巴结肿大，与薏苡附子败酱散，日服 3 次，7 日后发热、淋巴结肿大消失，皮损症状明显好转，续服 7 日治愈。

【运用口诀】②右下腹压痛、触诊软，手足冷，脉数，不发热。

【口诀图解】图见下页。

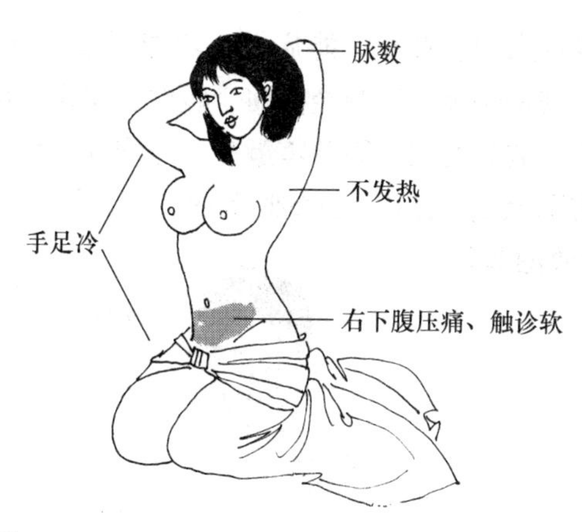

【治疗病例】

痛经 印，女，青年。每当月经来潮，下腹绞痛，2 年来服中西药物不愈。诊之，脉洪数，舌质淡红，舌无苔，右下腹部压痛、软弱、无抵抗，手足冷，与薏苡附子败酱散，20 日痊愈。

【类症鉴别】

方　　剂	类　　症	鉴别要点
薏苡附子败酱散	右下腹压痛	触诊软，脉数，手足冷
当归四逆加吴生汤	右下腹压痛	脉微细，恶寒
大黄牡丹汤	右下腹压痛	脉有力，腹充实、抵抗
柴胡桂枝汤	右下腹压痛	脉弦

茯苓桂枝白术甘草汤

（《伤寒论》）

【方剂组成】 茯苓 40g、桂枝 30g、白术 20g、甘草 20g。

【服用方法】 用水 1500ml，煎取 500ml，分 3 次温服。

【用于治疗】 耳源性眩晕、高血压、脑震荡、胃炎、胃与十二指肠溃疡、支气管炎、哮喘、小儿麻痹后遗症、幽门狭窄、遗尿、特发性水肿、神经官能症、心功能不全、心律失常、肾炎、结膜炎、视神经炎、视神经萎缩、假性近视症、角膜血管翳、角膜干燥症、翼状胬肉、眼球震颤症、汗疱等疾病。

【运用口诀】眩晕，心下振水音，脉沉紧。

【口诀图解】

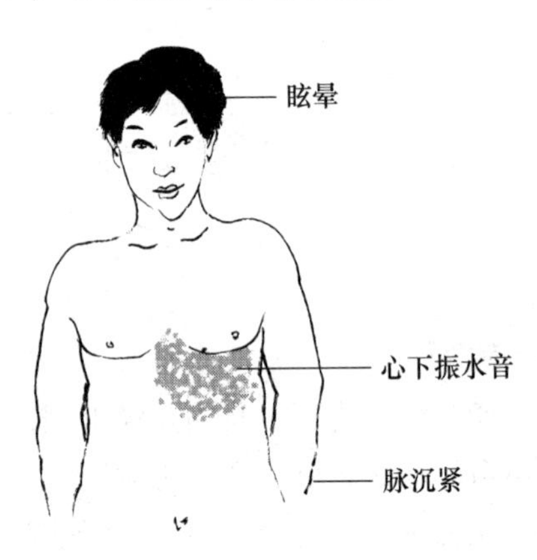

【治疗病例】

内耳眩晕症 缪，男，青年。发作性眩晕，病程约 5 个月。发时视物旋转，耳鸣呕恶，眼球水平振颤，不敢睁眼，如坐舟车，面色苍白，身体颤动，心下振水音，舌苔白润，脉沉紧，与茯苓桂枝白术甘草汤，1 日显效，7 日治愈。

冠状动脉粥样硬化性心脏病 华，男，中年。眩晕，胸满，疾行则心悸气短，超声心动图示为冠心病。诊之，颈脉跳动，心脏动悸，动则尤甚，眩晕严重，胸满难耐，舌质淡，苔白润，脉沉紧，气时上冲，与茯苓桂枝白术甘草汤治愈。

【类症鉴别】

方剂	类症	鉴别要点
苓桂术甘汤	气上冲	脉沉紧，起则眩
苓桂甘枣汤	气上冲	脐下悸
桂枝加桂汤	气上冲	脉弱
吴茱萸汤	气上冲	手足冷

续表

方　　剂	类　　症	鉴别要点
苓桂味甘汤	气上冲	头沉重
葛根汤	气上冲	脉浮紧，项背强
半夏厚朴汤	气上冲	咽中炙脔
旋覆代赭汤	气上冲	心下痞硬，噫气
桂枝人参汤	气上冲	心下痞硬，脉弱
瓜蒂散	气上冲	寸脉微浮，胸中痞硬
桂枝生姜枳实汤	气上冲	心中痞，干呕
乌梅丸	气上冲	消渴，饥不欲食

蠲痹汤

（《杨氏家藏方》）

【方剂组成】当归、羌活、姜黄、白芍药、黄芪、防风各15g，炙甘草10g，生姜5片。

【服用方法】水煎服。

【用于治疗】颈椎病、肩周炎、臂丛神经痛、枕神经痛、桡神经麻痹、落枕、颈肩肌筋膜炎、桡骨茎突部狭窄性腱鞘炎、肱骨外上髁炎等疾病。

【运用口诀】颈、项、肩、臂痛重，脉弦紧或沉细。

【口诀图解】

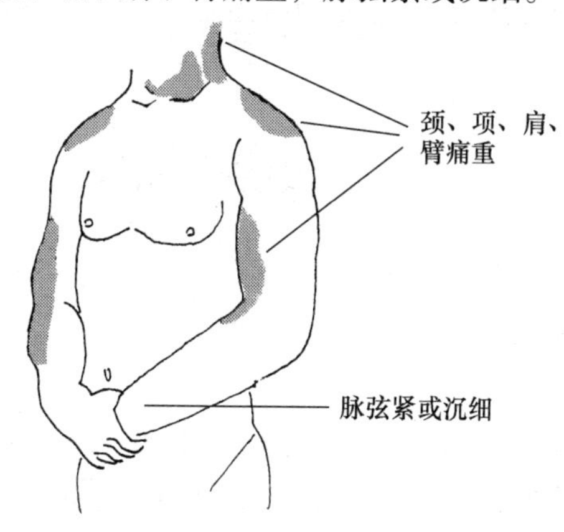

【治疗病例】

臂丛神经痛 钱，男，中年。颈根、肩胛、锁骨上区疼痛，向上臂、前臂放散，肩关节旋转、肘关节伸直时加剧，上肢肌力减弱，脉弦紧，与蠲痹汤，15日治愈。

颈肩肌筋膜炎 温，男，中年。右侧颈肩部疼痛、压痛、皮肤麻木，活动受限，过劳、受风寒即剧，脉沉细，与蠲痹汤，30日治愈。

肩关节周围炎 苏，女，中年。左肩部疼痛，受风寒尤剧，肩关节上举、后伸、外展、外旋均受限，肩部肌肉萎缩，脉沉细，与蠲痹汤，30日显效，90日治愈。

颈椎骨质增生 胡，女，老年。右上臂疼痛，颈僵，CT摄片示为颈椎骨质增生。脉沉，与蠲痹汤，30日臂痛颈僵消失，70日后CT复查示骨质增生消退。

【类症鉴别】

方　　剂	类　　症	鉴别要点
蠲痹汤	项、肩、臂、肘痹痛	脉沉弱
葛根汤	项、肩、臂、肘痹痛	脉浮紧
乌头汤	项、肩、臂、肘痹痛	遇寒冷即重
芍药甘草汤	项、肩、臂、肘痹痛	肌肉拘急
桂枝加葛根汤	项、肩、臂、肘痹痛	脉缓
大活络丹	项、肩、臂、肘痹痛	脉沉涩不利

萆薢分清饮

（《丹溪心法》）

【方剂组成】萆薢、乌药、益智仁、石菖蒲、茯苓、甘草各10g。

【服用方法】水煎，去渣，加盐1捻，饭前服。

【用于治疗】乳糜尿、前列腺炎、淋巴结炎等疾病。

【运用口诀】小便白浊，频数无度，漩白如油，沉淀则稠如膏糊。

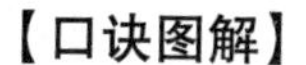
【口诀图解】

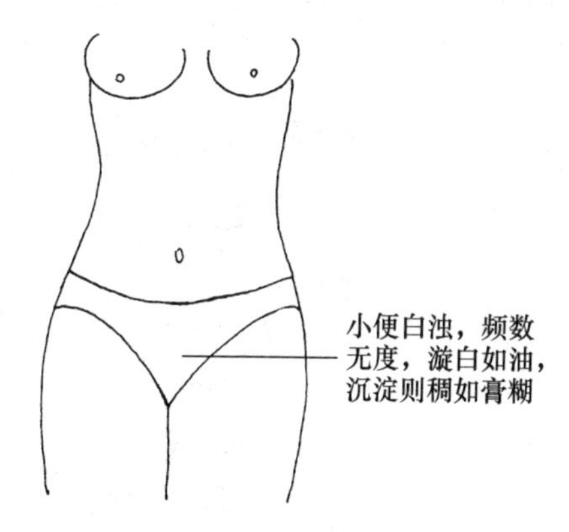
小便白浊，频数
无度，漩白如油，
沉淀则稠如膏糊

【治疗病例】

乳糜尿 徐，女，青年。尿液混浊，呈白色，在容器中放置不久，则可见膏糊状沉淀物，某院诊为乳糜尿，久治不愈。对此，与萆薢分清饮，6日治愈。

【类症鉴别】

方　　剂	类　　症	鉴别要点
萆薢分清饮	小便混浊	脉沉细
五淋散加白茅根	小便混浊	脉滑数
六味地黄丸	小便混浊	尺脉虚大数
刺猬皮散	小便混浊	无特殊脉证

甘草附子汤

（《伤寒论》）

【方剂组成】甘草20g、白术20g、炮附子2枚、桂枝40g。

【服用方法】用水1500ml，煎取500ml，分3次温服，日服3次。

【用于治疗】骨质增生、风湿性关节炎、类风湿关节炎、肩周炎、强直性脊柱炎、肾炎、过敏性鼻炎、哮喘等疾病。

【运用口诀】关节疼痛或肿胀，恶寒，脉沉微。

【口诀图解】

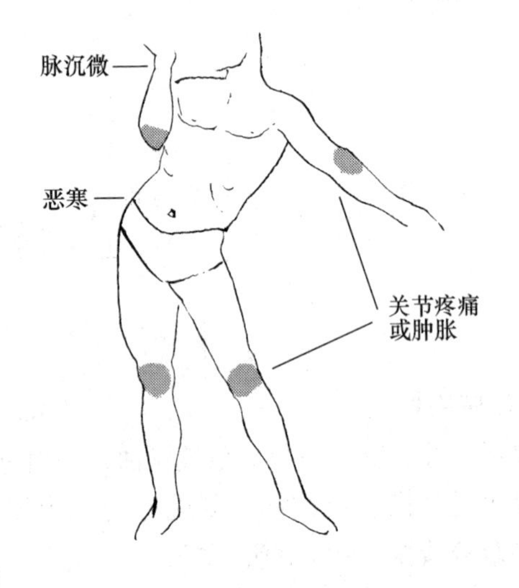

【治疗病例】

风湿性关节炎 肖，女，中年。风湿病史 9 年。诊之，肘、膝关节疼痛、肿胀，遇风寒即痛剧，脉沉细，与甘草附子汤（将方中炮附子改为生附子），7 日奏效，30 日痊愈。

类风湿关节炎 方，女，中年。掌指、腕疼痛，对称性关节肿胀，肘关节背骨突处肉芽肿结节，类风湿因子阳性，患部 X 线检查示骨质疏松、关节腔狭窄，病程 3 年余。每当寒冷季节、阴雨天气则关节痛剧，畏寒，脉沉微，与甘草附子汤（改炮附子为生附子），10 日显效，100 日治愈。

【类症鉴别】

方　剂	类　症	鉴别要点
甘草附子汤	关节痛、肿	脉沉微
当归四逆加吴生汤合甘附汤	关节痛、肿	脉细
防己黄芪汤	关节痛、肿	脉浮，汗出

甘姜苓术汤

（《金匮要略》）

【方剂组成】 甘草 20g、白术 20g、干姜 40g、茯苓 40g。

【服用方法】 用水 1000ml，煎取 400ml，分 3 次温服。

【用于治疗】 功能性腰痛、坐骨神经痛、风湿病、肾炎、特发性水肿、心力衰竭、肝硬化、肠炎、支气管炎、附件炎、过敏性鼻炎、脱肛等疾病。

【运用口诀】 脉沉弱，腰部或腰部以下冷、冷痛、冷重。

【口诀图解】

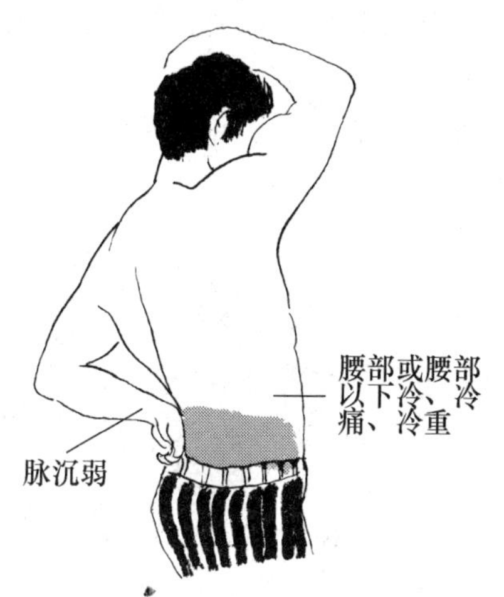

【治疗病例】

坐骨神经痛 张，女，中年。腰臀疼痛，反复发作，向大腿后侧、足面放射，跛行，腰膝发冷，脉沉弱，与甘姜苓术汤，3 日治愈。

特发性水肿 李，女，中年。一身面目水肿，曾服用中西药物，不愈。诊之，脉沉细，腰、骶、下肢发冷沉重，与甘姜苓术汤，3 日治愈。

周围神经炎 蒲，男，中年。四肢无力，下肢尤甚，麻木、疼痛、憋胀，下肢冷如冰，肌张力低下，腱反射消失，不能行走，脉濡弱。肌电图示神经源性损害。与甘姜苓术汤，15 日显效，60 日治愈。电测验无变性反应。

小半夏加茯苓汤

（《金匮要略》）

【方剂组成】 半夏 100g、生姜 50g、茯苓 30g。

【服用方法】 用水 1500ml，煎取 400ml，分 2 次温服。

【用于治疗】 耳源性眩晕、肾炎、尿毒症、心肌炎、妊娠呕吐、胃肠炎等疾病。

【运用口诀】 呕吐，心下振水音，眩晕，心悸。

【口诀图解】

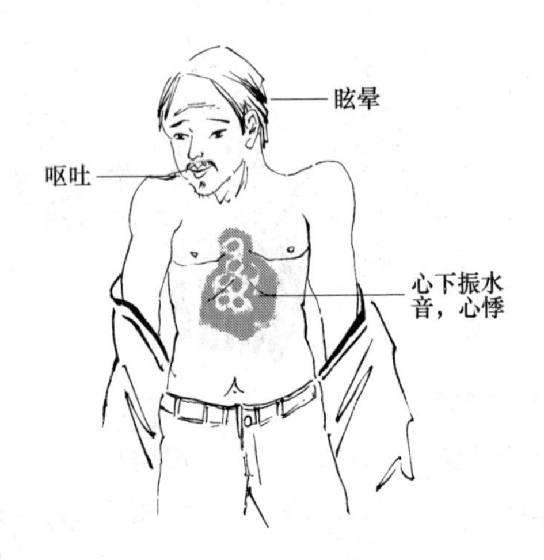

【治疗病例】

内耳眩晕症 邓，女，中年。发作性眩晕，视物旋转，不敢睁眼，恶心呕吐，心下满，不能进食，心下振水音，口干不欲饮水，心悸，右耳时常有刮风样感觉，眼球震颤，面色苍白，舌质淡白，苔白润，脉缓滑，与小半夏加茯苓汤，1 日显效，2 日治愈。

妊娠剧吐 梁，女，青年。早孕。食欲不振，恶心呕吐，倦怠乏力，病情逐日加剧，渐至呕吐频繁，不能进食，形体消瘦，面色萎黄，心悸头晕，心下振水音。与小半夏加茯苓汤，放冷，少量频服，1 日显效，3 日治愈。

当归贝母苦参丸

（《金匮要略》）

【方剂组成】 当归、贝母、苦参各 40g。

【服用方法】 粉碎成末，炼蜜为丸，如小豆大，每次服 10 丸。

【运用口诀】 妊娠小便难，饮食正常。

【口诀图解】 图略。

【治疗病例】

妊娠泌尿系感染 慕，女，青年。妊娠约 50 天，尿频尿急，水肿，饮食正常，与当归贝母苦参丸，3 日治愈。

【类症鉴别】

方　剂	类　症	鉴别要点
当归贝母苦参丸	淋痛	妊娠
猪苓汤	淋痛	口渴
五淋散	淋痛	口苦
加味六一散	淋痛	反复发作
大黄牡丹汤	淋痛	下腹压痛抵抗
薏苡附子败酱散	淋痛	脉微数，恶寒

苍耳子散

（《济生方》）

【方剂组成】辛荑仁、苍耳子、白芷各30g，薄荷10g。

【服用方法】粉碎成末，每次服7g，日服3次。

【用于治疗】慢性鼻炎、偏头痛等疾病。

【运用口诀】鼻塞，鼻涕量少。

【口诀图解】

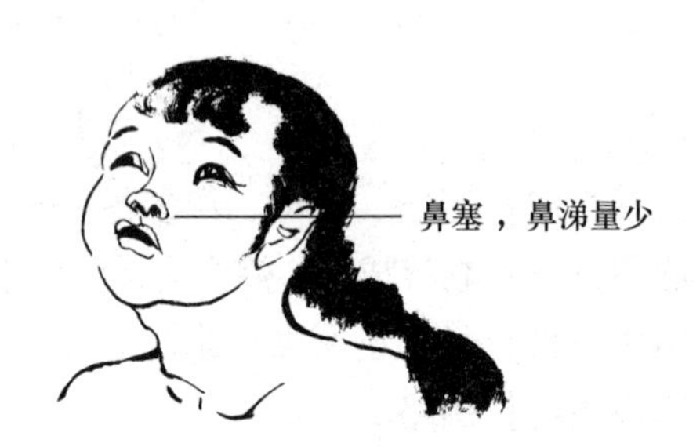

【治疗病例】

慢性鼻炎 花，女，中年。持续性鼻塞，鼻涕量少，嗅觉减退，张口呼吸，闭塞性鼻音，夜晚睡觉时常因为鼻气不通而被憋醒。服苍耳子散，60日治愈。

【类症鉴别】

方　　剂	类　　症	鉴别要点
苍耳子散	鼻塞	脉、舌、腹诊无特殊症状
葛根汤	鼻塞	脉浮紧，发热恶寒，无汗，项背强
麻黄汤	鼻塞	脉浮紧，发热恶寒，无汗
桂枝汤	鼻塞	脉浮弱，发热恶风，无汗
麻黄细辛附子汤	鼻塞	脉沉，发热
鼻灵饮	鼻塞	鼻中息肉
奇授藿香丸	鼻塞	流浊涕

十五、祛痰剂

二陈汤

（《太平惠民和剂局方》）

【方剂组成】半夏30g、橘红15g、茯苓15g、甘草6g、生姜7片、乌梅1个。

【服用方法】水煎服。

【用于治疗】肥胖病、食管炎、胃炎、前庭神经元炎、神经官能症、老年痴呆综合征、咽炎、颞下颌关节紊乱综合征、癫痫、震颤麻痹等疾病。

【运用口诀】恶心呕吐，眩晕，中脘不快，有振水音，脉沉滑，舌苔白润。

【口诀图解】

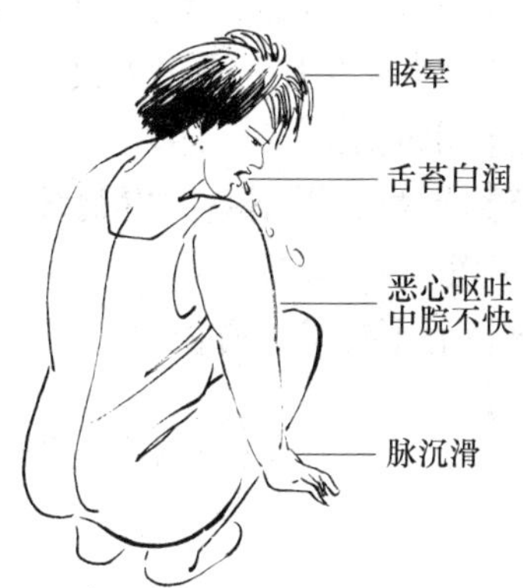

【治疗病例】

前庭神经元炎 向，女，青年。头部活动时眩晕，某院检查见前庭功能反应降低。中脘痞闷不适，心下振水音，恶心，干呕，不思饮食，触事易惊，抑郁寡欢，睡多恶梦，舌苔白润，脉沉滑，与二陈汤加天麻10g治之，6日治愈。

口甜 刘，男，老年。自觉口甘难耐，恶心，食欲不振，胃脘痞满，有振水音，舌质红润，舌苔白腻、中有数条纹沟，脉沉而滑，与二陈汤去甘草加乌梅7枚，3剂治愈。

【类症鉴别】

方　　剂	类　　症	鉴别要点
二陈汤	多梦	脉弦滑
加味温胆汤	多梦	脉滑数
茯苓四逆汤	多梦	脉沉弱
桂枝加龙骨牡蛎汤	多梦	阳痿，早泄
柴胡加龙骨牡蛎汤	多梦	阳痿、早泄，胸胁苦满
小建中汤	多梦	里急，悸，衄

温胆汤

（《世医得效方》）

【方剂组成】 半夏、竹茹、枳实、茯苓各10g，陈皮15g，炙甘草、人参各5g，生姜5片，大枣1枚。

【服用方法】 水煎服。

【用于治疗】 胃炎、胃下垂、胃弛缓、失眠症、神经衰弱、神经官能症等疾病。

【运用口诀】 心下痞满，有振水音，失眠，脉软弱。

【口诀图解】

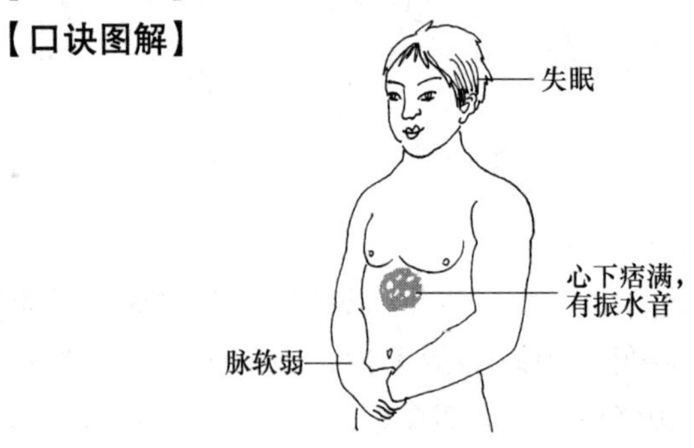

【治疗病例】

神经衰弱 司，男，中年。失眠多梦，触事易惊，食欲不振，时或呕吐，心悸怔忡，唉声叹气，精神颓唐，心下痞闷，有振水音，舌苔白润，面色萎黄，脉象软弱，与温胆汤，1 个月治愈。

指迷茯苓丸

（《证治准绳》）

【方剂组成】 半夏 60g、茯苓 30g、枳壳（麸炒）15g、芒硝 5g。

【服用方法】 粉碎成末，生姜汁煮糊为丸，梧桐子大，每次服 30 丸，日服 3 次。

【用于治疗】 颈椎病、肩周炎、臂丛神经炎、脊柱小关节紊乱等疾病。

【运用口诀】 肩背沉重，臂痛憋胀，脉沉滑或浮细而实。

【口诀图解】

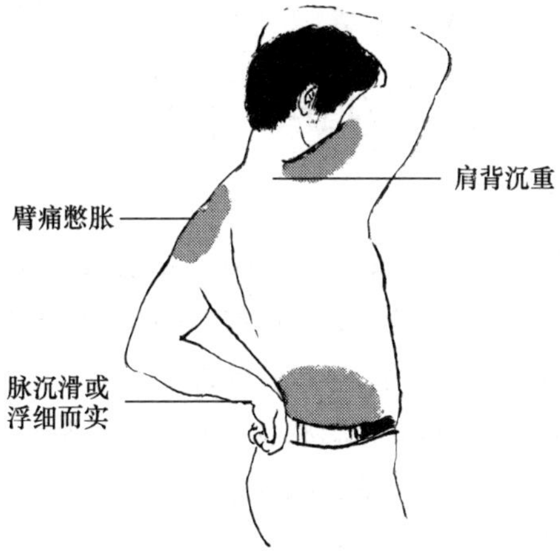

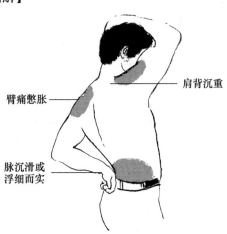

【治疗病例】

脊柱小关节紊乱 荣，男，中年。肩背沉重如被重物，臂憋胀，久治不愈，骨科诊为脊柱小关节紊乱。脉沉滑，与指迷茯苓丸，一料治愈。

【类症鉴别】

方　剂	类　症	鉴别要点
指迷茯苓丸	腰痛	静卧则痛甚
苓姜术甘汤	腰痛	腰以下冷
八味丸	腰痛	脐下软弱或拘急
桂枝茯苓丸	腰痛	下腹压痛
金刚丸	腰痛	劳作则痛甚
二妙散	腰痛	舌苔黄腻，口苦
柴胡桂枝汤	腰痛	脉浮，发热，口苦咽干
大黄牡丹皮汤	腰痛	右下腹压痛抵抗
麻黄汤	腰痛	发热恶寒无汗，脉浮紧
轻腰汤	腰痛	沉重感
芍药甘草汤	腰痛	肌肉紧张
真武汤	腰痛	脉微，水肿

小陷胸汤

（《伤寒论》）

【方剂组成】黄连 10g、半夏 30g、栝蒌实大者 1 个。

【服用方法】用水 1500ml，煎取 500ml，分 3 次温服。

【用于治疗】胃炎、胃与十二指肠溃疡、十二指肠炎、胃神经官能症、胆囊炎、肺炎、肺脓肿、肺气肿、胸膜炎、冠心病心绞痛、腹膜炎、耳源性眩晕、咽异咸症等疾病。

【运用口诀】脉浮滑，心下按痛。

【口诀图解】

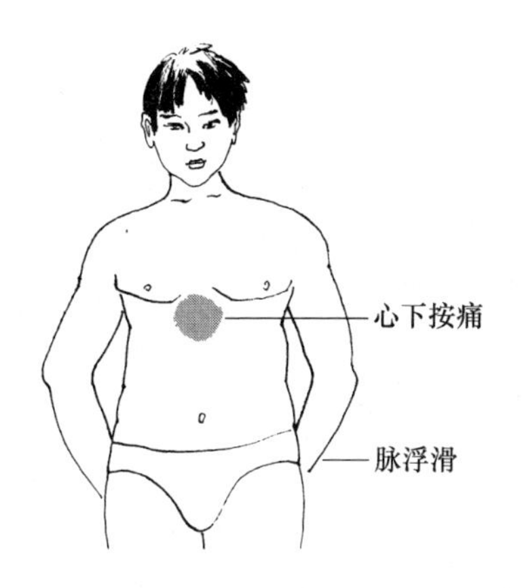

【治疗病例】

肺血栓栓塞 贾，男，老年。呼吸困难，胸痛憋气，发热，头晕，曾昏厥1次。听诊肺部有干、湿性啰音、哮鸣音、胸膜摩擦音、血管杂音。胸腔有积液。胸片见肺实质有斑片状阴影。肺扫描血流受阻。心电图呈非特异性的ST-T改变和特异性的急性肺心病的ECG改变，SIQⅢR_{BBB}、肺性B波。低氧血症。西医药治疗月余，症状缓解，但不愈。刻诊，脉象浮滑，舌质红，舌苔黄，发热咳喘，痰黏难咳出，胸痛胸满，心下满、压痛，心动悸，与小陷胸汤，3日见效，30日治愈。

腓肠肌痉挛 我18岁时遇一翁腓肠肌痉挛，曾经诸中、西医治疗无效。诊之，反复发作性腓肌痉挛，发则痉挛缩憋，汗出，不能安卧，据经验先后用芍药甘草汤、桂枝加芍药汤、木瓜甘松等药治之无效。细诊，脉象浮滑，心下压痛，与小陷胸汤，1剂治愈。

【类症鉴别】

方　　剂	类　　症	鉴别要点
小陷胸汤	心下痛	按之痛，脉滑
大陷胸汤	心下痛	按之石硬
黄连汤	心下痛	心下痞硬

续表

方　　剂	类　　症	鉴别要点
良附丸	心下痛	脉沉
走马汤	心下痛	腹胀满，大便不通
金铃子散	心下痛	脉弦紧
大黄黄连泻心汤	心下痛	心下痞
失笑散	心下痛	脉涩
桂枝加茯苓白术汤	心下痛	脉缓，小便不利

消瘰丸

（《医学心悟》）

【方剂组成】玄参、煅牡蛎、贝母各 120g。

【服用方法】粉碎成末，炼蜜为丸，丸重 10g，每次服 1 丸，日服 3 次。

【用于治疗】颈淋巴结炎、颈淋巴结结核、颌下腺炎、甲状腺肿、甲状腺功能亢进、甲状腺结节与甲状腺肿瘤等疾病。

【运用口诀】颈部淋巴结肿大。

【口诀图解】

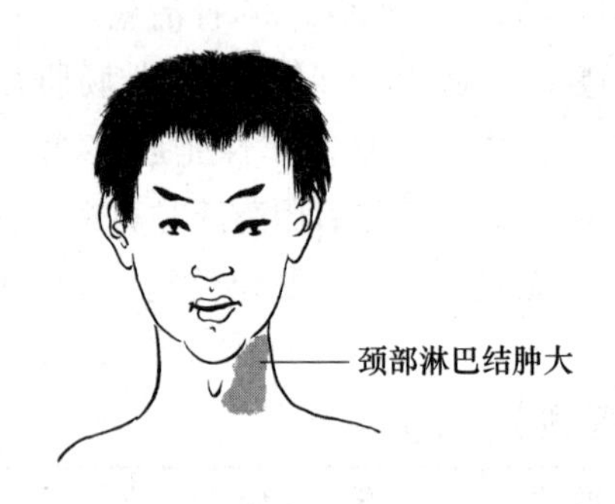

【治疗病例】

慢性淋巴结炎　冯，男，青年。颈部淋巴结肿大，服中西药年余，不愈。对此，与消瘰丸，2 个月治愈。

【类症鉴别】

方　剂	类　症	鉴别要点
消瘰丸	背痛	淋巴结肿大
桂枝汤加乌头	背痛	脉浮缓
续命汤加乌头	背痛	脉浮紧
栝蒌薤白半夏汤	背痛	胸痛
抵当汤去大黄	背痛	胸痛，脉结代
归脾汤	背痛	脉腹软弱，面色萎黄

大陷胸丸

（《伤寒论》）

【方剂组成】 大黄、炒葶苈子、芒硝、炒杏仁各10g，蜂蜜100ml，甘遂1g（研末，冲）。

【服用方法】 用水500ml，煮前5味药，煎取200ml，冲服甘遂。

【用于治疗】 肺水肿、颅内压增高、肺炎、胸膜炎、肺气肿等疾病。

【运用口诀】 胸或心下疼痛、硬满抵抗，项部紧张，舌苔黄腻，脉紧。

【口诀图解】

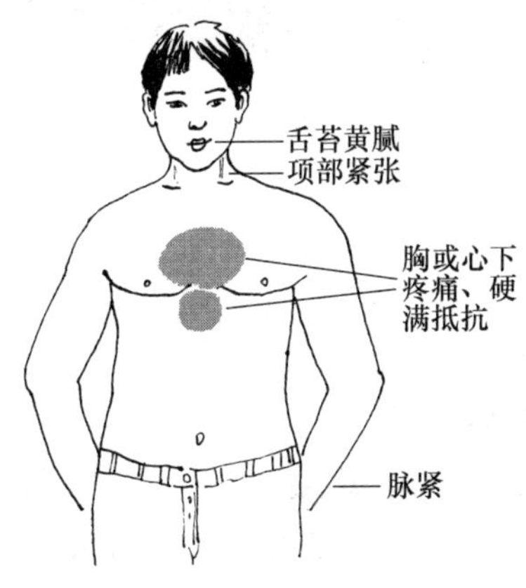

【治疗病例】

肺水肿 严，男，中年。胸部闷痛，呼吸迫促，咳嗽，出汗，某院诊为肺水肿，治疗1周不愈。诊之，胸痛，触诊抵抗，项背紧张，舌苔黄腻，脉沉紧，与大陷胸丸，服1次，得腹泻而愈。

清气化痰丸方

（《医方考》）

【方剂组成】瓜蒌仁30g、黄芩15g、胆南星15g、半夏15g、杏仁10g、茯苓10g、陈皮10g、枳实10g。

【服用方法】水煎服，日1剂。

【药物加减】口渴，加石膏30g；便秘加大黄10g；吐痰如脓，加桔梗10g。

【用于治疗】气管、支气管炎、肺炎等疾病。

【运用口诀】咳嗽吐黄痰，痰多胶黏，脉滑数。

【口诀图解】

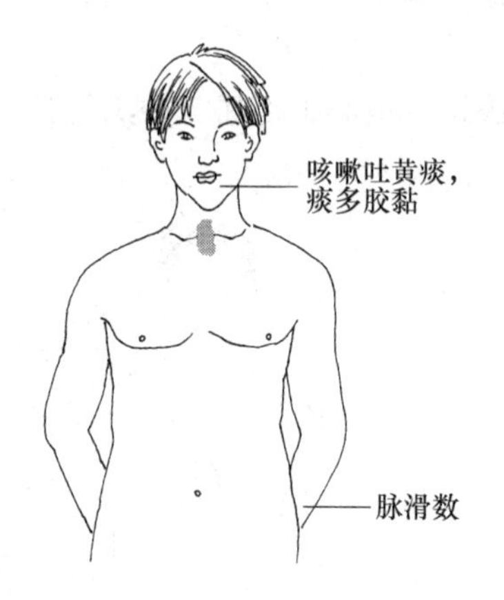

【治疗病例】

急性气管-支气管炎 沈，男，中年。咳嗽吐痰，痰黄而稠，不易咯出，鼻燥咽干，口渴多饮，胸膈满闷，舌苔黄腻，舌质红，脉滑，与清气化痰丸方加石膏，7 日愈。

清热化痰汤

(《医宗金鉴》)

【方剂正常】陈皮、枳实、甘草、生姜各 10g，半夏、茯苓、竹茹各 15g，黄芩、黄连各 10g。

【服用方法】水煎服，日 1 剂。

【用于治疗】焦虑症、抑郁症、躁狂症、睡眠障碍等疾病。

【运用口诀】①舌苔厚腻，呕恶，脉滑盛。

【口诀图解】

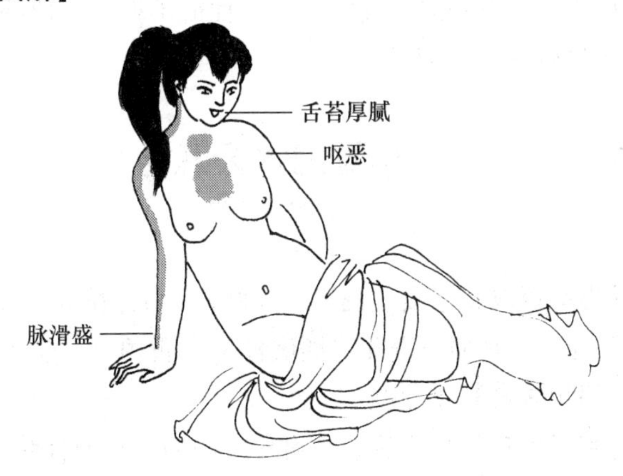

【治疗病例】

焦虑症 段，女，青年。失眠多梦，烦乱不安，思虑忧伤，惊恐不已，饮食少进，形体消瘦，四处求医，久治不愈。今来我所求诊，其脉滑盛，舌苔黄腻，呕恶厌食，与清热化痰汤，服用 1 个月，遂愈。

【运用口诀】②心下痞，失眠，多梦，脉滑盛。

【口诀图解】

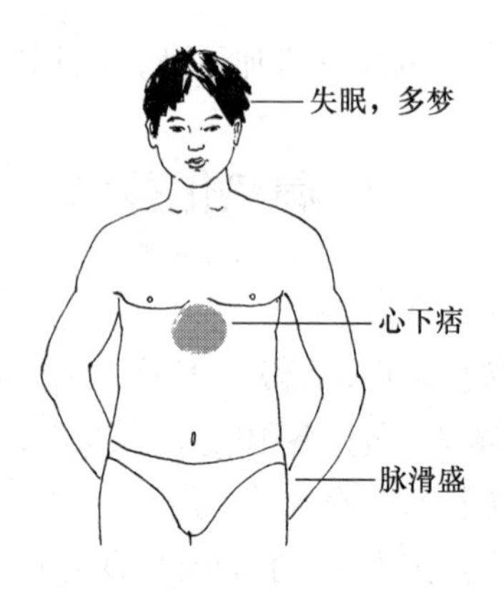

【治疗病例】

睡眠障碍 任，男，中年。严重失眠，已月余，服西药效不佳。诊之，心下痞闷，气郁不舒，食欲不振，时而喘息，脉滑，与清热化痰汤，15 日愈。

半夏白术天麻汤

（《脾胃论》）

【方剂组成】 半夏、白术、天麻各 10g，苍术、茯苓、黄芪、人参、泽泻、神曲、麦芽、橘皮各 5g，黄柏、干姜各 1g。

【服用方法】 水煎服。

【用于治疗】 低血压、高血压、头痛、耳源性眩晕、发作性睡病、胃炎、胃弛缓、胃下垂等疾病。

【运用口诀】 ①眩晕，心下振水音，脉弱，或心下痞满。

【口诀图解】 图见下页。

【治疗病例】

血压紊乱症 霍，男，青年。血压 14/12kPa，这种脉压差值小、收缩压低而舒张压高的病理现象，往往可导致患者出现一系列临床症状，在诊疗上，我称为“血压紊乱症”。现代医学关于这

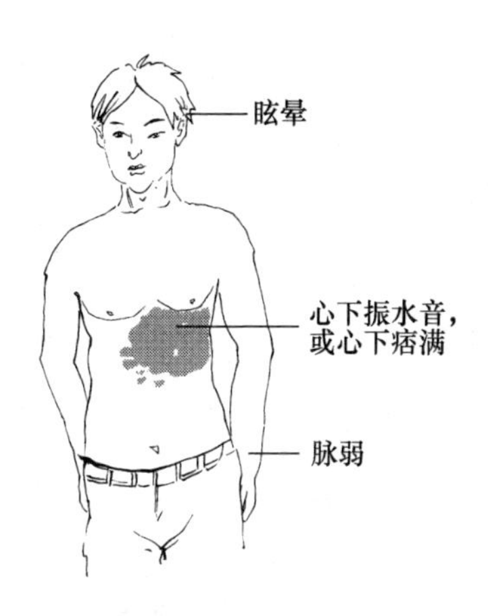

种病理现象的具体论述，我尚未见到。运用中医药治疗这种病症，像中医药学治疗一切疾病那样，就当不拘于病名而辨证施治，随其证侯表现的不同而选用相应的适证之方，在治疗上就能够取得良好的效果。刻诊，头目晕眩，额痛不适，面色发黄，脉缓腹软，舌苔白腻，心下痞满，胃脘部有振水音，恶心干呕食欲不振，心情烦郁，与半夏白术天麻汤，15 日治愈。血压 14/8kPa。

【运用口诀】②食后倦怠思睡。

【口诀图解】

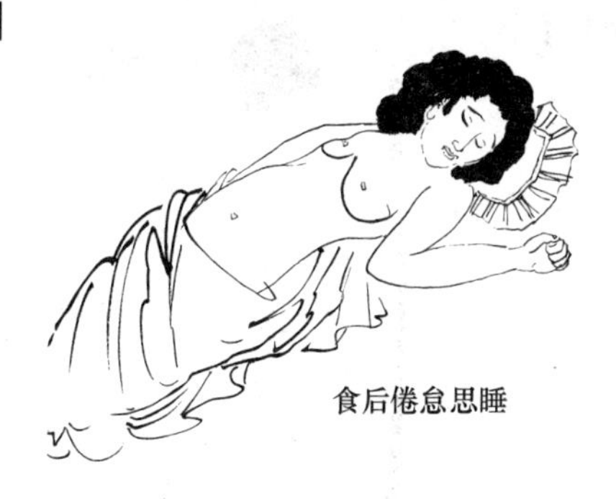

【治疗病例】

发作性睡病 戴，女，青年。每于上午饭后倦怠思睡，一般睡约50分钟即醒，醒后体力恢复，严重时睡5～6个小时方醒。舌质淡，苔薄白，脉濡弱，无其他不适，与半夏白术天麻汤治愈。

【类症鉴别】

方　剂	类　症	鉴别要点
半夏白术天麻汤	嗜睡	食后倦怠思睡
麻黄附子甘草汤	嗜睡	脉沉，恶寒无汗
葛根汤	嗜睡	脉浮，无汗
酸枣仁汤	嗜睡	虚烦
四逆汤	嗜睡	脉微

定痫丸

（《医学心悟》）

【方剂组成】天麻、川贝母、茯苓各30g，胆南星、半夏（姜汁炒）、石菖蒲、全蝎、僵蚕、琥珀各15g，陈皮、远志（去心，甘草水浸泡），丹参、麦冬各60g，朱砂（另研，水飞）9g。

【服用方法】将前13味药粉碎成末，用竹沥、姜汁各等份和药为丸，如弹子大，朱砂为衣，每次服1丸，日服3次。

【运用口诀】癫痫，无特殊腹证。

【口诀图解】

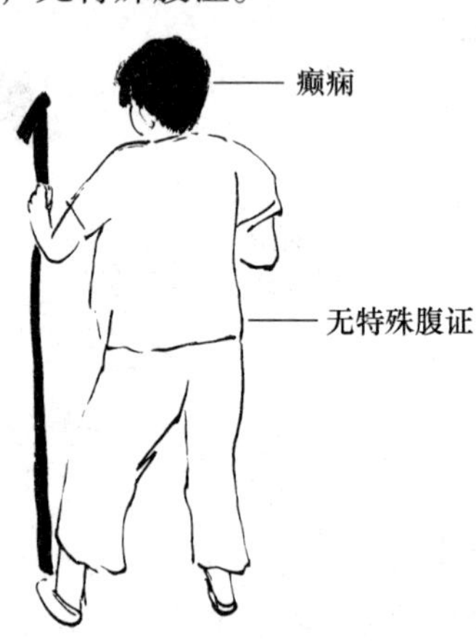

【治疗病例】

癫痫 农，女，青年。癫痫病史约19年，自1年前开始发作频繁，每月发作10次左右。诊之，无特殊腹证，与定痫丸，30日后发作次数减少，100日后每月发作1、2次，300日后停止发作，为巩固疗效，继续用药1年。再没有复发。

十六、驱虫剂

乌梅丸

（《伤寒论》）

【方剂组成】乌梅300枚，细辛、炮附子、桂枝、人参、黄柏各60g，当归、蜀椒各40g，干姜100g，黄连160g。

【服用方法】将后9味药粉碎成末，用醋浸泡乌梅1夜，去核，蒸熟，同药末混匀，再加蜜适量杵为丸，如梧桐子大，每饭前服20丸，日服3次。

【用于治疗】胆道蛔虫病、蛔虫性肠梗阻、痢疾、肠炎、结肠炎、胃炎、血吸虫病、肠道息肉病、肺心病、心动过缓、房室传导阻滞、高血压、头痛、耳源性眩晕、胃肠神经官能症、癔症、感染性休克、脾弯曲病、十二指肠壅积症、胆囊鞭虫症、子宫出血、角膜炎、角膜溃疡等疾病。

【运用口诀】手足厥冷，脉微，烦躁，腹痛，腹泻，呕吐。

【口诀图解】

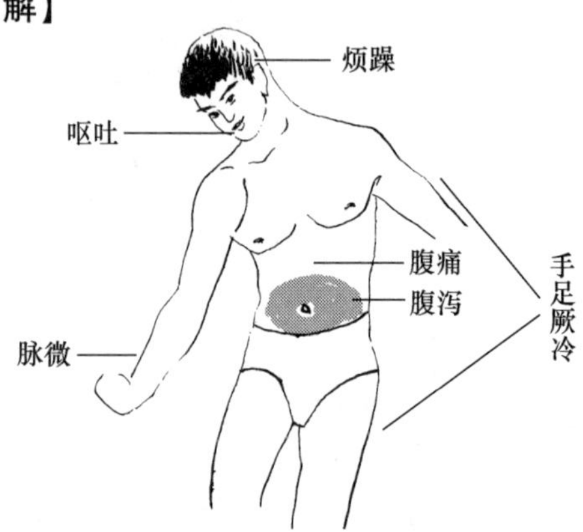

【治疗病例】

流行性出血热 辛，男，中年。发热不退，腹痛，腹泻，某院诊为流行性出血热，治疗数日热退，突然低血压、休克。顷诊，面色发绀，手足厥冷，脉微，舌质干燥，舌苔黑，烦躁不安，意识模糊，反应迟钝，拟投四逆汤，然思四逆汤证之病机乃真阳衰竭、纯阴无阳，而此症阴阳俱虚而邪热内炽，于是改投乌梅丸（1 次取 20 丸水煎取汤灌服），服后神识略清醒，1 日连进 3 次，手足温而意识清楚，度过了低血压、休克这一危险期。

慢性肠炎 康，女，中年。腹泻约 7 个月，时腹痛，月经不调，手足冷，烦躁不安，口渴，饥不能进食，舌质红，舌苔黄白相间，脉沉微，与乌梅丸治愈。

【类症鉴别】

方 剂	类 症	鉴别要点
桂枝汤	呕，发热	脉浮弱，汗出
葛根加半夏汤	呕，发热	脉浮紧，无汗
小柴胡汤	呕，发热	口苦咽干
乌梅丸	呕，发热	吐蛔
真武汤	呕，发热	脉微弱，厥冷

十七、外用剂

生肌散

（《疡医大全》）

【方剂组成】人参、牛黄、珍珠、琥珀、熊胆、乳香、没药各6g，煅炉甘石、乌贼骨、龙骨、煅石膏、轻粉、冰片各15g。

【运用方法】粉碎成末，每次取适量，芝麻油调涂患处。

【用于治疗】软下疳、硬下疳、外阴溃疡、宫颈炎、宫颈糜烂、阴道炎等疾病。

【运用口诀】生殖器溃疡。

【口诀图解】图略。

【治疗病例】

软下疳　黄，男，青年。外生殖器冠状沟、龟头各有一浅表溃疡，直径1cm，深度2mm，呈椭圆形，边缘不整齐，周围皮肤充血红晕，创面覆以灰黄色脓性分泌物，稍触即剧痛，质地柔软，某中心诊为杜雷嗜血杆菌性软下疳，治疗无效。对此，与生肌散，9日治愈。

女阴溃疡　郁，女，青年。小阴唇内侧对称性溃疡，左侧小阴唇溃疡严重，呈蚕蚀状，边缘不整齐，红肿疼痛，创面有灰黄色脓液，与生肌散，治愈。

灵药

（《外科大成》）

【方剂组成】水银、火硝、白矾各50g。

【制药方法】 先将火硝、白矾研为细末混匀，放入铁锅中，用文火加热至完全熔化，放冷；然后将水银洒于表面，用瓷碗盖锅上，碗与锅交接处用桑皮纸条封固，四周用黄泥密封到接近碗底；碗底上放大米 3 粒。将锅放在火上加热，先用文火，后用武火，炼至大米变成黄色时，再用文火炼到大米变成焦色。将锅端至静室，放冷，除去泥沙，将碗取下。碗内周围的红色升华物为红升，碗中央的黄色升华物为黄升，锅底剩下的块状物即升药底。用刀铲下后，将药置瓷瓶中，密封避光贮存备用。

【使用方法】 研为极细粉末，用药棉蘸药末，轻轻弹在普通膏药上，只见膏药上有薄薄一层深黄色即可，然后贴敷于创面，3 日换药一次。

【药物加减】 当创面腐肉脓毒拔提消尽，欲促使创面溃疡愈合，于灵药中加适量生肌散（灵药和生肌散的比例为 1∶ 9）。

【运用口诀】 痈疽溃疡，脓多，脓出不畅，腐肉不去，溃疡不愈合。

【口诀图解】

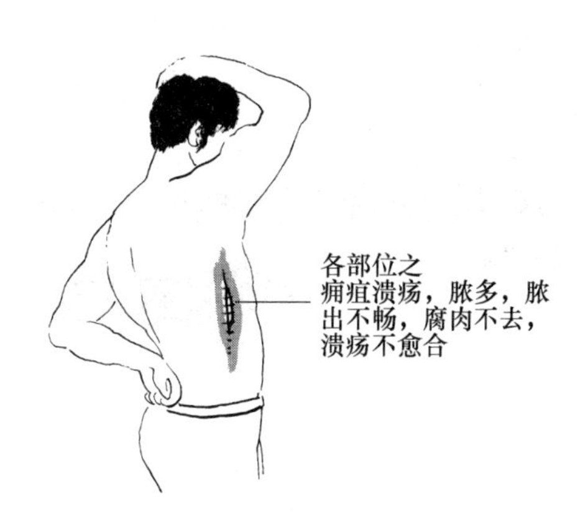
各部位之
痈疽溃疡，脓多，脓
出不畅，腐肉不去，
溃疡不愈合

【治疗病例】

背痈 江，男，青年。背痈破溃，脓出不畅，坏死组织渐渐增多，溃部塌陷、扩散、疼痛，西医外科用手术切除坏死组织、药物清创等等疗法治之，没有效果，病情日益加重。对此，用灵药治之，3 日后于创面换药时，见脓及腐肉提拔外流，同时鲜红肉芽随着坏死组织的排出而生长。换药 3 次，创面脓毒腐肉提拔已净，同时肉芽生长与皮肤呈水平面，于是用灵药加生肌散治之，很快创面收敛结皮而愈。

【类症鉴别】

方　剂	类　症	鉴别要点
灵药	痈疽疮疡	外用
黄连解毒汤	痈疽疮疡	脉洪滑
十全大补汤	痈疽疮疡	脉微弱
四妙勇安汤	痈疽疮疡	脉数疾
四逆加人参汤	痈疽疮疡	脉微，手足厥冷

神黄散

（《疡科选粹》）

【方剂组成】 黄柏、黄连、雄黄、黄丹各等量。

【运用方法】 粉碎为末，视患处范围大小取适量用冷水调涂患处。

【运用口诀】 体表各部位的痈肿而没有化脓者。

【口诀图解】

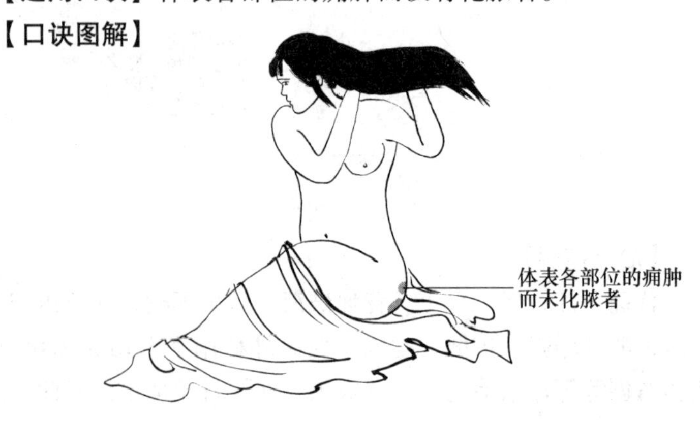

【治疗病例】

臀部注射区感染 扈，女，少年。臀部肌内注射药液后，注射区红肿热痛，院外科医生谓先服抗生素观察，待化脓后再用手术治疗。服药无效，肿痛加剧。对此，外涂神黄散，每日 3 次，1 日肿痛消退。

【类症鉴别】

方　剂	类　症	鉴别要点
神黄散	痈肿	未破
灵药	痈肿	已破

信枣散

（《中西医结合杂志》）

【方剂组成】大枣 10 枚（去核）、砒石 10 枚如枣核大。

【运用方法】将砒石置于大枣内，于恒温箱中烤干，取出，粉碎成末状，贮存在瓷瓶里备用。用药时，将药末同芝麻油调和为糊剂外敷。根据肿瘤直径大小，采用分次敷药，依次递减的方法。肿瘤直径 2cm 以内者 1 次用药 0.3g 即可治愈；2～5cm 者，可酌情分次用药，第 1 次用药 0.6g，待药痂脱落后，第 2 次敷 0.5g，如果药痂脱落，边缘尚有肿瘤组织残留，第 3 次用药 0.25g。敷药范围应达癌缘外健康组织 0.5cm。敷药后，一般药物与癌肿组织黏合成干燥的药痂，肿瘤逐渐坏死而与正常组织分离，创缘光滑整齐，刀割样切缘，同时上皮组织向创面中生长。敷药后局部出现疼痛、充血、水肿、渗出，并有食欲减退、恶心、乏力等症状，一般于 3～5 天即可消失。

【运用口诀】皮肤癌。

【口诀图解】

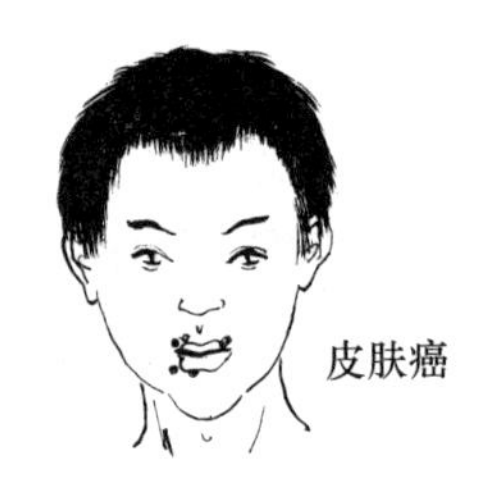

【治疗病例】

唇部鳞状细胞癌 叶，男，中年。上唇溃疡，边缘隆起，底部凹凸，质硬，疼痛，某院诊为鳞状细胞癌，治疗无效，病状加剧。与信枣散方，换药3次治愈。

珠黄散

（《中药成药处方集》）

【方剂组成】珍珠、牛黄各等份。

【运用方法】研为细末，每次用少许，吹于患处。

【用于治疗】外阴溃疡、软下疳、硬下疳、处女膜裂伤、会阴裂伤、宫颈糜烂、宫颈裂伤、褥疮、麦粒肿、外耳道炎、咽炎、口腔炎、口腔溃疡、坏死性溃疡性龈口炎、口角炎、舌乳头炎、腺样体肥大等疾病。

【运用口诀】体表糜烂、疼痛。

【口诀图解】

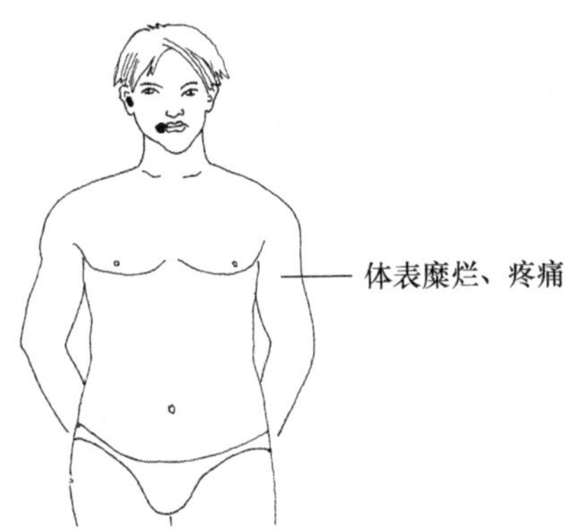

【治疗病例】

乳头炎 杨，女，青年。哺乳期，乳头皲裂、糜烂、出血、疼痛，影响授乳。用珠黄散治疗 4 日痊愈。

新生儿脐炎 王，男，婴幼儿。脐部红肿、糜烂、分泌黏液，用珠黄散 6 日治愈。

蛇床子散

（《妇产科学》）

【方剂组成】蛇床子、花椒、白矾、百部、苦参各 15g。

【服用方法】加水煎 3 沸，趁热先熏，后坐浴。

【用于治疗】外阴炎、阴道炎、宫颈炎、前庭大腺炎、外阴湿疹、外阴瘙痒症、外阴疱疹等疾病。

【运用口诀】阴痒。

【口诀图解】

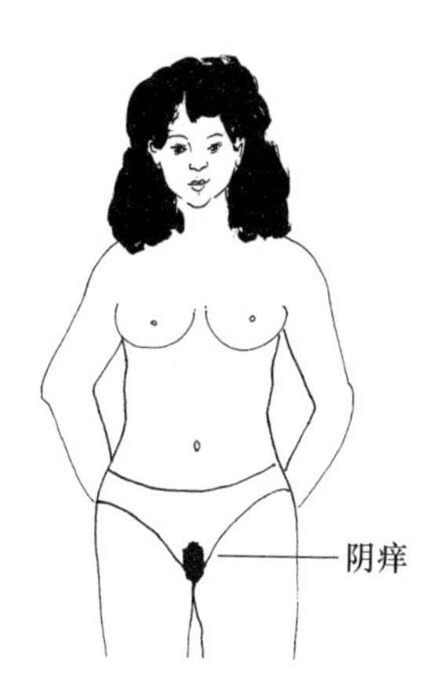

【治疗病例】

滴虫性阴道炎 平，女，青年。阴道瘙痒，夜不成眠，带下量多，其味恶臭，与蛇床子散，10 日治愈。

搽鼻散

（《验方新编》）

【方剂组成】雄黄、硫黄各15g，轻粉6g。

【服用方法】粉碎成末，每次取适量，用乳汁调搽患处，日1次。

【运用口诀】鼻准红赤。

【口诀图解】

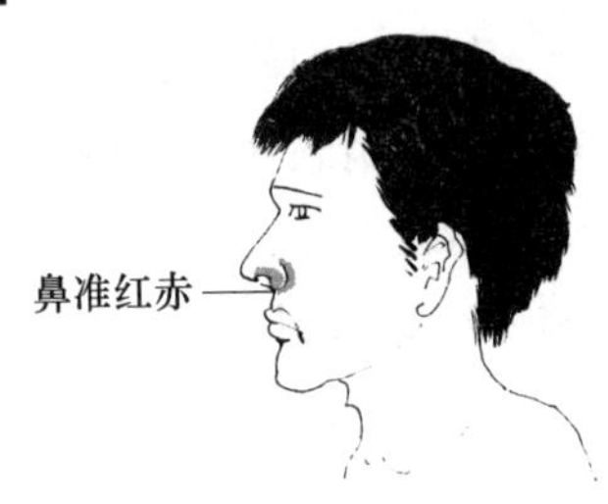

【治疗病例】

酒渣鼻 邢，男，中年。鼻准潮红，毛细血管扩张，患部皮肤粗糙不平，与搽鼻散，15日治愈。

附录一

伤寒阔眉

序

梁代陶弘景著《本草经集注》，把收集到的当时医者运用《本经》的新经验及不同记载，结合自己的见解，补充加注到《本经》原有条文的有关项下，用朱书《本经》原文，墨书新增的内容，以资区别。后有《康平本伤寒论》，将非仲景原文的旁书、嵌注以及后人增入的文字，采用比原文低两格的形式进行抄写，将叔和所作注释之语，以小字细注加于正文之中，眉目清楚，界限分明，使彼此不相混淆。以上先贤所创诸种传承学术的抄写格式被当代一些学者予以肯定。因此，我参照前人范式，于今年春，将自己学用《伤寒论》的一些经验性认识夹附于《伤寒论》原文之下，为了不同仲景原文相混，凡所附赘辞一律使用圆括号标出，字体比原文字体小，务使做到自己的赘辞与原文不产生丝毫混淆，使读者不产生丝毫误认，然后才敢在这里作为学习心得汇报给大家，请高明之士予以赐正。

昔森立之说："凡仲师不录治法者，有其证自愈者，有其方不可一途而取者，非缺漏，尤有深意也。后世叨拟治法，不可据矣。"为"据"固然不可，但作为"参考"则无不可。读《伤寒论考注》，观森氏对原文中证略无方的条文，于按语中或拟补以方，或论广其证，也是善于"叨拟治法"的先例之一。历代《伤寒论》研究者，如舒诏、郑寿全等师，其有关著述也都是"叨拟治法"的典范。

宋代林亿等《校正千金翼方表》云：“晋有人欲刊正《周易》及诸药方，与祖纳论，祖云：‘辨释经典，纵有异同，不足以伤风教，至于汤药，小小不达，则后人受弊不少，是医方不可以轻议也。’”唐代医学大师孙思邈对《伤寒论》中的某些条文次序予以重新排列，使“方证同条，比类相附”，颇有助于后人更好地理解和运用《伤寒论》，但他对于自己的这种改创犹恐受人“嗤诮”，因而“惟祈好古君子，嘉其博济之利”以谅解之，古人处事之慎重足资镜鉴。因此，拙著《阔眉》力求“以仲景衍绎仲景”的治学原则作为前提，在看似发挥的现象下，传载不游离于仲景学术体系原意之外的本质。孔子曰：“从心所欲不逾矩。”从心所欲是容易的，不逾矩也不难，重要的是从心所欲而不逾矩。但愿拙著能够体现这种精神。

忧道室主人赵俊欣于丁亥岁端午日午时

《伤寒卒病论》集

（原序）

论曰：余每览越人入虢之诊，望齐侯之色，未尝不慨然叹其才秀也。怪当今居世之士，曾不留神医药，精究方术，上以疗君亲之疾，下以救贫贱之厄，中以保身长全，以养其生。但竞逐荣势，企踵权豪，孜孜汲汲，惟名利是务，崇饰其末，忽弃其本，华其外而悴其内，皮之不存，毛将安附焉。卒然遭邪风之气，婴非常之疾，患及祸至，而方震栗，降志屈节，钦望巫祝，告穷归天，束手受败。赍百年之寿命，持至贵之重器，委付凡医，恣其所措。咄嗟呜呼！厥身已毙，神明消灭，变为异物，幽潜重泉，徒为啼泣。痛夫！举世昏迷，莫能觉悟，不惜其命，若是轻生，彼何荣势之云哉！而进不能爱人知人，退不能爱身知己，遇灾值祸，身居厄地，蒙蒙昧昧，蠢若游魂。哀乎！趋世之士，驰竞浮华，不固根本，忘躯徇物，危若冰谷，至于是也。余宗族素多，向余二百，建安纪年以来，犹未十稔，其死亡者，三分有二，伤寒十居其七。感往昔之沦丧，伤横夭之莫救，乃勤求古训，博采众方，撰用《素问》、《九卷》、《八十一难》、《阴阳大论》、《胎胪药录》，并《平脉辨证》，为《伤寒杂病论》合十六卷。虽未能尽愈诸病，庶可以见病知源。若能寻余所集，思过半矣。

夫天布五行，以运万类，人禀五常，以有五藏，经络府俞，阴阳会通，玄冥幽微，变化难极，自非才高识妙，岂能探其理致哉！上古有神农、黄帝、岐伯、伯高、雷公、少俞、少师、仲文，中世有长桑、扁鹊，汉有公乘阳庆及仓公，下此以往，未之闻也。观今之医，不念思求经旨，以演其所知，各承家技，终始顺旧。省疾问病，务在口给，相对斯须，便处汤药，按寸不及尺，握手不及足，人迎趺阳，三部不参，动数发息，不满五十，短期未知决诊，九侯曾无仿佛，明堂阙庭，尽不见察，所谓窥管而已。夫欲视死别生，实为难矣。孔子云：生而知之者上，学则亚之，多闻博识，知之次也。余宿尚方术，请事斯语。

辨太阳病脉证并治上

一　太阳之为病，脉浮，头项强痛而恶寒。

二　太阳病，发热，汗出，恶风，脉缓者，名为中风（，桂枝汤主之）。

三　太阳病，或已发热，或未发热，必恶寒，（无汗，）体痛，呕逆，脉阴阳俱紧者，名为伤寒（，与麻黄加半夏生姜汤）。

四　伤寒一日，太阳受之，脉若静者，为不传；颇欲吐，若躁烦，脉数急者，为传也。

五 伤寒二、三日，阳明、少阳证不见者，为不传也。

六 太阳病，发热而渴，不恶寒者，为温病（，与麻黄杏仁甘草石膏汤）。若发汗已，身灼热者，名风温。风温为病，脉阴阳俱浮，自汗出，身重，多眠睡，鼻息必鼾，语言难出。（与越婢汤。）若被下者，小便不利，直视失溲。若被火者，微发黄色，剧则如惊痫，时瘈疭，若火熏之。一逆尚引日，再逆促命期。

七 病有发热恶寒者，发于阳也；无热恶寒者，发于阴也。发于阳，七日愈；发于阴，六日愈。以阳数七、阴数六故也。

八 太阳病，头痛至七日以上自愈者，以行其经尽故也。若欲作再经者，针足阳明，使经不传则愈。

九 太阳病欲解时，从巳至未上。

十 风家，表解而不了了者，十二日愈。

十一 病人身大热，反欲得衣者，热在皮肤，寒在骨髓也，（宜服四逆辈）；身大寒，反不欲近衣者，寒在皮肤，热在骨髓也，（宜服白虎承气辈）。

十二 太阳中风，阳浮而阴弱。阳浮者，热自发；阴弱者，汗自出。啬啬恶寒，淅淅恶风，翕翕发热，鼻鸣干呕者，桂枝汤主之。[方一]

桂枝三两，去皮　芍药三两　甘草二两，炙　生姜三两，切　大枣十二枚，擘

上五味，㕮咀三味，以水七升，微火煮取三升，去滓。适寒温，服一升。服已须臾，啜热稀粥一升余，以助药力。温覆令一时许，遍身漐漐微似有汗者益佳，不可令如水流漓，病必不除。若一服汗出病差，停服后，不必尽剂。若不汗，更服，依前法；又不汗，后服小促其间。半日许，令三服尽。若病重者，一日一夜服，周时观之，服一剂尽，病证犹在者，更作服；若汗不出，乃服至二、三剂。禁生冷、粘滑、肉面、五辛、酒酪、臭恶等物。

十三　太阳病，头痛，发热，汗出，恶风，桂枝汤主之。[方二]用前第一方。

十四　太阳病，项背强几几，反汗出恶风者，桂枝加葛根汤主之。[方三]

葛根四两　麻黄二两，去节　芍药二两　生姜三两，切　甘草二两，炙　大枣十二枚，擘　桂枝二两，去皮

上七味，以水一斗，先煮麻黄、葛根，减二升，去上沫，内诸药，煮取三升，去滓。温服一升，覆取微似汗，不须啜粥。余如桂枝法将息及禁忌。臣亿等谨按：仲景本论，太阳中风自汗用桂枝，伤寒无汗用麻黄，今证云汗出恶风，而方中有麻黄，恐非本意也。第三卷有葛根汤证云无汗恶风，正与此方同，是合用麻黄也。此云桂枝加葛根汤，恐是桂枝中但加葛根耳。

十五　太阳病，下之后，其气上冲者，可与桂枝汤，方用前法；若不上冲者，不得与之。[方四]

十六　太阳病三日，已发汗，若吐、若下、若温针，仍不解者，此为坏病，桂枝不中与之也。观其脉证，知犯何逆，随证治之。桂枝本为解肌，若其人脉浮紧，发热汗不出者，不可与之也，(当与麻黄汤)。常须识此，勿令误也。[方五]

十七　若酒客病，(无桂枝证,) 不可与桂枝汤，得之则呕，以酒客不喜甘故也。

十八　喘家(，见桂枝证)，作桂枝汤，加厚朴杏子佳。[方六]

十九　凡服桂枝汤吐者，其后必吐脓血也，(宜服排脓辈。)

二十　太阳病，发汗，遂漏不止，其人恶风，小便难，四肢微急，难以屈伸，桂枝加附子汤主之。[方七]

桂枝三两，去皮　芍药三两　甘草三两，炙　生姜三两，切　大枣十二枚，擘　附子一枚，炮，去皮，破八片

上六味，以水七升，煮取三升，去滓。温服一升。本云：桂

枝汤，今加附子。将息如前法。

二一 太阳病，下之后，脉促，胸满者，桂枝去芍药汤主之。[方八] 促，一作纵。

桂枝三两，去皮 甘草二两，炙 生姜三两，切 大枣十二枚，擘

上四味，以水七升，煮取三升，去滓。温服一升。本云：桂枝汤，今去芍药。将息如前法。

二二 若微寒者，桂枝去芍药加附子汤主之。[方九]

桂枝三两，去皮 甘草二两，炙 生姜三两，切 大枣十二枚，擘 附子一枚，炮，去皮，破八片

上五味，以水七升，煮取三升，去滓。温服一升。本云：桂枝汤，今去芍药，加附子。将息如前法。

二三 太阳病，得之八九日，如疟疾，发热恶寒，热多寒少，其人不呕，清便欲自可，一日两三度发。脉微缓者，为欲愈也；脉微而恶寒者，此阴阳俱虚，不可更发汗、更下、更吐也（，宜小建中加附子汤）；面色反有热色者，未欲解也，以其不能得小汗出，身必痒，宜桂枝麻黄各半汤。[方十]

桂枝一两十六铢，去皮 芍药 生姜切 甘草炙 麻黄去节，各一两 大枣四枚，擘 杏仁二十四枚，汤浸，去皮尖及两仁者

上七味，以水五升，先煮麻黄一二沸，去上沫，内诸药，煮取一升八合，去滓。温服六合。本云：桂枝汤三合，麻黄汤三合，并为六合，顿服。将息如上法。臣亿等谨按：桂枝汤方：桂枝、芍药、生姜各三两，甘草二两，大枣十二枚。麻黄汤方：麻黄三两，桂枝二两，甘草一两，杏仁七十个。今以算法约之，两汤各取三分之一，即得桂枝一两十六铢，芍药、生姜、甘草各一两，大枣四枚，杏仁二十三个零三分枚之一，收之得二十四个，合方。详此方乃三分之一，非各半也，宜云合半汤。

二四 太阳病，初服桂枝汤，反烦不解者，先刺风池、风府，却与桂枝汤则愈。[方十一] 用前第一方。

二五 服桂枝汤，大汗出，脉洪大者，与桂枝汤，如前法。若

形似疟，一日再发者，汗出必解，宜桂枝二麻黄一汤。[方十二]

桂枝一两十七铢，去皮　芍药一两六铢　麻黄十六铢，去节　生姜一两六铢，切　杏仁十六个，去皮尖　甘草一两二铢，炙　大枣五枚，擘

上七味，以水五升，先煮麻黄一二沸，去上沫，内诸药，煮取两升，去滓。温服一升，日再服。本云：桂枝汤二分，麻黄汤一分，合为二升，分再服。今合为一方，将息如前法。臣亿等谨按：桂枝汤方：桂枝、芍药、生姜各三两，甘草二两，大枣十二枚。麻黄汤方：麻黄三两，桂枝二两，甘草一两，杏仁七十个。今以算法约之，桂枝汤取十二分之五，即得桂枝、芍药、生姜各一两六铢，甘草二十铢，大枣五枚。麻黄汤取九分之二，即得麻黄十六铢，桂枝十铢三分铢之二，收之得十一铢，甘草五铢三分铢之一，收之得六铢，杏仁十五个九分枚之四，收之得十六个。二汤所取相合，即共得桂枝一两十七铢，麻黄十六铢，生姜、芍药各一两六铢，甘草一两二铢，大枣五枚，杏仁十六个，合方。

二六　服桂枝汤，大汗出后，大烦渴不解，（舌上干燥，）脉洪大者，白虎加人参汤主之。[方十三]

知母六两　石膏一斤，碎，绵裹　甘草二两，炙　粳米六合　人参三两

上五味，以水一斗，煮米熟，汤成，去滓。温服一升，日三服。

二七　太阳病，发热恶寒，热多寒少。脉微弱者，此无阳也，不可发汗。宜桂枝二越婢一汤。[方十四]

桂枝去皮　芍药　麻黄　甘草炙，各十八铢　大枣四枚，擘　生姜一两二铢，切　石膏二十四铢，碎，绵裹

上七味，以水五升，煮麻黄一二沸，去上沫，内诸药，煮取二升，去滓。温服一升。本云：当裁为越婢汤、桂枝汤合之，饮一升。今合为一方，桂枝汤二分，越婢汤一分。臣亿等谨按：桂枝汤方：桂枝、芍药、生姜各三两，甘草二两，大枣十二枚。越婢汤方：麻黄二两，生姜三两，甘草二两，石膏半斤，大枣十五枚。今以算法约之，桂枝汤取四分之一，即得桂枝、芍药、生姜各十八铢，甘草十二铢，大枣三枚。越婢汤取八分之一，即得麻黄十八铢、生姜九铢，甘草六铢、石膏二十四铢，大枣一枚八分之七，弃之。

二汤所取相合，即共得桂枝、芍药、甘草、麻黄各十八铢，生姜一两三铢，石膏二十四铢，大枣四枚，合方。旧云：桂枝三，今取四分之一，即当云桂枝二也。越婢汤方，见仲景杂方中。《外台秘要》一云起脾汤。

二八 服桂枝汤，或下之，仍头项强痛，翕翕发热，无汗，心下满微痛，小便不利者，(此为有水气)，桂枝去桂加茯苓白术汤主之。[方十五]

芍药三两 甘草二两，炙 生姜切 白术 茯苓各三两 大枣十二枚，擘

上六味，以水八升，煮取三升，去滓。温服一升。小便利则愈。本云：桂枝汤，今去桂枝加茯苓、白术。

二九 伤寒，脉浮，自汗出，小便数，心烦，微恶寒，脚挛急(，当与桂枝加附子汤)。反与桂枝，欲攻其表，此误也。得之便厥，咽中干，烦躁吐逆者，作甘草干姜汤与之，以复其阳；若厥愈足温者，更作芍药甘草汤与之，其脚即伸；若胃气不和，(舌燥,)谵语者，少与调胃承气汤。若重发汗，复加烧针(，脉沉微，但欲寐)者，四逆汤主之。[方十六]

甘草干姜汤方

甘草四两，炙 干姜二两

上二味，以水三升，煮取一升五合，去滓。分温再服。

芍药甘草汤方

白芍药 甘草炙，各四两

上二味，以水三升，煮取一升五合，去滓。分温再服。

调胃承气汤方

大黄四两，去皮，清酒洗 甘草二两，炙 芒消半升

上三味，以水三升，煮取一升，去滓。内芒消，更上火微煮令沸。少少温服之。

四逆汤方

甘草二两，炙 干姜一两半 附子一枚，生用，去皮，破八片

上三味，以水三升，煮取一升二合，去滓。分温再服。强人可大附子一枚、干姜三两。

三十　问曰：证象阳旦，（然微恶寒，脚挛急，）按法（当与桂枝加附子汤）治之，（反与桂枝）而增剧，厥逆，咽中干，两胫拘急而谵语。师曰：言夜半手足当温，两脚当伸。后如师言。何以知此？答曰：寸口脉浮而大。浮为风，大为虚，风则生微热，虚则两胫挛，病形象桂枝，因加附子参其间，增桂令汗出，附子温经，亡阳故（加附子）也。厥逆，咽中干，烦躁，阳明内结，谵语烦乱，更饮甘草干姜汤。夜半阳气还，两足当热，胫尚微拘急，重与芍药甘草汤，尔乃胫伸。以承气汤微溏，则止其谵语，故病可愈。

辨太阳病脉证并治中

三一　太阳病，项背强几几，无汗，恶风，葛根汤主之。［方一］

葛根四两　麻黄三两，去节　桂枝二两，去皮　生姜三两，切　甘草二两，炙　芍药二两　大枣十二枚，擘

上七味，以水一斗，先煮麻黄、葛根，减二升，去白沫，内诸药，煮取三升，去滓。温服一升，覆取微似汗。余如桂枝法将息及禁忌。诸汤皆仿此。

三二　太阳与阳明合病，必自利，葛根汤主之。［方二］用前第一方。一云：用后第四方。

三三　太阳与阳明合病，不下利，但呕者，葛根加半夏汤主之。［方三］

葛根四两　麻黄三两，去节　甘草二两，炙　芍药二两　桂枝二两，去皮　生姜二两，切　半夏半升，洗　大枣十二枚，擘

上八味，以水一斗，先煮麻黄、葛根，减二升，去白沫，内

诸药，煮取三升，去滓。温服一升，覆取微似汗。

三四 太阳病，桂枝证，医反下之，利遂不止。脉促者，表未解也；喘而汗出者，葛根黄芩黄连汤主之。[方四] 促，一作纵。

葛根半斤　甘草二两，炙　黄芩三两　黄连三两

上四味，以水八升，先煮葛根，减二升，内诸药，煮取二升，去滓。分温再服。

三五 太阳病，头痛，发热，身疼，腰痛，骨节疼痛，恶风，无汗而喘者，麻黄汤主之。[方五]

麻黄三两，去节　桂枝二两，去皮　甘草一两，炙　杏仁七十个，去皮尖

上四味，以水九升，先煮麻黄，减二升，去上沫，内诸药，煮取二升半，去滓。温服八合。覆取温似汗，不须啜粥，余如桂枝法将息。

三六 太阳与阳明合病，（无汗，）喘而胸满者，不可下，宜麻黄汤。[方六] 用前第五方。

三七 太阳病，十日以去，脉浮细而嗜卧者，外已解也。设胸满胁痛者，与小柴胡汤。脉但浮者，（无汗，）与麻黄汤。[方七] 用前第五方。

小柴胡汤方

柴胡半斤　黄芩　人参　甘草炙　生姜切，各三两　大枣十二枚，擘　半夏半升，洗

上七味，以水一斗二升，煮取六升，去滓，再煎取三升。温服一升，日三服。

三八 太阳中风，脉浮紧，发热恶寒，身疼痛，不汗出而烦躁者，大青龙汤主之。若脉微弱，汗出恶风者，不可服之。服之则厥逆，筋惕肉瞤，此为逆也（，茯苓四逆汤主之。若脉微弱，汗多、恶风者，与桂枝加附子汤）。大青龙汤方。[方八]

麻黄六两，去节　桂枝二两，去皮　甘草二两，炙　杏仁四十枚，去

皮尖 生姜三两，切 大枣十枚，擘 石膏如鸡子大，碎

上七味，以水九升，先煮麻黄，减二升，去上沫，内诸药，煮取三升，去滓。温服一升。取微似汗。汗出多者，温粉粉之。一服汗者，停后服。若复服，汗多亡阳，遂一作逆虚，恶风，烦躁，不得眠也，（与桂枝加干姜附子汤。）

三九 伤寒脉浮缓，身不疼，但重，乍有轻时，无少阴证者，大青龙汤发之。［方九］用前第八方。

四十 伤寒表不解，心下有水气，干呕发热而咳，或渴，或利，或噎，或小便不利，少腹满，或喘者，小青龙汤主之。［方十］

麻黄去节 芍药 细辛 干姜 甘草炙 桂枝去皮，各三两 五味子半升 半夏半升，洗

上八味，以水一斗，先煮麻黄，减半升，去上沫，内诸药，煮取三升，去滓。温服一升。若渴，去半夏，加栝楼根三两；若微利，去麻黄，加荛花，如一鸡子，熬令赤色；若噎者，去麻黄，加附子一枚，炮；若小便不利、少腹满者，去麻黄，加茯苓四两；若喘，去麻黄，加杏仁半升，去皮尖。且荛花不治利，麻黄主喘，今此语反之，疑非仲景意。臣亿等谨按：小青龙汤，大要治水。又按《本草》，荛花下十二水，若水去，则利止也。又按《千金》，形肿者，应内麻黄，乃内杏仁者，以麻黄发其阳故也。以此证之，岂非仲景意也。

四一 伤寒，心下有水气，咳而微喘，发热不渴。服汤已，渴者，此寒去欲解也，小青龙汤主之。［方十一］用前第十方。

四二 太阳病，外证未解，脉浮弱者，当以汗解，宜桂枝汤。［方十二］

桂枝去皮 芍药 生姜切，各三两 甘草二两，炙 大枣十二枚，擘

上五味，以水七升，煮取三升，去滓。温服一升。须臾啜热稀粥一升，助药力，取微汗。

四三　太阳病，下之微喘者，表未解故也，桂枝加厚朴杏子汤主之。［方十三］

桂枝三两，去皮　甘草二两，炙　生姜三两，切　芍药三两　大枣十二枚，擘　厚朴二两，炙，去皮　杏仁五十枚，去皮尖

上七味，以水七升，微火煮取三升，去滓。温服一升。覆取微似汗。

四四　太阳病，外证未解，不可下也，下之为逆。欲解外者，(若脉浮弱，) 宜桂枝汤。［方十四］用前第二十方。

四五　太阳病，先发汗不解，而复下之，脉浮者不愈。浮为在外，而反下之，故令不愈。今脉浮，故在外，当须解外则愈，宜桂枝汤。［方十五］用前第十二方。

四六　太阳病，脉浮紧，无汗，发热，身疼痛，八九日不解，表证仍在，此当发其汗。服药已，微除，其人发烦目瞑，剧者必衄，衄乃解。所以然者，阳气重故也。麻黄汤主之。［方十六］用前第五方。

四七　太阳病，脉浮紧，发热，身无汗，自衄者愈。

四八　二阳并病，太阳初得病时，发其汗，汗先出不彻，因转属阳明，续自微汗出，不恶寒（，宜越婢汤）。若太阳病证不罢者，不可下，下之为逆，如此可小发汗（，宜桂枝麻黄各半汤）。设面色缘缘正赤者，阳气怫郁在表，当解之、熏之。若发汗不彻，不足言，阳气怫郁不得越，当汗不汗，其人躁烦，不知痛处，乍在腹中，乍在四肢，按之不可得，其人短气但坐，以汗出不彻故也，更发汗则愈。何以知汗出不彻？以脉涩，故知也（，不汗出而烦躁，虽脉涩，可与大青龙汤）。

四九　脉浮数者，法当汗出而愈。若下之，身重心悸者，不可发汗，当自汗出乃解。所以然者，尺中脉微，此里虚，须表里实，津液自和，便自汗出愈，(宜小建中汤。)

五十　脉浮紧者，法当身疼痛，宜以汗解之（，与麻黄汤）。

假令尺中迟者，不可发汗。何以知然？以荣气不足，血少故也（，与桂枝加芍药生姜各一两人参三两新加汤）。

五一　脉浮（紧）者，病在表，可发汗，宜麻黄汤。［方十七］用前第五方，法用桂枝汤。

五二　脉浮（紧）而数者，（发热恶寒无汗，）可发汗，宜麻黄汤。［方十八］用前第五方。

五三　病常自汗出者，此为荣气和，荣气和者，外不谐，以卫气不共荣气谐和故尔。以荣行脉中，卫行脉外。复发其汗，荣卫和则愈。宜桂枝汤。［方十九］用前第十二方。

五四　病人藏无他病，时发热，自汗出而不愈者，此卫气不和也。先其时发汗则愈，宜桂枝汤。［方二十］用前第十二方。

五五　伤寒脉浮紧，不发汗，因致衄者，麻黄汤主之。［方二十一］用前第五方。

五六　伤寒不大便六七日，头痛有（潮）热者，与承气汤。其小便青一云大便青者，知不在里，仍在表也，当须发汗。若头痛者，必衄，（脉浮弱者，）宜桂枝汤。［方二十二］用前第十二方。

五七　伤寒发汗已解，半日许复烦，脉浮数者，可更发汗，宜桂枝汤。［方二十三］用前第十二方。

五八　凡病，若发汗，若吐，若下，若亡血、亡津液，（脉）阴阳自和者，必自愈。

五九　大下之后，复发汗，小便不利者，亡津液故也。勿治之，得小便利，必自愈。

六十　下之后，复发汗，必振寒，脉微细。所以然者，以内外俱虚故也，（宜服四逆辈。）

六一　下之后，复发汗，昼日烦躁不得眠，夜而安静，不呕，不渴，无表证，脉沉微，身无大热者，干姜附子汤主之。［方二十四］

干姜一两　附子一枚，生用，去皮，切八片

上二味，以水三升，煮取一升，去滓。顿服。

六二 发汗后，身疼痛，脉沉迟者，桂枝加芍药生姜各一两人参三两新加汤主之。[方二十五]

桂枝三两，去皮 芍药四两 甘草二两，炙 人参三两 大枣十二枚，擘 生姜四两

上六味，以水一斗二升，煮取三升，去滓。温服一升。本云：桂枝汤，今加芍药、生姜、人参。

六三 发汗后，不可更行桂枝汤（，若其人桂枝证仍在者，可与桂枝汤）。汗出而喘，无大热（，渴）者，可与麻黄杏仁甘草石膏汤。[方二十六]

麻黄四两，去节 杏仁五十个，去皮尖 甘草二两，炙 石膏半斤，碎，绵裹

上四味，以水七升，煮麻黄，减二升，去上沫，内诸药，煮取二升，去滓。温服一升。本云：黄耳杯。

六四 发汗过多，其人叉手自冒心，心下悸，欲得按者，桂枝甘草汤主之。[方二十七]

桂枝四两，去皮 甘草二两，炙

上二味，以水三升，煮取一升，去滓。顿服。

六五 发汗后，其人脐下悸者，欲作奔豚，茯苓桂枝甘草大枣汤主之。[方二十八]

茯苓半斤 桂枝四两，去皮 甘草二两，炙 大枣十五枚，擘

上四味，以甘烂水一斗，先煮茯苓，减二升，内诸药，煮取三升，去滓。温服一升，日三服。作甘烂水法：取水二斗，置大盆内，以杓扬之，水上有珠子五六千颗相逐，取用之。

六六 发汗后，腹胀满者，厚朴生姜半夏甘草人参汤主之。[方二十九]

厚朴半斤，炙，去皮 生姜半斤，切 半夏半升，洗 甘草二两 人参一两

上五味，以水一斗，煮取三升，去滓。温服一升，日三服。

六七　伤寒，若吐，若下后，心下逆满，气上冲胸，起则头眩，脉沉紧，发汗则动经，身为振振摇者，茯苓桂枝白术甘草汤主之。[方三十]

茯苓四两　桂枝三两，去皮　白术　甘草各二两，炙

上四味，以水六升，煮取三升，去滓。分温三服。

六八　发汗，病不解，反恶寒者，虚故也，芍药甘草附子汤主之。[方三十一]

芍药　甘草炙，各三两　附子一枚，炮，去皮，破八片

上三味，以水五升，煮取一升五合，去滓。分温三服。疑非仲景方。

六九　发汗，若下之，病仍不解，(手足厥逆，脉微，) 烦躁者，茯苓四逆汤主之。[方三十二]

茯苓四两　人参一两　附子一枚，生用，去皮，破八片　甘草二两，炙　干姜一两半

上五味，以水五升，煮取三升，去滓。温服七合，日二服。

七十　发汗后，恶寒者，虚故也 (，宜芍药甘草附子汤)。不恶寒，但 (蒸蒸发) 热者，实也。当和胃气，与调胃承气汤。[方三十三]《玉函》云：与小承气汤。

芒消半升　甘草二两，炙　大黄四两，去皮，清酒洗

上三味，以水三升，煮取一升，去滓，内芒消，更煮两沸。顿服。

七一　太阳病，发汗后，大汗出，胃中干，烦躁不得眠，欲得饮水者，少少与饮之，令胃气和则愈。若脉浮，小便不利，微热，消渴者，五苓散主之。[方三十四] 即猪苓散，是。

猪苓十八铢，去皮　泽泻一两六铢　白术十八铢　茯苓十八铢　桂枝半两，去皮

上五味，捣为散。以白饮和服方寸匕，日三服。多饮暖水，

汗出愈。如法将息。

七二 发汗已，脉浮数，烦渴（，舌上胎滑）者，五苓散主之。［方三十五］用前第三十四方。

七三 伤寒，汗出而渴（，小便不利）者，五苓散主之；不渴（，心下悸）者，茯苓甘草汤主之。［方三十六］

茯苓二两 桂枝二两，去皮 甘草一两，炙 生姜三两，切

上四味，以水四升，煮取二升，去滓。分温三服。

七四 中风发热，六七日不解而烦，有表里证，渴欲饮水，水入则吐者，名曰水逆，五苓散主之。［方三十七］用前第三十四方。

七五 未持脉时，病人手叉自冒心。师因教试令咳而不咳者，此必两耳聋无闻也。所以然者，以重发汗，虚故如此（，宜桂枝甘草汤）。发汗后，饮水多必喘，以水灌之亦喘，（宜苓甘五味姜辛汤。）

七六 发汗后，水药不得入口为逆，（渴欲饮水者，与五苓散，若厥，咽中干，与甘草干姜汤。）若更发汗，必吐下不止（，厥，宜服四逆辈）。发汗吐下后，虚烦不得眠，若剧者，必反复颠倒，心中懊侬，栀子豉汤主之；若少气者，栀子甘草豉汤主之；若呕者，栀子生姜豉汤主之。［方三十八］

栀子豉汤方

栀子十四个，擘 香豉四合，绵裹

上二味，以水四升，先煮栀子，得二升半，内豉，煮取一升半，去滓。分为二服，温进一服。得吐者，止后服。

栀子甘草豉汤方

栀子十四个，擘 甘草二两，炙 香豉四合，绵裹

上三味，以水四升，先煮栀子、甘草，取二升半，内豉，煮取一升半，去滓。分二服，温进一服。得吐者，止后服。

栀子生姜豉汤方

栀子十四个，擘 生姜四两 香豉四合，绵裹

上三味，以水四升，先煮栀子、生姜，取二升半，内豉，煮取一升半，去滓。分二服，温进一服。得吐者，止后服。

七七　发汗，若下之，而烦热、胸中窒者，栀子豉汤主之。[方三十九] 用上初方。

七八　伤寒五六日，大下之后，身热不去，心中结痛者，未欲解也。栀子豉汤主之。[方四十] 用上初方。

七九　伤寒下后，心烦，腹满，卧起不安者，栀子厚朴汤主之。[方四十一]

栀子十四个，擘　厚朴四两，炙，去皮　枳实四枚，水浸，炙令黄

上三味，以水三升半，煮取一升半，去滓。分二服，温进一服。得吐者，止后服。

八十　伤寒，医以丸药大下之，身热不去，微烦者，栀子干姜汤主之。[方四十二]

栀子十四个，擘　干姜二两

上二味，以水三升半，煮取一升半，去滓。分二服，温进一服。得吐者，止后服。

八一　凡用栀子汤，病人旧微溏者，不可与服之。

八二　太阳病，发汗，汗出不解，其人仍发热，心下悸，头眩，身动，振振欲擗一作僻地者，（或渴而舌上胎滑者，）真武汤主之。[方四十三]

茯苓　芍药　生姜切，各三两　白术二两　附子一枚，炮，去皮，破八片

上五味，以水八升，煮取三升，去滓。温服七合，日三服。

八三　咽喉干燥者，不可发汗。

八四　淋家，不可发汗，发汗必便血。

八五　疮家，虽身疼痛，不可发汗，汗出则痓。

八六　衄家，不可发汗，汗出必额上陷，脉急紧，直视不能眴一作瞬，不得眠，（宜四逆辈。）

八七 亡血家，不可发汗，发汗则寒栗而振，（宜四逆辈。）

八八 汗家，重发汗，必恍惚心乱，小便已阴疼，与禹余粮丸。［方四十四］方本阙。

八九 病人有寒，复发汗，胃中冷，必吐蛔一作逆，（与理中加乌梅蜀椒汤。）

九十 本发汗，而复下之，此为逆也；若先发汗，治不为逆。本先下之，而反汗之，为逆。若先下之，治为不逆。

九一 伤寒，医下之，续得下利，清谷不止，身疼痛者，急当救里。后身疼痛，清便自调者，急当救表。救里宜四逆汤，救表宜桂枝汤。［方四十五］用前第十二方。

九二 病发热，头痛，脉反沉（与麻黄细辛附子汤），若不差，身体疼痛，当救其里，四逆汤方。

甘草二两，炙　干姜一两半　附子一枚，炮，去皮，破八片

上三味，以水三升，煮取一升二合，去滓。分温再服。强人可大附子一枚、干姜三两。

九三 太阳病，先下而不愈，因复发汗，以此表里俱虚，其人因致冒，（可与茯苓桂枝五味甘草汤。）冒家汗出自愈。所以然者，汗出表和故也。里未和，然后复下之，（宜调胃承气汤。）

九四 太阳病未解，脉阴阳俱停一作微，必先振栗，汗出而解。但阳脉微者，先汗出而解（，宜桂枝汤）。但阴脉微一作尺脉实者，下之而解。若欲下之，宜调胃承气汤。［方四十六］用前第三十三方。一云：用大柴胡汤。

九五 太阳病，发热，汗出者，此为荣弱卫强，故使汗出。欲救邪风者，宜桂枝汤。［方四十七］方用前法。

九六 伤寒五六日，中风，往来寒热，胸胁苦满，嘿嘿不欲饮食，心烦喜呕，或胸中烦而不呕，或渴，或腹中痛，或胁下痞硬，或心下悸、小便不利，或不渴、身有微热，或咳者，小柴胡汤主之。［方四十八］

柴胡半斤 黄芩三两 人参三两 半夏半升，洗 甘草炙 生姜切各三两 大枣十二枚，擘

上七味，以水一斗二升，煮取六升，去滓，再煎。温服一升，日三服。若胸中烦而不呕者，去半夏、人参，加栝楼实一枚。若渴，去半夏，加人参，合前成四两半，栝楼根四两。若腹中痛者，去黄芩，加芍药三两。若胁下痞硬，去大枣，加牡蛎四两。若心下悸、小便不利者，去黄芩，加茯苓四两。若不渴，外有微热者，去人参，加桂枝三两，温覆微汗愈。若咳（则吐涎沫）者，去人参、大枣、生姜，加五味子半升、干姜二两。

九七 血弱气尽，腠理开，邪气因入，与正气相搏，结于胁下。正邪分争，往来寒热，休作有时，嘿嘿不欲饮食。藏府相连，其痛必下。邪高痛下，故使呕也一云藏府相违，其病必下，胁膈中痛。小柴胡汤主之。服柴胡汤已，渴者属阳明，以法治之，（舌燥胎黄，大便硬，与服承气辈。）［方四十九］用前方。

九八 得病六七日，脉迟浮弱，恶风寒，手足温。医二三下之，不能食，而胁下满痛，面目及身黄，颈项强，小便难者（当与柴胡桂枝干姜汤，却），与柴胡汤，后必下重。本渴，饮水而呕者，柴胡汤不中与也，食谷者哕，（宜柴胡桂枝干姜加橘皮汤。）

九九 伤寒四五日，身热，恶风，颈项强，胁下满，手足温而渴者，小柴胡（去半夏加栝楼根）汤主之。［方五十］用前方。

一〇〇 伤寒，阳脉涩，阴脉弦，法当腹中急痛，先与小建中汤，不差者，小柴胡（去黄芩加芍药）汤主之。［方五十一］用前方。

小建中汤方

桂枝三两，去皮 甘草二两，炙 大枣十二枚，擘 芍药六两 生姜三两，切 胶饴一升

上六味，以水七升，煮取三升，去滓，内饴，更上微火消解。温服一升，日三服。呕家不可用建中汤，以甜故也。

一〇一 伤寒中风，有柴胡证，但见一证便是，不必悉具。凡柴胡汤病证而下之，若柴胡证不罢者，复与柴胡汤，必蒸蒸而振，却复发热汗出而解。

一〇二 伤寒二三日，心中悸而烦（，里急）者，小建中汤主之。[方五十二] 用前第五十一方。

一〇三 太阳病，过经十余日，反二三下之，后四五日，柴胡证仍在者，先与小柴胡。呕不止，心下急一云呕止小安，郁郁微烦者，未解也，与大柴胡汤，下之则愈。[方五十三]

柴胡半斤　黄芩三两　芍药三两　半夏半升，洗　生姜五两，切　枳实四枚，炙　大枣十二枚，擘

上七味，以水一斗二升，煮取六升，去滓，再煎。温服一升，日三服。一方，加大黄二两，若不加，恐不为大柴胡汤。

一〇四 伤寒十三日不解，胸胁满而呕，日晡所发潮热，已而微利。此本柴胡证，下之以不得利，今反利者，知医以丸药下之，此非其治也。潮热者，实也。先宜服小柴胡汤以解外，后以柴胡加芒消汤主之。[方五十四]

柴胡二两十六铢　黄芩一两　人参一两　甘草一两，炙　生姜一两，切　半夏二十铢，本云五枚，洗　大枣四枚，擘　芒消二两

上八味，以水四升，煮取二升，去滓，内芒消，更煮微沸。分温再服。不解更作。臣亿等谨按：《金匮玉函》，方中无芒消。别一方云：以水七升，下芒消二合，大黄四两，桑螵蛸五枚，煮取一升半，服五合，微下即愈。本云：柴胡再服，以解其外，余二升，加芒消、大黄、桑螵蛸也。

一〇五 伤寒十三日，过经，谵语者，以有热也，当以汤下之。若小便利者，大便当硬而反下利，脉调和者，知医以丸药下之，非其治也。若自下利者，脉当微厥，今反和者，此为内实也，调胃承气汤主之。[方五十五] 用前第三十三方。

一〇六 太阳病不解，热结膀胱，其人如狂，血自下，下者愈。其外不解者，尚未可攻，当先解其外。外解已，但少腹急结

者，乃可攻之，宜桃核承气汤。[方五十六]后云：解外宜桂枝汤。

桃仁五十个，去皮尖 大黄四两，去皮 桂枝二两，去皮 甘草二两，炙 芒消二两

上五味，以水七升，煮取二升半，去滓，内芒消，更上火，微沸下火。先食温服五合，日三服，当微利。

一〇七 伤寒八九日，下之，胸满烦惊，小便不利，谵语，一身尽重，不可转侧者，柴胡加龙骨牡蛎汤主之。[方五十七]

柴胡四两 龙骨 黄芩 生姜切 铅丹 人参 桂枝去皮 茯苓各一两半 半夏二合半，洗 大黄二两 牡蛎一两半，熬 大枣六枚，擘

上十二味，以水八升，煮取四升，内大黄，切如棋子，更煮一二沸，去滓。温服一升。本云：柴胡汤，今加龙骨等。

一〇八 伤寒，腹满谵语，寸口脉浮而紧，此肝乘脾也，名曰纵，刺期门。[方五十八]

一〇九 伤寒发热，啬啬恶寒，大渴欲饮水，其腹必满，自汗出，小便利，其病欲解，此肝乘肺也，名曰横，刺期门。[方五十九]

一一〇 太阳病二日，反躁。凡熨其背而大汗出，大热入胃一作：二日内，烧瓦熨背，大汗出，火气入胃，胃中水竭，躁烦，必发谵语（，与柴胡桂枝汤）。十余日，振栗，自下利者，此为欲解也。故其汗从腰以下不得汗，欲小便不得，反呕，欲失溲，足下恶风，大便硬，小便当数，而反不数，及不多，大便已，头卓然而痛，其人足心必热，谷气下流故也（，与竹叶石膏汤）。

一一一 太阳病中风，以火劫发汗，邪风被火热，血气流溢，失其常度。两阳相熏灼，其身发黄（，与栀子柏皮汤）。阳盛则欲衄，阴虚小便难，（与麦门冬汤，）阴阳俱虚竭，身体则枯燥（，与黄芪建中汤）。但头汗出，剂颈而还，腹满，微喘，口干，咽烂，或不大便（，与茵陈蒿汤）。久则谵语，甚者至哕，手足躁扰，捻衣

摸床。小便利者，其人可治（，若舌上干燥而烦渴，与白虎加人参汤。若腹硬满而不大便，与大承气汤）。

一一二　伤寒脉浮，医以火迫劫之，亡阳，必惊狂，卧起不安者，桂枝去芍药加蜀漆牡蛎龙骨救逆汤主之。[方六十]

桂枝三两，去皮　甘草二两，炙　生姜三两，切　大枣十二枚，擘　牡蛎五两，熬　蜀漆三两，洗去腥　龙骨四两

上七味，以水一斗二升，先煮蜀漆，减二升，内诸药，煮取三升，去滓。温服一升。本云：桂枝汤，今去芍药，加蜀漆、牡蛎、龙骨。

一一三　形作伤寒，其脉不弦紧而弱。弱者必渴，被火必谵语。弱者发热，脉浮，解之当汗出愈（，与栝楼桂枝汤）。

一一四　太阳病，以火熏之，不得汗，其人必躁。到经不解，必清血，名为火邪（，宜黄芩汤）。

一一五　脉浮，热甚，而反灸之，此为实。实以虚治，因火而动，必咽燥、吐血（，与大黄黄连泻心汤）。

一一六　微数之脉，慎不可灸。因火为邪，则为烦逆，追虚逐实，血散脉中，火气虽微，内攻有力，焦骨伤筋，血难复也。脉浮，宜以汗解，用火灸之，邪无从出，因火而盛，病从腰以下必重而痹，名为火逆也（，与麦门冬汤）。欲自解者，必当先烦，烦乃有汗而解。何以知之？脉浮，故知汗而解。

一一七　烧针令其汗，针处被寒，核起而赤者，必发奔豚。气从少腹上冲心者，灸其核上各一壮，与桂枝加桂汤，更加桂二两也。[方六十一]

桂枝五两，去皮　芍药三两　生姜三两，切　甘草二两，炙　大枣十二枚，擘

上五味，以水七升，煮取三升，去滓。温服一升。本云：桂枝汤，今加桂满五两。所以加桂者，以能泄奔豚气也。

一一八　火逆下之，因烧针烦躁者，桂枝甘草龙骨牡蛎汤主

之。[方六十二]

桂枝一两，去皮　甘草二两，炙　牡蛎二两，熬　龙骨二两

上四味，以水五升，煮取二升半，去滓。温服八合，日三服。

一一九　太阳伤寒者，加温针必惊也（，与桂枝甘草龙骨牡蛎汤）。

一二〇　太阳病，当恶寒，发热，今自汗出，反不恶寒发热，关上脉细数者，以医吐之过也。一二日吐之者，腹中饥，口不能食（，与栀子豉汤）。三四日吐之者，不喜糜粥，欲食冷食。朝食暮吐。以医吐之所致也，此为小逆（，大半夏汤主之。渴欲饮水者，茯苓泽泻汤主之）。

一二一　太阳病吐之，但太阳病当恶寒，今反不恶寒，不欲近衣，此为吐之内烦也，（与栀子甘草豉汤。）

一二二　病人脉数，数为热，当消谷引食，而反吐者，此以发汗，令阳气微，膈气虚，脉乃数也。数为客热，不能消谷，以胃中虚冷，故吐也（，与理中加生姜汤）。

一二三　太阳病，过经十余日，心下温温欲吐，而胸中痛，大便反溏，腹微满，郁郁微烦。先此时自极吐下者，（舌上干燥黄，）与调胃承气汤。若不尔者，不可与。但欲呕，胸中痛，微溏者，此非柴胡汤证，以呕故知极吐下也，（宜理中汤。）调胃承气汤。[方六十三]用前第三十三方。

一二四　太阳病六七日，表证仍在，脉微而沉，反不结胸，其人发狂者，以热在下焦，少腹当硬满，小便自利者，下血乃愈。所以然者，以太阳随经，瘀热在里故也。抵当汤主之。[方六十四]

水蛭熬　虻虫去翅足，熬，各三十个　桃仁二十个，去皮尖　大黄三两，酒洗

上四味，以水五升，煮取三升，去滓。温服一升，不下

更服。

一二五 太阳病，身黄，脉沉结，少腹硬，小便不利者，为无血也（，宜茵陈蒿汤）。小便自利，其人如狂者，血证谛也。抵当汤主之。［方六十五］用前方。

一二六 伤寒有热，少腹满，应小便不利，今反利者，为有血也，当下之，不可余药，宜抵当丸。［方六十六］

水蛭二十个，熬　虻虫二十个，去翅足，熬　桃仁二十五个，去皮尖　大黄三两

上四味，捣分四丸，以水一升，煮一丸。取七合服之。晬时当下血，若不下者，更服。

一二七 太阳病，小便利者，以饮水多，必心下悸（，与茯苓甘草汤）。小便少者，必苦里急也（，与黄芪建中去枣加茯苓汤）。

辨太阳病脉证并治下

一二八 问曰：病有结胸，有藏结，其状何如？答曰：按之痛，寸脉浮，关脉沉，名曰结胸也（，宜服陷胸辈）。

一二九 何谓藏结？答曰：如结胸状，饮食如故，时时下利，寸脉浮，关脉小细沉紧，名曰藏结。舌上白胎滑者，难治（，与理中加附子汤）。

一三〇 藏结无阳证，不往来寒热一云寒而不热，其人反静，舌上胎滑者，不可攻也（，宜服四逆辈）。

一三一 病发于阳，而反下之，热入因作结胸；病发于阴，而反下之一作汗出，因作痞也，所以成结胸者，以下之太早故也。结胸者，项亦强，如柔痉状，下之则和，宜大陷胸丸。［方一］

大黄半斤　葶苈子半斤，熬　芒消半升　杏仁半升，去皮尖，熬黑

上四味，捣筛二味，内杏仁、芒消，合研如脂，和散。取如

弹丸一枚，别捣甘遂末一钱匕，白蜜二合，水二升，煮取一升。温顿服之，一宿乃下。如不下，更服，取下为效。禁如药法。

一三二　结胸证，其脉浮大者，不可下，下之则死。

一三三　结胸证悉具，烦躁者亦死。

一三四　太阳病，脉浮而动数，浮则为风，数则为热，动则为痛，数则为虚。头痛，发热，微盗汗出，而反恶寒者，表未解也。医反之下，动数变迟，膈内拒痛一云头痛即眩，胃中空虚，客气动膈，短气躁烦，心中懊侬，阳气内陷，心下因硬，则为结胸，大陷胸汤主之。若不结胸，但头汗出，余处无汗，剂颈而还，小便不利，身必发黄（，茵陈蒿汤主之）。

大陷胸汤。［方二］

大黄六两，去皮　芒消一升　甘遂一钱匕

上三味，以水六升，先煮大黄，取二升，去滓，内芒消，煮一二沸，内甘遂末。温服一升，得快利，止后服。

一三五　伤寒六七日，结胸热实，脉沉而紧，心下痛，按之石硬者，大陷胸汤主之。［方三］用前第二方。

一三六　伤寒十余日，热结在里，（心下急，）复往来寒热者，与大柴胡汤。但结胸，无大热者，此为水结在胸胁也。但头微汗出者，大陷胸汤主之。［方四］用前第二方。

大柴胡汤方

柴胡半斤　枳实四枚，炙　生姜五两，切　黄芩三两　芍药三两　半夏半升，洗　大枣十二枚，擘

上七味，以水一斗二升，煮取六升，去滓，再煎。温服一升。日三服。一方加大黄二两，若不加，恐不名大柴胡汤。

一三七　太阳病，重发汗而复下之，不大便五六日，舌上燥而渴，日晡所小有潮热一云日晡所发，心胸大烦，从心下至少腹硬满而痛，不可近者，大陷胸汤主之。［方五］用前第二方。

一三八　小结胸病，正在心下，按之则痛，脉浮滑者，小陷

胸汤主之。［方六］

黄连一两　半夏半斤，洗　栝楼实大者一枚

上三味，以水六升，先煮栝楼，取三升，去滓，内诸药，煮取二升，去滓。分温三服。

一三九　太阳病，二三日，不能卧，但欲起，心下必结，脉微弱者，此本有寒分也（，宜桂枝去桂加茯苓白术汤）。反下之，若利止，必作结胸（，宜服陷胸辈）。未止者，四日复下之，此作协热利也（，宜桂枝人参汤）。

一四〇　太阳病，下之，其脉促一作纵，不结胸者，此为欲解也。脉浮者，必结胸（，宜服陷胸辈）。脉紧者，必咽痛（，宜甘草汤，不差者，宜桔梗汤）。脉弦者，必两胁拘急（，宜小柴胡加芍药汤）。脉细数者，头痛未止（，宜小柴胡汤）。脉沉紧者，必欲呕（，宜小柴胡汤）。脉沉滑者，协热利（，心下痞硬，口中和，宜桂枝人参汤）。脉浮滑者，必下血（，宜黄芩汤）。

一四一　病在阳，应以汗解之。反以冷水潠之，若灌之，其热被劫不得去，弥更益烦，肉上粟起，意欲饮水，反不渴者，服文蛤散。若不差者，与五苓散。寒实结胸，无热证者，与三物小陷胸汤。用前第六方白散亦可服。［方七］一云：与三物小白散。

文蛤散方

文蛤五两

上一味为散，以沸汤和一方寸匕服，汤用五合。五苓散方

猪苓十八铢，去黑皮　白术十八铢　泽泻一两六铢　茯苓十八铢　桂枝半两，去皮

上五味为散，更于臼中杵之。白饮和方寸匕服之，日三服。多饮暖水，汗出愈。

白散方

桔梗三分　巴豆一分，去皮心，熬黑，研如脂　贝母三分

上三味为散，内巴豆，更于臼中杵之。以白饮和服，强人半

钱匕，羸者减之。病在膈上必吐，在膈下必利，不利，进热粥一杯，利过不止，进冷粥一杯。身热，皮粟不解，欲引衣自覆，若以水潠之、洗之，益令热劫不得出，当汗而不汗则烦。假令汗出已，腹中痛，与芍药三两如上法。

一四二　太阳与少阳并病，头项强痛或眩冒，时如结胸，心下痞硬者，当刺大椎第一间、肺俞、肝俞，慎不可发汗。发汗则谵语，脉弦。五日谵语不止，当刺期门。[方八]

一四三　妇人中风，发热恶寒，经水适来，得之七八日，热除而脉迟，身凉，胸胁下满，如结胸状，谵语者，此为热入血室也，当刺期门，随其实而取之。[方九]

一四四　妇人中风，七八日续得寒热，发作有时，经水适断者，此为热入血室，其血必结，故使如疟状，发作有时，小柴胡汤主之。[方十]

柴胡半斤　黄芩三两　人参三两　半夏半升，洗　甘草三两　生姜三两，切　大枣十二枚，擘

上七味，以水一斗二升，煮取六升，去滓，再煎取三升。温服一升，日三服。

一四五　妇人伤寒，发热，经水适来，昼日明了，暮则谵语，如见鬼状者，此为热入血室。无犯胃气及上二焦，必自愈（，可与小柴胡汤）。[方十一]

一四六　伤寒六七日，发热，微恶寒，支节烦疼，微呕，心下支结，外证未去者，柴胡桂枝汤主之。[方十二]

桂枝去皮　黄芩一两半　人参一两半　甘草一两，炙　半夏二合半，洗　芍药一两半　大枣六枚，擘　生姜一两半，切　柴胡四两

上九味，以水七升，煮取三升，去滓。温服一升。本云：人参汤，作如桂枝法，加半夏、柴胡、黄芩，复如柴胡法。今用人参作半剂。

一四七　伤寒五六日，已发汗而复下之，胸胁满微结，小便

不利，渴而不呕，但头汗出，往来寒热，心烦者，此为未解也，柴胡桂枝干姜汤主之。[方十三]

柴胡半斤　桂枝三两，去皮　干姜二两　栝楼根四两　黄芩三两　牡蛎二两，熬　甘草二两，炙

上七味，以水一斗二升，煮取六升，去滓，再煎取三升。温服一升，日三服。初服微烦，复服汗出便愈。

一四八　伤寒五六日，头汗出，微恶寒，手足冷，心下满，口不欲食，大便硬，脉细者，此为阳微结。必有表，复有里也。脉沉，亦在里也。汗出为阳微，假令纯阴结，不得复有外证，悉入在里，此为半在里半在外也。脉虽沉紧，不得为少阴病，所以然者，阴不得有汗，今头汗出，故知非少阴也，可与小柴胡汤。(外证已除,）设（大便硬）不了了者，得屎而解（，可与柴胡加芒消汤）。[方十四] 用前第十方。

一四九　伤寒五六日，呕而发热者，柴胡汤证具，而以他药下之，柴胡证仍在者，复与柴胡汤。此虽已下之，不为逆，必蒸蒸而振，却发热汗出而解。若心下满而硬痛者，此为结胸也，大陷胸汤主之。但满而不痛者，此为痞，柴胡不中与之，宜半夏泻心汤。[方十五]

半夏半斤，洗　黄芩　干姜　人参　甘草炙，各三两　黄连一两　大枣十二枚，擘

上七味，以水一斗，煮取六升，去滓，再煎取三升。温服一升，日三服。须大陷胸汤者，方用前第二法。一方用半夏一升。

一五〇　太阳、少阳并病，而反下之，成结胸，心下硬，下利不止，水浆不下，其人心烦（，当刺期门）。

一五一　脉浮而紧，而复下之，紧反入里，则作痞。按之自濡，但气痞耳（，与大黄黄连泻心汤）。

一五二　太阳中风，下利，呕逆，表解者，乃可攻之（，解表宜桂枝汤）。其人漐漐汗出，发作有时，头痛，心下痞硬满，引

胁下痛，干呕，短气，汗出不恶寒者，此表解里未和也，十枣汤主之。[方十六]

芫花熬　甘遂　大戟

上三味，等分，各别捣为散。以水一升半，先煮大枣肥者十枚，取八合，去滓，内药末。强人服一钱匕，羸人服半钱，温服之，平旦服。若下少，病不除者，明日更服，加半钱。得快下利后，糜粥自养。

一五三　太阳病，医发汗，遂发热，恶寒，因复下之，心下痞。表里俱虚，阴阳气并竭，无阳则阴独，（宜桂枝人参汤，）复加烧针，因胸烦，面色青黄，肤瞤者，难治。今色微黄，手足温者，易愈（，宜桂枝甘草龙骨牡蛎汤）。

一五四　心下痞，按之濡，其脉关上浮者，大黄黄连泻心汤主之。[方十七]

大黄二两　黄连一两

上二味，以麻沸汤二升，渍之须臾，绞去滓。分温再服。臣亿等看详大黄黄连泻心汤，诸本皆二味。又后附子泻心汤，用大黄、黄连、黄芩、附子，恐是前方中亦有黄芩，后但加附子也。故后云：附子泻心汤，本云加附子也。

一五五　心下痞，而复恶寒汗出者，附子泻心汤主之。[方十八]

大黄二两　黄连一两　黄芩一两　附子一枚，炮，去皮，破，别煮取汁

上四味，切三味，以麻沸汤二升，渍之须臾，绞去滓，内附子汁，分温再服。

一五六　本以下之，故心下痞，与泻心汤。痞不解，其人渴而口躁烦，小便不利者，五苓散主之。[方十九]一方云：忍之一日乃愈。用前第七证方。

一五七　伤寒汗出解之后，胃中不和，心下痞硬，干噫食臭，胁下有水气，腹中雷鸣，下利者，生姜泻心汤主之。[方二

十]

生姜四两，切　甘草三两，炙　人参三两　干姜一两　黄芩三两　半夏半升，洗　黄连一两　大枣十二枚，擘

上八味，以水一斗，煮取六升，去滓，再煎取三升。温服一升，日三服。附子泻心汤，本云加附子。半夏泻心汤、甘草泻心汤，同体别名耳。生姜泻心汤，本云：理中人参黄芩汤，去桂枝、术，加黄连，并泻肝法。

一五八　伤寒中风，医反下之，其人下利，日数十行，谷不化，腹中雷鸣，心下痞硬而满，干呕，心烦不得安。医见心下痞，谓病不尽，复下之，其痞益甚，此非结热，但以胃中虚，客气上逆，故使硬也。甘草泻心汤主之。[方二十一]

甘草四两，炙　黄芩三两　干姜三两　半夏半升，洗　大枣十二枚，擘　黄连一两

上六味，以水一斗，煮取六升，去滓，再煎取三升。温服一升，日三服。臣亿等谨按：上生姜泻心汤法，本云理中人参黄芩汤，今详泻心以疗痞。痞气因发阴而生，是半夏、生姜、甘草泻心三方，皆本于理中也。其方必各有人参，今甘草泻心汤中无者，脱落之也。又按《千金》并《外台秘要》治伤寒䘌食，用此方，皆有人参，知脱落无疑。

一五九　伤寒服汤药，下利不止，心下痞硬，服泻心汤已，复以他药下之，利不止，医以理中与之，利益甚。理中者，理中焦，此利在下焦，赤石脂禹余粮汤主之。复不止者，（设渴而小便不利，）当利其小便（，五苓散主之）。赤石脂禹余粮汤。[方二十二]

赤石脂一斤，碎　太一禹余粮一斤，碎

上二味，以水六升，煮取二升，去滓。分温三服。

一六〇　伤寒吐下后，发汗，虚烦，脉甚微，八九日心下痞硬，胁下痛，气上冲喉，眩冒，经脉动惕者，久而成痿（，与桂枝人参加茯苓汤）。

一六一　伤寒发汗，若吐，若下，解后，心下痞硬，噫气不

除者，旋复代赭汤主之。［方二十三］

旋复花三两　人参二两　生姜五两　代赭一两　甘草三两，炙　半夏半升，洗　大枣十二枚，擘

上七味，以水一斗煮取六升，去滓，再煎取三升。温服一升，日三服。

一六二　下后，不可更行桂枝汤，（若其人桂枝证仍在者，可与桂枝汤，）若汗出而喘，无大热（，口渴）者，可与麻黄杏子甘草石膏汤。［方二十四］

麻黄四两　杏仁五十个，去皮尖　甘草二两，炙　石膏半斤，碎，绵裹

上四味，以水七升，先煮麻黄，减二升，去白沫，内诸药，煮取三升，去滓。温服一升。本云：黄耳杯。

一六三　太阳病，外证未除而数下之，遂协热而利，利下不止，心下痞硬，表里不解者，桂枝人参汤主之。［方二十五］

桂枝四两，别切　甘草四两，炙　白术三两　人参三两　干姜三两

上五味，以水九升，先煮四味，取五升，内桂，更煮取三升，去滓。温服一升，日再夜一服。

一六四　伤寒大下后，复发汗，心下痞，恶寒者，表未解也。不可攻痞，当先解表，表解乃可攻痞。解表宜桂枝汤，攻痞宜大黄黄连泻心汤。［方二十六］泻心汤用前第十七方。

一六五　伤寒发热，汗出不解，（口苦咽干，舌胎燥，）心中痞硬，呕吐而下利者，大柴胡汤主之。［方二十七］用前第四方。

一六六　病如桂枝证，头不痛，项不强，寸脉微浮，胸中痞硬，气上冲喉咽，不得息者，此为胸有寒也。当吐之，宜瓜蒂散。［方二十八］

瓜蒂一分，熬黄　赤小豆一分

上二味，各别捣筛，为散已，合治之，取一钱匕，以香豉一合，用热汤七合，煮作稀糜，去滓，取汁和散。温顿服之。不吐

者，少少加，得快吐乃止。诸亡血、虚家，不可与瓜蒂散。

一六七 病胁下素有痞，连在脐傍，痛引少腹，入阴筋者，此名藏结，死（。其脉沉微，宜四逆辈）。[方二十九]

一六八 伤寒若吐，若下后，七八日不解，热结在里，表里俱热，时时恶风，大渴，舌上干燥而烦，欲饮水数升者，白虎加人参汤主之。[方三十]

知母六两　石膏一斤，碎　甘草二两，炙　人参二两　粳米六合

上五味，以水一斗，煮米熟，汤成，去滓。温服一升，日三服。此方立夏后、立秋前乃可服，立秋后不可服。正月、二月、三月尚凛冷，亦不可与服之，与之则呕利而腹痛。诸亡血、虚家，亦不可与，得之则腹痛利者，但可温之，当愈。

一六九 伤寒无大热，口燥渴，心烦，背微恶寒者，白虎加人参汤主之。[方三十一] 用前方。

一七〇 伤寒脉浮，发热，无汗，其表不解，（宜麻黄汤，）不可与白虎汤。渴欲饮水，（舌上干燥，）无表证者，白虎加人参汤主之。[方三十二] 用前方。

一七一 太阳、少阳并病，心下硬，颈项强而眩者，当刺大椎、肺俞、肝俞，慎勿下之。[方三十三]

一七二 太阳与少阳合病，自下利者，与黄芩汤。若呕者，黄芩加半夏生姜汤主之。[方三十四]

黄芩汤方

黄芩三两　芍药二两　甘草二两，炙　大枣十二枚，擘

上四味，以水一斗，煮取三升，去滓。温服一升，日再，夜一服。

黄芩加半夏生姜汤方

黄芩三两　芍药二两　甘草二两，炙　大枣十二枚，擘　半夏半升，洗　生姜一两，一方：三两，切

上六味，以水一斗，煮取三升，去滓。温服一升，日再，夜

一服。

一七三　伤寒，胸中有热，胃中有邪气，腹中痛，欲呕吐者，黄连汤主之。［方三十五］

黄连三两　甘草三两，炙　干姜三两　桂枝三两，去皮　人参二两　半夏半升　大枣十二枚，擘

上七味，以水一斗，煮取六升，去滓。温服，昼三夜二。疑非仲景方。

一七四　伤寒八九日，风湿相搏，身体疼烦，不能自转侧，不呕，不渴，脉浮虚而涩者，桂枝附子汤主之。若其人大便硬一云脐下、心下硬，小便自利者，去桂加白术汤主之。［方三十六］

桂枝附子汤方

桂枝四两，去皮　附子三枚，炮，去皮，破　生姜三两，切　大枣十二枚，擘　甘草二两，炙

上五味，以水六升，煮取二升，去滓。分温三服。

去桂加白术汤方

附子三枚，炮，去皮，破　白术四两　生姜三两，切　大枣十二枚，擘　甘草二两，炙

上五味，以水六升，煮取二升，去滓。分温三服。初一服，其人身如痹，半日许复服之，三服都尽，其人如冒状，勿怪。此以附子、术，并走皮内，逐水气未得除，故使之耳。法当加桂四两。此本一方二法，以大便硬，小便自利，去桂也。以大便不硬，小便不利，当加桂。附子三枚恐多也，虚弱家及产妇，宜减服之。

一七五　风湿相搏，骨节疼烦，掣痛不得屈伸，近之则痛剧，汗出短气，小便不利，恶风不欲去衣，或身微肿者，甘草附子汤主之。［方三十七］

甘草二两，炙　附子二枚，炮，去皮，破　白术二两　桂枝四两，去皮

上四味，以水六升，煮取三升，去滓。温服一升，日三服。初服得微汗则解。能食，汗止复烦者，将服五合。恐一升多者，宜服六七合为始。

一七六 伤寒脉浮滑，此以表有热，里有寒，白虎汤主之。［方三十八］

知母六两 石膏一斤，碎 甘草二两，炙 粳米六合

上四味，以水一斗，煮米熟，汤成，去滓。温服一升，日三服。臣亿等谨按：前篇云：热结在里，表里俱热者，白虎汤主之。又云：其表不解，不可与白虎汤。此云：脉浮滑，表有热，里有寒者，必表里字差矣。又阳明一证云：脉浮迟，表热里寒，四逆汤主之。又少阴一证云：里寒外热，通脉四逆汤主之。以此表里自差，明矣。《千金翼》云：白通汤。非也。

一七七 伤寒脉结代，心动悸，炙甘草汤主之。［方三十九］

甘草四两，炙 生姜三两，切 人参二两 生地黄一斤 桂枝三两，去皮 阿胶二两 麦门冬半升，去心 麻仁半升 大枣三十枚，擘

上九味，以清酒七升，水八升，先煮八味，取三升，去滓，内胶烊消尽。温服一升，日三服。一名复脉汤。

一七八 脉按之来缓，时一止复来者，名曰结。又脉来动而中止，更来小数，中有还者反动，名曰结，阴也。脉来动而中止，不能自还，因而复动者，名曰代，阴也。得此脉者，必难治。

辨阳明病脉证并治

一七九 问曰：病有太阳阳明，有正阳阳明，有少阳阳明，何谓也？答曰：太阳阳明者，脾约一云络是也（，宜桂枝加大黄汤）；正阳阳明者，胃家实是也（，宜承气辈）；少阳阳明者，发汗、利

小便已，胃中燥、烦、实，大便难是也（，可与柴胡加芒消汤）。

一八〇 阳明之为病，胃家实一作寒是也（，宜服承气辈）。

一八一 问曰：何缘得阳明病？答曰：太阳病，若发汗，若下，若利小便，此亡津液，胃中干燥，因转属阳明。不更衣，内实，大便难（，腹硬满）者，此名阳明也（，与承气辈）。

一八二 问曰：阳明病外证云何？答曰：身热，汗自出，不恶寒，反恶热也（，宜白虎汤。内实，大便难者，与承气辈）。

一八三 问曰：病有得之一日，不发热而恶寒者，何也？答曰：虽得之一日，恶寒将自罢，即自汗出而恶热也（，与白虎汤）。

一八四 问曰：恶寒何故自罢？答曰：阳明居中，主土也，万物所归，无所复传。始虽恶寒，二日自止，此为阳明病也（，与越婢汤。若内实，不大便者，与承气辈）。

一八五 本太阳，初得病时，发其汗，汗先出不彻，因转属阳明也。伤寒发热，无汗，呕不能食，而反汗出濈濈然者，是转属阳明也（，与白虎汤。若内实，不大便者，与承气辈）。

一八六 伤寒三日，阳明脉大。

一八七 伤寒脉浮而缓，手足自温者，是为系在太阴。太阴者，身当发黄，（小便不利，可与茵陈蒿汤。）若小便自利者，不能发黄。至七八日，大便硬者，为阳明病也（，与承气辈）。

一八八 伤寒转系阳明者，其人濈然微汗出也（，与白虎汤）。

一八九 阳明中风，口苦，咽干，腹痛，微喘，发热，恶寒，脉浮而紧（，宜柴胡桂枝汤）。若下之，则腹满小便难也。

一九〇 阳明病，若能食，名中风；不能食，名中寒。

一九一 阳明病，若中寒者，不能食，小便不利，手足濈然汗出，此欲作固瘕，必大便初硬后溏。所以然者，以胃中冷，水谷不别故也（，与真武去芍药加干姜汤）。

一九二 阳明病，初欲食，小便反不利，大便自调，其人骨节疼，翕翕如有热状，奄然发狂，濈然汗出而解者，此水不胜谷气，与汗共并，脉紧则愈。

一九三 阳明病欲解时，从申至戌上。

一九四 阳明病，不能食，攻其热必哕，所以然者，胃中虚冷故也。以其人本虚，攻其热必哕（，与理中加橘皮汤）。

一九五 阳明病，脉迟，食难用饱，饱则微烦头眩，必小便难，此欲作谷瘅（，与茵陈蒿汤）。虽下之，腹满如故，所以然者，脉迟故也（，与理中去术加附子汤）。

一九六 阳明病，法多汗，反无汗，其身如虫行皮中状者，此以久虚故也。（与桂枝加黄芪汤。若大便硬，内实，与承气辈。）

一九七 阳明病，反无汗，而小便利，二三日呕而咳，手足厥者，必苦头痛（，舌上胎滑，四逆加吴茱萸汤主之）。若不咳、不呕、手足不厥者，头不痛。一云冬阳明。

一九八 阳明病，但头眩，不恶寒，故能食而咳，其人咽必痛。若不咳者，咽不痛（，宜白虎汤。）一云冬阳明。

一九九 阳明病，无汗，小便不利，心中懊侬者，身必发黄（，与茵陈蒿汤）。

二〇〇 阳明病，被火，额上微汗出，而小便不利者，必发黄（，与茵陈蒿汤）。

二〇一 阳明病，脉浮而紧者，必潮热，发作有时（，宜柴胡加芒消石膏汤）。但浮者，必盗汗出（，宜柴胡桂枝加石膏汤）。

二〇二 阳明病，口燥，但欲漱水，不欲咽者，此必衄（，与黄芩汤）。

二〇三 阳明病，本自汗出，医更重发汗，病已差，尚微烦不了了者，此必大便硬故也。以亡津液，胃中干燥，故令大便硬。当问其小便日几行，若本小便日三四行，今日再行，故知大便不久出。今为小便数少，以津液当还入胃中，故知不久必大便也（，可少与柴胡加芒消汤）。

二〇四 伤寒呕多，虽有阳明证，不可攻之（，宜小柴胡汤）。

二〇五　阳明病，心下硬满者，不可攻之（，宜小承气汤少少与微和之，若与大承气汤）攻之，利遂不止者死，利止者愈（，宜理中汤）。

二〇六　阳明病，面合色赤，（脉微而厥,）不可攻之。（当与通脉四逆加葱汤。）必发热、色黄（、渴引水浆）者，小便不利也。（与茵陈蒿汤）。

二〇七　阳明病，不吐，不下，心烦者，可与调胃承气汤。［方一］

甘草二两，炙　芒消半升　大黄四两，清酒洗

上三味，切，以水三升，煮二物至一升，去滓，内芒消，更上微火一二沸。温顿服之，以调胃气。

二〇八　阳明病，脉迟，虽汗出不恶寒者，其身必重，短气，腹（硬）满而喘，有潮热者，此外欲解，可攻里也。手足濈然汗出者，此大便已硬也，大承气汤主之。若汗多，微发热恶寒者，外未解也。一法与桂枝汤。其热不潮，未可与承气汤。若腹大满不通者，可与小承气汤，微和胃气，勿令至大泄下。大承气汤。［方二］

大黄四两，酒洗　厚朴半斤，炙，去皮　枳实五枚，炙　芒消三合

上四味，以水一斗，先煮二物，取五升，去滓，内大黄，更煮取二升，去滓，内芒消，更上微火一二沸。分温再服。得下，余勿服。

小承气汤方

大黄四两，酒洗　厚朴二两，炙，去皮　枳实三枚，大者，炙

上三味，以水四升，煮取一升二合，去滓。分温二服。初服汤当更衣，不尔者尽饮之。若更衣者，勿服之。

二〇九　阳明病，潮热，大便微硬者，可与大承气汤，不硬者，不可与之。若不大便六七日，恐有燥屎，欲知之法，少与小承气汤，汤入腹中，转失气者，此有燥屎也，乃可攻之。若不转失气者，此但初头硬，后必溏，不可攻之，攻之必胀满不能食也

(，与厚朴生姜半夏甘草人参汤)。欲饮水者，与水则哕(，与厚朴生姜半夏甘草人参加橘皮汤)。其后发热者，必大便复硬而少也，以小承气汤和之。不转失气者，慎不可攻也。小承气汤。[方三] 用前第二方。

二一〇 夫实则谵语，虚则郑声。郑声者，重语也。直视，谵语，喘满者死，下利者亦死。

二一一 发汗多，若重发汗者，亡其阳，谵语，脉短者死；脉自和者不死(，可与柴胡桂枝汤)。

二一二 伤寒若吐、若下后不解，不大便五六日，上至十余日，日晡所发潮热，不恶寒，独语如见鬼状。若剧者，发则不识人，循衣摸床，惕而不安一云顺衣妄撮，怵惕不安，微喘直视，脉弦者生，涩者死。微者，但发热谵语者，大承气汤主之。若一服利，则止后服。[方四] 用前第二方。

二一三 明阳病，其人多汗，以津液外出，胃中燥，大便必硬，硬则谵语，小承气汤主之。若一服，谵语止者，更莫复服。[方五] 用前第二方。

二一四 阳明病，谵语，发潮热，脉滑而疾者，小承气汤主之。因与承气汤一升，腹中转气者，更服一升，若不转气者，勿更与之。明日又不大便，脉反微涩者，里虚也，为难治，不可更与承气汤也(，可与理中加附子大黄汤)。[方六] 用前第二方。

二一五 阳明病，谵语，有潮热，反不能食者。胃中必有燥屎五六枚也。若能食者，但硬耳，宜大承气汤下之。[方七] 用前第二方。

二一六 阳明病，下血谵语者，此为热入血室。但头汗出者，刺期门，随其实而泻之，濈然汗出则愈。

二一七 汗汗一作：卧出谵语者，以有燥屎在胃中，(若表未解者)，此为风也。须下者，(当先解表，宜桂枝汤)，过经乃可下之。下之若早，语言必乱，以表虚里实故也。下之愈，宜大承气汤。[方八] 用前第二方，一云：大柴胡汤。

二一八 伤寒四五日，脉沉而喘满，沉为在里，而反发其汗，津液越出，大便为难，表虚里实，久则谵语（，宜调胃承气加人参汤）。

二一九 三阳合病，腹满，身重，难以转侧，口不仁，面垢又作枯，一云向经，谵语，遗尿。发汗则谵语。下之则额上生汗，手足逆冷（，宜四逆辈）。若自汗出（，舌上干燥）者，白虎汤主之。［方九］

知母六两　石膏一斤，碎　甘草二两，炙　粳米六合

上四味，以水一斗，煮米熟，汤成，去滓。温服一升，日三服。

二二〇 二阳并病，太阳证罢，但发潮热，手足漐漐汗出，大便难而谵语者，下之则愈，宜大承气汤。［方十］用前第二方。

二二一 阳明病，脉浮而紧，咽噪，口苦，腹满而喘，发热汗出，不恶寒反恶热，身重。若发汗则躁，心愦愦公对切，反谵语（，舌上燥，大便硬，与承气辈）。若加温针，必怵惕，烦躁不得眠（，与桂枝甘草龙骨牡蛎汤）。若下之，则胃中空虚，客气动膈，心中懊憹，舌上胎者，栀子豉汤主之。［方十一］

肥栀子十四枚，擘　香豉四合，绵裹

上二味，以水四升，煮栀子取二升半，去滓，内豉，更煮取一升半，去滓。分二服，温进一服。得快吐者，止后服。

二二二 若渴欲饮水，口干舌燥者，白虎加人参汤主之。［方十二］

知母六两　石膏一斤，碎　甘草二两，炙　粳米六合　人参三两

上五味，以水一斗，煮米熟，汤成，去滓。温服一升，日三服。

二二三 若脉浮，发热，渴欲饮水，小便不利者，猪苓汤主之。［方十三］

猪苓去皮　茯苓　泽泻　阿胶　滑石碎，各一两

上五味，以水四升，先煮四味，取二升，去滓，内阿胶烊消。温服七合，日三服。

二二四 阳明病，汗出多而渴者，不可与猪苓汤，以汗多胃

中燥，猪苓汤复利其小便故也（，舌上干燥，白虎加人参汤主之）。

二二五 脉浮而迟，表热里寒，下利清谷者，四逆汤主之。[方十四]

甘草二两，炙 干姜一两半 附子一枚，生用，去皮，破八片

上三味，以水三升，煮取一升二合，去滓。分温二服。强人可大附子一枚，干姜三两。

二二六 若胃中虚冷，不能食者，（与理中汤，）饮水则哕（，与理中加橘皮汤）。

二二七 脉浮，发热，口干，鼻燥，能食者则衄（，宜黄芩汤）。

二二八 阳明病，下之，其外有热，手足温，不结胸，心中懊侬，饥不能食，但头汗出者，栀子豉汤主之。[方十五] 用前第十一方。

二二九 阳明病，发潮热，大便溏，小便自可，胸胁满不去者，与小柴胡（加石膏）汤。[方十六]

柴胡半斤 黄芩三两 人参三两 半夏半升，洗 甘草三两，炙 生姜三两，切 大枣十二枚，擘

上七味，以水一斗二升，煮取六升，去滓，再煎取三升。温服一升，日三服。

二三〇 阳明病，胁下硬满，不大便而呕，舌上白胎者，可与小柴胡汤。上焦得通，津液得下，胃气因和，身濈然汗出而解。[方十七] 用上方。

二三一 阳明中风，脉弦浮大而短气，腹都满，胁下及心痛，久按之气不通，鼻干，不得汗，嗜卧，一身及目悉黄，小便难，有潮热，时时哕，耳前后肿，刺之小差。外不解，病过十日，脉续浮者，与小柴胡汤。[方十八] 用上方。

二三二 脉但浮，（发热，恶寒，无汗，）无余证者，与麻黄汤。若不尿，腹满加哕者，不治。麻黄汤。[方十九]

麻黄三两，去节　桂枝二两，去皮　甘草一两，炙　杏仁七十个，去皮尖

上四味，以水九升，煮麻黄，减二升，去白沫，内诸药，煮取二升半，去滓。温服八合，覆取微似汗。

二三三　阳明病，自汗出，若发汗，小便自利者，此为津液内竭，虽硬不可攻之，当须自欲大便，宜蜜煎导而通之。若土瓜根及大猪胆汁，皆可为导。[方二十]

密煎方

食蜜七合

上一味，于铜器内，微火煎，当须凝如饴状，搅之勿令焦著，欲可丸，并手捻作挺，令头锐，大如指，长二寸许。当热时急作，冷则硬。以内谷道中，以手急抱，欲大便时，乃去之。疑非仲景意，已试甚良。又：大猪胆一枚，泻汁，和少许法醋，以灌谷道内，如一食顷，当大便出宿食恶物，甚效。

二三四　阳明病，脉迟，汗出多，微恶寒者，表未解也，可发汗，宜桂枝汤。[方二十一]

桂枝三两，去皮　芍药三两　生姜三两　甘草二两，炙　大枣十二枚，擘

上五味，以水七升，煮取三升，去滓。温服一升，须臾，啜热稀粥一升，以助药力取汗。

二三五　阳明病，脉浮，无汗而喘者，发汗则愈，宜麻黄汤。[方二十二]用前第十九方。

二三六　阳明病，发热，汗出者，此为热越，不能发黄也。但头汗出，身无汗，剂颈而还，小便不利，渴引水浆者，此为瘀热在里，身必发黄，茵陈蒿汤主之。[方二十三]

茵陈蒿六两　栀子十四枚，擘　大黄二两，去皮

上三味，以水一斗二升，先煮茵陈，减六升，内二味，煮取三升，去滓。分三服。小便当利，尿如皂荚汁状，色正赤，一宿

腹减，黄从小便去也。

二三七 阳明证，其人喜忘者，必有蓄血。所以然者，本有久瘀血，故令喜忘。屎虽硬，大便反易，其色必黑者，宜抵当汤下之。[方二十四]

水蛭熬 虻虫去翅足，熬，各三十个 大黄三两，酒洗 桃仁二十个，去皮尖及两人者

上四味，以水五升，煮取三升，去滓。温服一升，不下更服。

二三八 阳明病，下之，心中懊侬而烦，（与栀子豉汤。）胃中有燥屎者，可攻。腹微满，初头硬，后必溏，不可攻之（，与厚朴生姜半夏甘草人参汤）。若有燥屎者，（不大便，腹满按之而痛，）宜大承气汤。[方二十五] 用前第二方。

二三九 病人不大便五六日，绕脐痛，烦躁，发作有时者，此有燥屎，故使不大便也（，与大承气汤）。

二四〇 病人烦热，汗出则解，又如疟状，日晡所发热者，属阳明也。脉实者，（腹硬满，）宜下之。脉浮虚者，宜发汗。下之与大承气汤，发汗宜桂枝汤。[方二十六] 大承气汤用前第二方，桂枝汤用前第二十一方。

二四一 大下后，六七日不大便，烦不解，腹满痛者，此有燥屎也。所以然者，本有宿食故也，宜大承气汤。[方二十七] 用前第二方。

二四二 病人小便不利，大便乍难乍易，时有微热，喘冒一作：拂郁不能卧者，有燥屎也。宜大承气汤。[方二十八] 用前方第二方。

二四三 食谷欲呕，属阳明也，（手足逆冷，脉微，）吴茱萸汤主之。得汤反剧者，属上焦也（，可与小柴胡汤）。吴茱萸汤。[方二十九]

吴茱萸一升，洗 人参三两 生姜六两，切 大枣十二枚，擘

上四味，以水七升，煮取二升，去滓。温服七合，日三服。

二四四 太阳病，寸缓，关浮，尺弱，其人发热汗出，复恶寒，不呕，但心下痞者，此以医下之也。（此表未解也，不可攻痞，当先解表，表解乃可攻痞，解表宜桂枝汤，攻痞宜大黄黄连泻心汤。）如其不下者，病人不恶寒而渴者，此转属阳明也。小便数者，大便必硬，不更衣十日，无所苦也（，可与小承气汤微和之）。渴欲饮水，少少与之，但以法救之。渴（，小便不利）者，宜五苓散。［方三十］

猪苓去皮　白术　茯苓各十八铢　泽泻一两六铢　桂枝半两，去皮

上四味，为散，白饮和服方寸匕。日三服。

二四五 脉阳微而汗出少者，为自和一作：如也。汗出多者，为太过。阳脉实，因发其汗，出多者，亦为太过。太过者，为阳绝于里，亡津液，大便因硬也（，与小承气加附子人参汤）。

二四六 脉浮而芤，浮为阳，芤为阴，浮芤相搏，胃气生热，其阳则绝（，大便因硬，其脾为约，与麻子仁丸）。

二四七 趺阳脉浮而涩，浮则胃气强，涩则小便数，浮涩相搏，大便则硬，其脾为约，麻子仁丸主之。［方三十一］

麻子仁二升　芍药半斤　枳实半斤，炙　大黄一斤，去皮　厚朴一尺，炙，去皮　杏仁一升，去皮尖，熬，别作脂

上六味，蜜和丸如梧桐子大。饮服十丸，日三服，渐加，以知为度。

二四八 太阳病三日，发汗不解，蒸蒸发热（，不大便）者，属胃也。调胃承气汤主之。［方三十二］用前第一方。

二四九 伤寒吐后，腹胀满者，（与厚朴生姜半夏甘草人参汤，若舌胎燥黄，不大便，）与调胃承气汤。［方三十三］用前第一方。

二五〇 太阳病，若吐，若下，若发汗后，微烦，小便数，大便因硬者，与小承气汤，和之愈。［方三十四］用前第二方。

二五一 得病二三日，脉弱，无太阳、柴胡证，烦躁，心下硬。至四五日，虽能食，以小承气汤，少少与，微和之，令小

安。至六日（犹不大便），与（小）承气汤一升。若不大便六七日，小便少者，虽不受食一云不大便，但初头硬，后必溏，未定成硬，攻之必溏。须小便利，屎定硬，乃可攻之，宜大承气汤。[方三十五] 用前第二方。

二五二 伤寒六七日，目中不了了，睛不和，无表里证，大便难，身微热者，此为实也。急下之，宜大承气汤。[方三十六] 用前第二方。

二五三 阳明病，发热、汗多（、腹满按之痛）者，急下之，宜大承气汤。[方三十七] 用前方第二方，一云：大柴胡汤。

二五四 发汗不解，腹满（按之）痛者，急下之，宜大承气汤。[方三十八] 用前第二方。

二五五 腹满不减，减不足言，（按之痛，）当下之，宜大承气汤。[方三十九] 用前第二方。

二五六 阳明、少阳合病，必下利。其脉不负者，为顺也。负者，失也。互相克贼，名为负也。脉滑而数（，腹满痛）者，有宿食也，当下之，宜大承气汤。[方四十] 用前第二方。

二五七 病人无表里证，发热七八日，虽脉浮数者，可下之。假令已下，脉数不解，合热则消谷喜饥，至六七日，不大便者，有瘀血，（少腹当硬满，）宜抵当汤。[方四十一] 用前第二十四方。

二五八 若脉数不解，而下不止，必协热便脓血也（，与白头翁加甘草阿胶汤）。

二五九 伤寒发汗已，身目为黄，（色如熏黄无光泽，）所以然者，以寒湿一作温在里不解故也。以为不可下也，于寒湿中求之（，茵陈五苓加附子散主之）。

二六〇 伤寒七八日，身黄如橘子色，小便不利，腹微满者，茵陈蒿汤主之。[方四十二] 用前第二十三方。

二六一 伤寒，身黄，发热，（不恶寒，）栀子柏皮汤主之。[方四十三]

肥栀子十五个，擘　甘草一两，炙　黄柏二两

上三味，以水四升，煮取一升半，去滓。分温再服。

二六二　伤寒，（头痛，体痛，恶寒，无汗，）瘀热在里，身必黄，麻黄连轺赤小豆汤主之。[方四十四]

麻黄二两，去节　连轺二两，连翘根是　杏仁四十个，去皮尖　赤小豆一升　大枣十二枚，擘　生梓白皮一升，切　生姜二两，切　甘草二两，炙

上八味，以潦水一斗，先煮麻黄再沸，去上沫，内诸药，煮取三升，去滓。分温三服，半日服尽。

辨少阳病脉证并治

二六三　少阳之为病，口苦，咽干，目眩也（，宜服柴胡辈）。

二六四　少阳中风，两耳无所闻，目赤，胸中满而烦者，不可吐下，吐下则悸而惊（，与小柴胡去半夏人参加栝楼实汤）。

二六五　伤寒脉弦细，头痛发热者，属少阳（，宜小柴胡汤）。少阳不可发汗，发汗则谵语，此属胃。胃和则愈，胃不和，烦而悸一云躁（，宜柴胡加龙骨牡蛎汤）。

二六六　本太阳病不解，转入少阳者，胁下硬满，干呕不能食，往来寒热，尚未吐下，脉沉紧者，与小柴胡汤。[方一]

柴胡八两　人参三两　黄芩三两　甘草三两，炙　半夏半升，洗　生姜三两，切　大枣十二枚，擘

上七味，以水一斗二升，煮取六升，去滓，再煎取三升。温服一升。日三服。

二六七　若已吐、下、发汗、温针，谵语，柴胡汤证罢，此为坏病。知犯何逆，以法治之。

二六八　三阳合病，脉浮大，上关上，但欲眠睡，目合则汗

（，与小柴胡加石膏汤）。

二六九　伤寒六七日，无大热，其人躁烦者，此为阳去入阴故也（，宜茯苓四逆汤）。

二七〇　伤寒三日，三阳为尽，三阴当受邪。其人反能食而不呕，此为三阴不受邪也。

二七一　伤寒三日，少阳脉小者，欲已也。

二七二　少阳病欲解时，从寅至辰上。

辨太阴病脉证并治

二七三　太阴之为病，腹满而吐，食不下，自利益甚，时腹自痛，若下之，必胸下结硬（，宜理中加附子生姜汤）。

二七四　太阴中风，四肢烦疼，（其脉）阳微阴涩而长者，为欲愈（，可与桂枝汤）。

二七五　太阴病，欲解时，从亥至丑上。

二七六　太阴病，脉浮者，可发汗，宜桂枝汤。[方一]

桂枝三两，去皮　芍药三两　甘草二两，炙　生姜三两，切　大枣十二枚，擘

上五味，以水七升，煮取三升，去滓。温服一升。须臾，啜热稀粥一升，以助药力，温覆取汗。

二七七　自利，不渴者，属太阴，以其藏有寒故也。当温之，宜服四逆辈。[方二]

二七八　伤寒，脉浮而缓，手足自温者，系在太阴。太阴当发身黄，若小便自利者，不能发黄。至七八日，虽暴烦下利，日十余行，必自止，以脾家实，腐秽当去故也（，宜橘皮汤）。

二七九　本太阳病，医反下之，因尔腹满时痛者，属太阴也，桂枝加芍药汤主之。大实痛者，桂枝加大黄汤主之。[方

三］

桂枝加芍药汤方

桂枝三两，去皮　芍药六两　甘草二两，炙　大枣十二枚，擘　生姜三两，切

上五味，以水七升，煮取三升，去滓。温分三服。本云：桂枝汤，今加芍药。

桂枝加大黄汤方

桂枝三两，去皮　大黄二两　芍药六两　生姜三两，切　甘草二两，炙　大枣十二枚，擘

上六味，以水七升，煮取三升，去滓。温服一升，日三服。

二八〇　太阴为病，脉弱，其人续自便利，设当行大黄、芍药者，宜减之，以其人胃气弱，易动故也。下利者，先煎芍药二沸。

辨少阴病脉证并治

二八一　少阴之为病，脉微细，但欲寐也（，宜服四逆辈）。

二八二　少阴病，欲吐不吐，心烦，但欲寐。五六日自利而渴者，属少阴也。虚故引水自救。若小便色白者，少阴病形悉具。小便白者，以下焦虚有寒，不能制水，故令色白也（，宜服四逆辈）。

二八三　病人脉阴阳俱紧，反汗出者，亡阳也，此属少阴，法当咽痛而复吐利（，宜服四逆辈）。

二八四　少阴病，咳而下利，谵语者，被火气劫故也。小便必难，以强责少阴汗也（，真武汤主之）。

二八五　少阴病，脉细沉数，病为在里，不可发汗（，舌赤胎少，宜黄连阿胶汤）。

二八六　少阴病，脉微，不可发汗，亡阳故也。阳已虚，尺

脉弱涩者，复不可下之（，宜四逆辈）。

二八七 少阴病，脉紧，至七八日，自下利，脉暴微，手足反温，脉紧反去者，为欲解也。虽烦，下利，必自愈。

二八八 少阴病，下利。若利自止，恶寒而蜷卧，手足温者，可治（，宜四逆辈）。

二八九 少阴病，恶寒而蜷，时自烦，欲去衣被者，可治（，宜四逆辈）。

二九〇 少阴中风，脉阳微阴浮者，为欲愈。

二九一 少阴病，欲解时，从子至寅上。

二九二 少阴病，吐利，手足不逆冷，反发热者，不死。脉不至者至一作足，灸少阴七壮。

二九三 少阴病，八九日，一身手足尽热者，以热在膀胱，必便血也（，宜黄芩汤）。

二九四 少阴病，但厥，无汗，而强发之，必动其血。未知从何道出，或从口鼻，或从目出者，是名下厥上竭，为难治（，可与四逆加人参汤）。

二九五 少阴病，恶寒，身蜷而利，手足逆冷者，不治（，可与通脉四逆汤）。

二九六 少阴病，吐，利，躁烦，四逆者，死（，可与四逆加吴茱萸人参汤）。

二九七 少阴病，下利止而头眩，时时自冒者，死（，可与通脉四逆加人参汤）。

二九八 少阴病，四逆，恶寒而身蜷，脉不至，不烦而躁者，死。一作吐利而躁逆者死（，可与通脉四逆汤）。

二九九 少阴病六七日，息高者，死（，可与通脉四逆汤）。

三〇〇 少阴病，脉微细沉，但欲卧，汗出不烦，自欲吐，至五六日，自利，复烦躁不得卧寐者，死，（可与通脉四逆汤。）

三〇一 少阴病，始得之，反发热，脉沉（，无汗）者，麻黄细辛附子汤主之（，汗出者，桂枝加附子汤主之）。[方一]

麻黄二两，去节　细辛二两　附子一枚，炮，去皮，破八片

上三味，以水七升，先煮麻黄一二沸，去上沫，内诸药，煮取三升，去滓。温服一升，日三服。

三〇二　少阴病，得之二三日，（无汗，）麻黄附子甘草汤微发汗，以二三日无证，故微发汗也。[方二]

麻黄二两，去节　甘草二两，炙　附子一枚，炮，去皮，破八片

上三味，以水七升，先煮麻黄一二沸，去上沫，内诸药，煮取三升，去滓。温服一升，日三服。

三〇三　少阴病，得之二三日以上，心中烦，不得卧，黄连阿胶汤主之。[方三]

黄连四两　黄芩二两　芍药二两　鸡子黄二枚　阿胶三两，一云三挺

上五味，以水六升，先煮三物，取二升，去滓，内胶烊尽，小冷，内鸡子黄，搅令相得。温服七合，日三服。

三〇四　少阴病，得之一二日，口中和，其背恶寒者，当灸之，附子汤主之。[方四]

附子二枚，炮，去皮，破八片　茯苓三两　人参二两　白术四两　芍药三两

上五味，以水八升，煮取三升，去滓。温服一升，日三服。

三〇五　少阴病，身体痛，手足寒，骨节痛，脉沉者，附子汤主之。[方五]用前第四方。

三〇六　少阴病，下利，便脓血者，桃花汤主之。[方六]

赤石脂一斤，一半全用，一半筛末　干姜一两　粳米一升

上三味，以水七升，煮米令熟，去滓。温服七合，内赤石脂末方才寸匕，日三服，若一服愈，余勿服。

三〇七　少阴病，二三日至四五日，腹痛，小便不利，下利不止，便脓血者，桃花汤主之。[方七]用前第六方。

三〇八　少阴病，下利，便脓血者，可刺。

三〇九 少阴病，吐利，手足逆冷，烦躁欲死者，吴茱萸汤主之。[方八]

吴茱萸一升 人参二两 生姜六两，切 大枣十二枚，擘

上四味，以水七升，煮取二升，去滓。温服七合，日三服。

三一〇 少阴病，下利，咽痛，胸满，心烦，猪肤汤主之。[方九]

猪肤一斤

上一味，以水一斗，煮取五升，去滓，加白蜜一升，白粉五合，熬香，和令相得。温分六服。

三一一 少阴病二三日，咽痛者，可与甘草汤。不差，与桔梗汤。[方十]

甘草汤方

甘草二两

上一味，以水三升，煮取一升半，去滓。温服七合，日二服。

桔梗汤方

桔梗一两 甘草二两

上二味，以水三升，煮取一升，去滓。温分再服。

三一二 少阴病，咽中伤，生疮，不能语言，声不出者，苦酒汤主之。[方十一]

半夏洗，破如枣核，十四枚 鸡子一枚，去黄，内上苦酒，着鸡子壳中

上二味，内半夏，著苦酒中，以鸡子壳置刀环中，安火上，令三沸，去滓。少少含咽之，不差，更作三剂。

三一三 少阴病，咽中痛，半夏散及汤主之。[方十二]

半夏洗 桂枝去皮 甘草炙

上三味，等分，各别捣筛已，合治之。白饮和服方寸匕，日三服。若不能散服者，以水一升，煎七沸，内散二方寸匕，更煮三沸，下火，令小冷，少少咽之。半夏有毒，不当散服。

三一四　少阴病，下利，白通汤主之。［方十三］

葱白四茎　干姜一两　附子一枚，生，去皮，破八片

上三味，以水三升，煮取一升，去滓。分温再服。

三一五　少阴病，下利，脉微者，与白通汤。利不止，厥逆无脉，干呕，烦者，白通加猪胆汁汤主之。服汤，脉暴出者死，微续者生。白通加猪胆汁汤。［方十四］白通汤用上方。

葱白四茎　干姜一两　附子一枚，生，去皮，破八片　人尿五合　猪胆汁一合

上五味，以水三升，煮取一升，去滓，内胆汁、人尿，和令相得。分温再服。若无胆，亦可用。

三一六　少阴病，二三日不已，至四五日，腹痛，小便不利，四肢沉重疼痛，自下利者，此为有水气。其人或咳，或小便利，或下利，或呕者，真武汤主之。［方十五］

茯苓三两　芍药三两　白术二两　生姜三两，切　附子一枚，炮，去皮，破八片

上五味，以水八升，煮取三升，去滓。温服七合，日三服。若咳（，则剧数吐涎沫）者，加五味子半升，细辛一两，干姜一两。若小便利者，去茯苓。若下利者，去芍药，加干姜二两。若呕者，去附子，加生姜，足前为半斤。

三一七　少阴病，下利清谷，里寒外热，手足厥逆，脉微欲绝，身反不恶寒，其人面色赤。或腹痛，或干呕，或咽痛，或利止，脉不出者，通脉四逆汤主之。［方十六］

甘草二两，炙　附子大者一枚，生用，去皮，破八片　干姜三两，强人可四两

上三味，以水三升，煮取一升三合，去滓，分温再服，其脉即出者愈。面色赤者，加葱九茎。腹中痛者，去葱，加芍药二两。呕者，加生姜二两。咽痛者，去芍药，加桔梗一两。利止脉不出者，去桔梗，加人参二两。病皆与方相应者，乃服之。

三一八 少阴病，四逆，（胸胁苦满，心下急，）其人或咳，或悸，或小便不利，或腹中痛，或泄利下重者，四逆散主之。［方十七］

甘草炙 枳实破，水渍，炙干 柴胡 芍药

上四味，各十分，捣筛。白饮和服方寸匕，日三服。咳者，加五味子、干姜各五分，并主下利。悸者，加桂枝五分。小便不利者，加茯苓五分。腹中痛者，加附子一枚，炮令坼。泄利下重者，先以五升，煮薤白三升，煮取三升，去滓，以散三方寸匕，内汤中，煮取一升半。分温再服。

三一九 少阴病，下利六七日，咳而呕，渴，心烦不得眠（，小便不利）者，猪苓汤主之。［方十八］

猪苓去皮 茯苓 阿胶 泽泻 滑石各一两

上五味，以水四升，先煮四物，取二升，去滓，内阿胶烊尽。温服七合，日三服。

三二〇 少阴病，得之二三日，口燥，咽干（，腹按之痛）者，急下之，宜大承气汤。［方十九］

枳实五枚，炙 厚朴半斤，去皮，炙 大黄四两，酒洗 芒消三合

上四味，以水一斗，先煮二味，取五升，去滓，内大黄，更煮取二升，去滓，内芒消，更上火，令一二沸。分温再服，一服得利，止后服。

三二一 少阴病，自利清水，色纯青，心下必痛，口干燥者，可下之，宜大承气汤。［方二十］用前十九方，一法：用大柴胡。

三二二 少阴病，六七日，腹胀，（按之痛，）不大便者，急下之，宜大承气汤。［方二十一］用前十九方。

三二三 少阴病，脉沉者，急温之，宜四逆汤。［方二十二］

甘草二两，炙 干姜一两半 附子一枚，生用，去皮，破八片

上三味，以水三升，煮取一升二合，去滓。分温再服。强人可大附子一枚，干姜三两。

三二四　少阴病，饮食入口则吐，心中温温欲吐，复不能吐。始得之，手足寒，脉弦迟者，此胸中实，不可下也，当吐之（，宜瓜蒂散）。若膈上有寒饮，干呕者，不可吐也，当温之，宜四逆汤。［方二十三］方依上法。

三二五　少阴病，下利，脉微涩，呕而汗出，必数更衣。反少者，当温其上，灸之。《脉经》云：灸厥阴可五十壮。

辨厥阴病脉证并治

三二六　厥阴之为病，消渴，气上撞心，心中疼热，饥而不欲食，食则吐蛔，下之利不止（，乌梅丸主之）。

三二七　厥阴中风，脉微浮，为欲愈；不浮，为未愈。

三二八　厥阴病欲解时，从丑至卯上。

三二九　厥阴病，渴欲饮水者，少少与之，愈。

三三〇　诸四逆厥者，不可下之，虚家亦然（，宜服四逆辈）。

三三一　伤寒，先厥，后发热而利者，必自止。见厥复利（，与四逆汤）。

三三二　伤寒，始发热六日，厥反九日而利。凡厥利者，当不能食，今以能食者，恐为除中一云消中，食以索饼，不发热者，知胃气尚在，必愈。恐暴热来出而复去也。后日脉之，其热续在者，期之旦日夜半愈。所以然者，本发热六日，厥为九日，复发热三日，并前六日，亦为九日，与厥相应，故期之旦日夜半愈。后三日脉之，而脉数，其热不罢者，此为热气有余，必发痈脓也（，与薏苡附子败酱散）。

三三三　伤寒，脉迟六七日，（宜四逆辈，）而反与黄芩汤彻其热。脉迟为寒，今与黄芩汤。复除其热，腹中应冷，当不能食。今反能食，此名除中，必死。

三三四 伤寒，先厥后发热，下利必自止。而反汗出，咽中痛者，其喉为痹。发热无汗，而利必自止。若不止，必便脓血。便脓血者，其喉不痹（，与麻黄升麻汤）。

三三五 伤寒，一二日至四五日，厥者，必发热。前热者，后必厥，厥深者热亦深，厥微者热亦微。厥（，舌燥，大便难，）应下之，而反发汗者，必口伤烂赤（，宜服承气辈）。

三三六 伤寒病，厥五日，热亦五日，设六日当复厥，不厥者自愈。厥终不过五日，以热五日，故知自愈。

三三七 凡厥者，阴阳气不相顺接，便为厥。厥者，手足逆冷者是也。

三三八 伤寒，脉微而厥，至七八日，肤冷，其人躁无暂安时者，此为藏厥，非蛔厥也。（藏厥者，急温之，与通脉四逆汤。）蛔厥者，其人当吐蛔。令病者静，而复时烦者，此为藏寒。蛔上入其膈，故烦，须臾复止，得食而呕，又烦者，蛔闻食臭出，其人常自吐蛔。蛔厥者，乌梅丸主之。又主久利（，脉微，舌赤少胎者；或舌淡胎薄，心中疼、热，饥而不能食者）。[方一]

乌梅三百枚　细辛六两　干姜十两　黄连十六两　当归四两　附子六两，炮，去皮　蜀椒四两，出汗　桂枝六两，去皮　人参六两　黄柏六两

上十味，异捣筛，合治之。以苦酒渍乌梅一宿，去核，蒸之五斗米下，饭熟捣成泥，和药令相得，内臼中，与蜜，杵二千下，丸如梧桐子大。先食饮，服十丸，日三服，稍加至二十丸。禁生冷、滑物、臭食等。

三三九 伤寒，热少微厥，指一作稍头寒，嘿嘿不欲食，烦躁。数日，小便利，色白者，此热除也。欲得食，其病为愈。若厥而呕，胸胁烦满者，其后必便血（，宜四逆散，以生姜煮汤送服）。

三四〇 病者手足厥冷，言我不结胸，小腹满，按之痛者，此冷结膀胱关元也（，与当归四逆加吴茱萸生姜汤）。

三四一 伤寒发热四日，厥反三日，复热四日，厥少热多者，其病当愈。四日至七日，热不除者，必便脓血（，宜白头翁汤）。

三四二 伤寒厥四日，热反三日，复厥五日，其病为进。寒多热少，阳气退，故为进也。

三四三 伤寒六七日，脉微，手足厥冷，烦躁，灸厥阴。厥不还者，死（，宜通脉四逆汤）。

三四四 伤寒发热，下利，厥逆，躁不得卧者，死（，宜通脉四逆汤）。

三四五 伤寒发热，下利至甚，厥不止者，死（，宜通脉四逆汤）。

三四六 伤寒六七日，不利，便发热而利，其人汗出不止者，死。有阴无阳故也（，宜通脉四逆汤）。

三四七 伤寒五六日，不结胸，腹濡，脉虚，复厥者，不可下，此亡血，下之死（，宜四逆加人参汤）。

三四八 发热而厥，七日，下利者，为难治（，宜服四逆辈）。

三四九 伤寒脉促，手足厥逆，可灸之。促，一作纵（四逆散主之。）

三五〇 伤寒脉滑而厥者，里有热，白虎汤主之。[方二]

知母六两　石膏一斤，碎，绵裹　甘草二两，炙　粳米六合

上四味，以水一斗，煮米熟，汤成，去滓。温服一升，日三服。

三五一 手足厥寒，脉细欲绝者，当归四逆汤主之。[方三]

当归三两　桂枝三两，去皮　芍药三两　细辛三两　甘草二两，炙　通草二两　大枣二十五枚，擘。一法：十二枚

上七味，以水八升，煮取三升，去滓。温服一升，日三服。

三五二 若其人内有久寒者，宜当归四逆加吴茱萸生姜汤。[方四]

当归三两　芍药三两　甘草二两，炙　通草二两　桂枝三两，去皮　细辛三两　生姜半斤，切　吴茱萸二升　大枣二十五枚，擘

上九味，以水六升，清酒六升合，煮取五升，去滓。温分五服。一方：水酒各四升。

三五三　大汗出，热不去，内拘急，四肢疼，又下利，厥逆而恶寒者，四逆汤主之。[方五]

甘草二两，炙　干姜一两半　附子一枚，生用，去皮，破八片

上三味，以水三升，煮取一升二合，去滓。分温再服。若强人，可用大附子一枚，干姜三两。

三五四　大汗，若大下利，而厥冷者，四逆汤主之。[方六]用前第五方。

三五五　病人手足厥冷，脉乍紧者，邪结在胸中。心下满而烦，饥不能食者，病在胸中，当须吐之，宜瓜蒂散。[方七]

瓜蒂　赤小豆

上二味，各等分，异捣筛，合内臼中，更治之。别以香豉一合，用热汤七合，煮作稀糜，去滓，取汁，和散一钱匕。温顿服之。不吐者，少少加，得快吐乃止。诸亡血、虚家，不可与瓜蒂散。

三五六　伤寒，厥而心下悸，(有水气，)宜先治水，当服茯苓甘草汤，却(与四逆汤)治其厥。不尔，水渍入胃，必作利也。茯苓甘草汤。[方八]

茯苓二两　甘草一两，炙　生姜三两，切　桂枝二两，去皮

上四味，以水四升，煮取二升，去滓。分温三服。

三五七　伤寒六七日，大下后，寸脉沉而迟，手足厥逆，下部脉不至，喉咽不利，唾脓血，泄利不止者，为难治，麻黄升麻汤主之。[方九]

麻黄二两半，去节　升麻一两一分　当归一两一分　知母十八铢　黄芩十八铢　葳蕤十八铢，一作菖蒲　芍药六铢　天门冬六铢，去心　桂枝

六铢，去皮　茯苓六铢　甘草六铢，炙　石膏六铢，碎，绵裹　白术六铢　干姜六铢

上十四味，以水一斗，先煮麻黄一二沸，去上沫，内诸药，煮取三升，去滓。分温三服。相去如饮三斗米顷，令尽，汗出，愈。

三五八　伤寒四五日，腹中痛，若转气下趣少腹者，此欲自利也。

三五九　伤寒本自寒下，医复吐下之，寒格，更逆吐下，若食入口即吐，干姜黄芩黄连人参汤主之。[方十]

干姜　黄芩　黄连　人参各三两

上四味，以水六升，煮取二升，去滓。分温再服。

三六〇　下利，有微热而渴，脉弱者，今自愈。

三六一　下利，脉数，有微热汗出，今自愈。设复紧，为未解。一云设脉浮复紧。

三六二　下利，手足厥冷，无脉者，灸之不温，若脉不还，反微喘者，死（，可与通脉四逆汤）。少阴负趺阳者，为顺也。

三六三　下利，寸脉反浮数，尺中自涩者，必清脓血（，与白头翁汤）。

三六四　下利清谷，不可攻表，汗出必胀满（，与四逆汤）。

三六五　下利，脉沉弦者，下重也（，与白头翁加大黄汤）。脉大者，为未止（，与白头翁汤）。脉微弱数者，为欲自止，虽发热，不死。

三六六　下利，脉沉而迟，其人面少赤，身有微热，下利清谷者，必郁冒，汗出而解，病人必微厥。所以然者，其面戴阳，下虚故也（，通脉四逆加葱汤主之）。

三六七　下利，脉数而渴者，今自愈。设不差，必清脓血，以有热故也（，与白头翁汤）。

三六八　下利后脉绝，手足厥冷，晬时脉还，手足温者生，

脉不还者死（，可与通脉四逆汤）。

三六九 伤寒，下利日十余行，脉反实者，死。

三七〇 下利清谷，里寒外热，汗出而厥者，通脉四逆汤主之。[方十一]

甘草二两，炙 附子大者一枚，生，去皮，破八片 干姜三两，强人可四两

上三味，以水三升，煮取一升二合，去滓。分温再服，其脉即出者愈。

三七一 热里下重者，白头翁（加大黄）汤主之。[方十二]

白头翁二两 黄柏三两 黄连三两 秦皮三两

上四味，以水七升，煮取二升，去滓。温服一升，不愈，更服一升。

三七二 下利，腹胀满，身体疼痛者，先温其里，乃攻其表。温里宜四逆汤，攻表宜桂枝汤。[方十三] 四逆汤用前第五方。

桂枝汤方

桂枝三两，去皮 芍药三两 甘草二两，炙 生姜三两，切 大枣十二枚，擘

上五味，以水七升，煮取三升，去滓。温服一升，须臾，啜热稀粥一升，以助药力。

三七三 下利，欲饮（冷）水者，以有热故也，白头翁汤主之。[方十四] 用前第十二方。

三七四 下利，谵语（，舌上干燥）者，有燥屎也，宜小承气汤。[方十五]

大黄四两，酒洗 枳实三枚，炙 厚朴二两，去皮，炙

上三味，以水四升，煮取一升二合，去滓。分二服，初一服谵语止，若更衣者，停后服。不尔，尽服之。

三七五 下利后更烦，按之心下濡者，为虚烦也，宜栀子豉汤。[方十六]

肥栀子十四个，擘 香豉四合，绵裹

上二味，以水四升，先煮栀子，取二升半，内豉，更煮取一升半，去滓。分再服，一服得吐，止后服。

三七六 呕家有痈脓者，不可治呕，脓尽自愈（，可与排脓汤）。

三七七 呕而脉弱，小便复利，身有微热，见厥者，难治，四逆汤主之。[方十七] 用前十五方。

三七八 干呕，吐涎沫，头痛者，吴茱萸汤主之。[方十八]

吴茱萸一升，汤洗七遍 人参三两 大枣十二枚，擘 生姜六两，切

上四味，以水七升，煮取二升，去滓。温服七合，日三服。

三七九 呕而发热（，胸胁满）者，小柴胡汤主之。[方十九]

柴胡八两 黄芩三两 人参三两 甘草三两，炙 生姜三两，切 半夏半升，洗 大枣十二枚，擘

上七味，以水一斗二升，煮取六升，去滓，更煎取三升。温服一升，日三服。

三八〇 伤寒，大吐、大下之，极虚，复极汗者，其人外气怫郁，复与之水，以发其汗，因得哕。所以然者，胃中寒冷故也（，与四逆加人参橘皮汤）。

三八一 伤寒，哕而腹满，视其前后，知何部不利，（若前不利者，宜服猪苓辈，若后不利者，宜服承气辈，）利之即愈（，若前后皆不利，腹满按之痛，大承气汤主之。）

辨霍乱病脉证并治

三八二 问曰：病有霍乱者何？答曰：呕吐而利，此名霍乱。

三八三 问曰：病发热，头痛，身疼，恶寒，吐利者，此属何病？答曰：此名霍乱（，若渴而小便不利，舌上胎滑者，五苓散主之）。

霍乱自吐下，又利止，复更发热也（，当消息和解其外，宜桂枝汤小和之）。

三八四　伤寒，其脉微涩者，本是霍乱，今是伤寒，却四五日，至阴经上，转入阴必利，本呕下利者，不可治也（，可与四逆汤）。欲似大便，而反失气，仍不利者，此属阳明也，便必硬，十三日愈，所以然者，经尽故也（，可与承气汤）。下利后，当便硬，硬则能食者愈。今反不能食，到后经中，颇能食，过之一日当愈。不愈者，不属阳明（而属少阴）也（，为除中，四逆汤主之）。

三八五　恶寒，脉微一作缓而复利，利止，亡血也，四逆加人参汤主之。[方一]

甘草二两，炙　附子一枚，生，去皮，破八片　干姜一两半　人参一两

上四味，以水三升，煮取一升二合，去滓。分温再服。

三八六　霍乱，头痛，发热，身疼痛，热多欲饮水（，小便不利，舌上胎滑）者，五苓散主之。寒多（，腹中冷，）不用水者，理中丸主之（，若用水者，理中加术汤主之）。[方二]

五苓散方

猪苓去皮　白术　茯苓各十八铢　桂枝半两，去皮　泽泻一两六铢

上五味，为散，更治之。白饮和服方寸匕，日三服。多饮暖水，汗出愈。

理中丸方下有作汤加减法

人参　干姜　甘草炙　白术各三两

上四味，捣筛，蜜和为丸，如鸡子黄许大。以沸汤数合，和一丸，研碎，温服之，日三四，夜二服。腹中未热，益至三四丸，然不及汤。汤法：以四物依两数切，用水八升，煮取三升，去滓。温服一升，日三服。若脐上筑者，肾气动也，去术，加桂枝四两。吐多者，去术，加生姜三两。下多者，还用术。悸者，加茯苓二两。渴欲得水者，加术，足前成四两半。腹中痛者，加

人参，足前成四两半。寒者，加干姜，足前成四两半。腹满者，去术，加附子一枚。服汤后，如食顷，饮热粥一升许，微自温，勿发揭衣被。

三八七 吐利止，而身痛不休者，当消息和解其外，宜桂枝汤，小和之。［方三］

桂枝三两，去皮 芍药三两 生姜三两 甘草二两，炙 大枣十二枚，擘

上五味，以水七升，煮取三升，去滓。温服一升。

三八八 吐利，汗出，发热，恶寒，四肢拘急，手足厥冷者，四逆汤主之。［方四］

甘草二两，炙 干姜一两半 附子一枚，生，去皮，破八片

上三味，以水三升，煮取一升二合，去滓。分温再服。强人可大附子一枚、干姜三两。

三八九 既吐且利，小便复利，而大汗出，下利清谷，内寒外热，脉微欲绝者，四逆汤主之。［方五］用前第四方。

三九〇 吐已下断，汗出而厥，四肢拘急不解，脉微欲绝者，通脉四逆加猪胆汤主之。［方六］

甘草二两，炙 干姜三两，强人可四两 附子大者一枚，生，去皮，破八片 猪胆汁半合

上四味，以水三升，煮取一升二合，去滓，内猪胆汁。分温再服，其脉即来。无猪胆，以羊胆代之。

三九一 吐利，发汗，脉平，小烦者，以新虚不胜谷气故也。

辨阴阳易差后劳复病脉证并治

三九二 伤寒，阴易之为病，其人身体重，少气，少腹里急，或引阴中拘挛，热上冲胸，头重不欲举，眼中生花花一作眵，

膝胫拘急者，烧裈散主之。[方一]

妇人中裈，近隐处，取烧作灰。

上一味，水服方寸匕，日三服，小便即利，阴头微肿，此为愈矣。妇人病，取男子裈烧服。

三九三 大病差后，劳复（，心中痞，卧起不安）者，枳实栀子豉汤主之。[方二]

枳实三枚，炙 栀子十四个，擘 豉一升，绵裹

上三味，以清浆水七升，空煮取四升，内枳实、栀子，煮取二升，下豉，更煮五六沸，去滓。温分再服，覆令微似汗。若有宿食者，内大黄如博棋子五六枚，服之愈。

三九四 伤寒差以后，更发热，（脉弦细者，）小柴胡汤主之。脉浮者，以汗解之（，宜桂枝汤）；脉沉实一作紧者，以下解之（，宜承气辈）。[方三]

柴胡八两 人参三两 黄芩二两 甘草二两，炙 生姜二两 半夏半升，洗 大枣十二枚，擘

上七味，以水一斗二升，煮取六升，去滓，再煎取三升。温服一升，日三服。

三九五 大病差后，从腰以下有水气（，渴而烦，小便不利）者，牡蛎泽泻散主之。[方四]

牡蛎熬 泽泻 蜀漆暖水洗，去腥 葶苈子熬 商陆根熬 海藻洗，去咸 栝楼根各等分

上七味，异捣，下筛为散，更于臼中治之。白饮和服方寸匕，日三服。小便利，止后服。

三九六 大病差后，喜唾，久不了了，胸上有寒，当以丸药温之，宜理中丸。[方五]

人参 白术 甘草炙 干姜各三两

上四味，捣筛，蜜和为丸，如鸡子黄许大，以沸汤数合，和一丸。研碎，温服之，日三服。

三九七　伤寒解后，虚羸少气，气逆欲吐，（渴而舌燥，）竹叶石膏汤主之。［方六］

竹叶二把　石膏一斤　半夏半升，洗　麦门冬一升，去心　人参二两　甘草二两，炙　粳米半升

上七味，以水一斗，煮取六升，去滓，内粳米，煮米熟，汤成，去米。温服一升，日三服。

三九八　病人脉已解，而日暮微烦，以病新差，人强与谷，脾胃气尚弱，不能消谷，故令微烦，损谷则愈。

附录二

病证索引

一 画

二 画

三 画

四 画

五 画

六 画

七 画

八　画

九　画

十 画

十一画

十二画

十三画

十四画

十五画

十六画

十七画

十八画

二十画以上

附录三

方剂索引

二　画

三　画

四　画

五 画

六 画

七　画

八　画

九　画

十　画

十一画

十二画

十四画

十五画

十六画

十九画

二十一画

二十三画

后　记

1997 年，予于诊余暇光，纂焉《十一师秘要》。

次于 2000 年夏，在日间繁忙的临床工作之后，每晚秉烛夜书著成《方证学习精义》。

复于 2007 年春，利用省亲之旅，撰就《伤寒阔眉》。

书稿既成，虽欲布公于世，却苦于无出版机会，《十一师秘要》、《方证学习精义》、《方技谈》等篇渐被尘封矣。

2008 年，幸蒙学苑出版社陈辉先生关注，愿将予之数部拙作付梓，笔者顿感天日洞开，欢喜、感激之情岂言辞可及乎！

名州学子赵俊欣记于遇仙阁

2008 年 8 月 8 日

又及

中医药学术之真髓是什么？有六个方面：一、一元；二、三纲；三、九目；四、药证；五、方证；六、法方证。

何谓一元？即元气是也。

何谓三纲？阴、阳、既阴既阳是也。

何谓九目？表、里、半表半里（或表里相杂），寒、热、寒热错杂，虚、实、虚实夹杂是也。

何谓药证？药物的适应证即简称之为药证，因此，某药的适应证即称之为某药证。

何谓方证？方剂的适应证即简称之为方证，因此，某方剂的适应证即称之为某方证。

何谓法方证？将一元、三纲、九目、药证、方证以及种种与中医药学术有关的可以切实无误地指导临床的知识一并融会贯通之，临证随证拟法拟方，谓之法方证。在这里，法证和方证（药证）完美地结合在一起，为仲师之心法。

我认为中医药学术的真髓就体现在这样六个方面。故有诗曰：一元析三纲，三纲变九目，致用方药证，化机法方证。笔者即将着手撰写的《中医如意宝鬘》一书，就是以此六个方面为核心而展开的论述。

诚请各位同仁来信予以指教。

赵俊欣于2008年8月9日

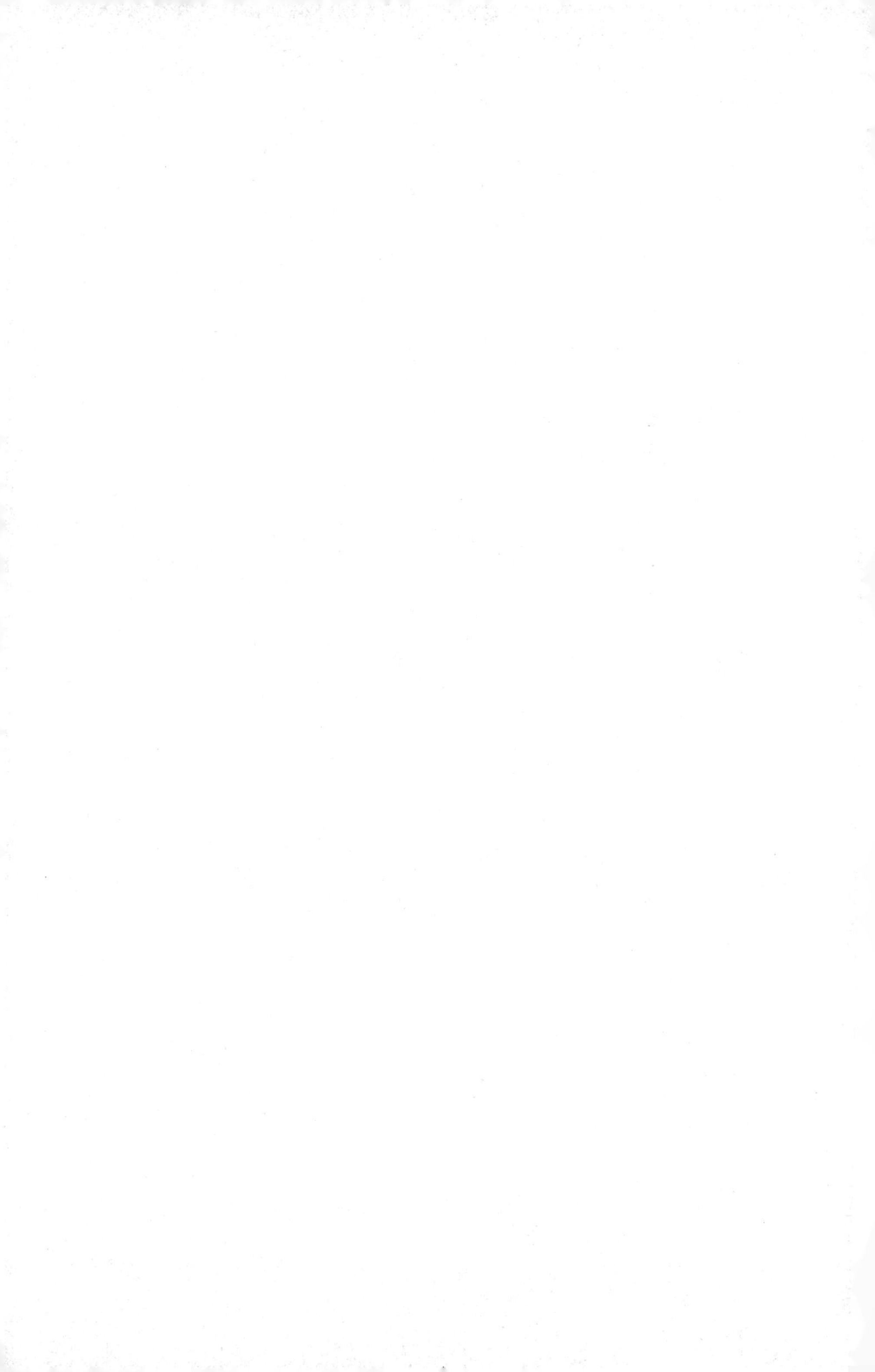